传染病动力学优化算法及其应用

黄光球　陆秋琴　著

北　京
冶　金　工　业　出　版　社
2020

内 容 提 要

本书系统介绍了依据传染病动力学原理构造出来的一系列新型复杂场景群智能优化算法，即传染病动力学优化算法，内容包括 SIS 传染病动力学优化算法、SEIV 传染病动力学优化算法、SIRQV 传染病动力学优化算法、SEIRS 传染病动力学优化方法、鼠疫传染病动力学优化算法、具有跨物种多级传播特征的仓虫病算法、HIV 传染病动力学优化算法、人感禽流感优化算法、SIR-DNA 传染病动力学优化算法，并利用某些算法对 VOCs 减排方案优化问题进行了求解。本书介绍的研究成果可为求解高度复杂优化问题提供技术方法。

本书内容丰富新颖、实用性强，可供管理科学与工程、计算机科学与技术、信息技术、人工智能、系统工程等学科的科研人员、工程技术人员、专业教师及研究生阅读和参考。

图书在版编目(CIP)数据

传染病动力学优化算法及其应用/黄光球，陆秋琴著．—北京：冶金工业出版社，2020.4

ISBN 978-7-5024-8449-1

Ⅰ.①传… Ⅱ.①黄… ②陆… Ⅲ.①传染病—动力学—生物数学—最优化算法 Ⅳ.①R51

中国版本图书馆 CIP 数据核字(2020)第 071754 号

出 版 人　陈玉千
地　　址　北京市东城区嵩祝院北巷 39 号　邮编　100009　电话　(010)64027926
网　　址　www.cnmip.com.cn　电子信箱　yjcbs@cnmip.com.cn
责任编辑　高　娜　美术编辑　彭子赫　版式设计　禹　蕊
责任校对　郑　娟　责任印制　李玉山

ISBN 978-7-5024-8449-1

冶金工业出版社出版发行；各地新华书店经销；三河市双峰印刷装订有限公司印刷
2020 年 4 月第 1 版，2020 年 4 月第 1 次印刷
169mm×239mm；13.75 印张；267 千字；204 页

75.00 元

冶金工业出版社　投稿电话　(010)64027932　投稿信箱　tougao@cnmip.com.cn
冶金工业出版社营销中心　电话　(010)64044283　传真　(010)64027893
冶金工业出版社天猫旗舰店　yjgycbs.tmall.com

（本书如有印装质量问题，本社营销中心负责退换）

前　言

在工程中，当优化问题的目标函数是非凹非凸函数，或者目标函数和约束条件不连续、不可导，甚至连它们的函数表达式都未知时，基于梯度的搜索策略或者无法获得全局最优解，或者因梯度不存在或不能求得而无法应用。然而，工程中的绝大部分优化问题都具有这样的特征，且这些优化问题几乎都存在大量局部最优解。

为了解决这类优化问题，目前采用的寻优方法是启发式搜索方法，群智能优化方法就是其中的一种。启发式搜索采用的策略是利用当前若干试探解发出的启示信息确定下次搜索该如何进行。虽然放弃对最佳搜索方向的寻找，但获得了更加广泛的搜索方向，启发式搜索付出了代价，但获得了搜索的灵活性和对各类优化问题的适应性。

如何提高启发式搜索的搜索性能呢？群智能优化算法采用的策略是同时启动大量个体进行搜索。于是，个体的行为以及个体之间的协同性变得十分重要。我们知道，个体就是试探解的生物学解释，个体的行为可用算子来描述，个体之间的协同性就是算法中的逻辑结构。因此，提升群智能优化算法的搜索性能的一个重要方法就是尽量利用场景所能提供的素材开发出各种各样的算子，发现个体之间的协同性，为众多个体之间进行充分信息交换提供方便，从而为下一步搜索策略的生成提供更充分的启示信息。

目前，已有的群智能优化算法有遗传算法、蚁群算法、粒子群算法、鱼群算法、生物地理学算法、差分进化算法、人工蜂群算法和免疫算法等。这些算法的共同特征就是场景很简单，故能开发出的算子很少。

为了解决上述问题，依据自然界提供的丰富素材，设计出内涵丰富、个体之间生存竞争关系复杂的种群进化场景，将是提升群智能优化算法解决某些复杂优化问题的性能和适应性的有力手段。因为这样的种群生活剧场景容易开发出各种各样的算子、挖掘个体之间极佳的协同性，为众多试探解之间的充分信息交换提供多样化的方法。

在一个动物群内暴发传染病，动物个体为生存而竞争的场景就是一个内涵丰富、个体之间信息交换既自然又复杂的动物生活剧场景，该场景还能用数学模型进行恰当描述，为算法的逻辑结构设计、算子的开发以及个体之间的协同作用提供了极大方便。本书正是利用这样一类场景提出了一系列新的群智能优化算法，即传染病动力学优化算法。

迄今为止，已经提出的传染病动力学模型种类很多。本书提出的传染病动力学优化算法为将这些传染病动力学模型转化为能求解非常复杂的函数优化问题的群智能优化算法提供了参考。

第 1 章：基于 SIS 传染病模型提出了 SIS 算法。在该算法中，假设在某个生态系统存在若干个生物个体，但分为两类，一类是雄性，另一类是雌性；每个雄性或雌性个体均由若干个特征来表征。该生态系统存在一种在生物个体之间传染的传染病，其传染规律为雄性传给雌性或雌性传给雄性，这种传染病攻击的是生物个体的部分特征。个体染病后可以被治愈，治愈后的个体经过一段时间后可能重新染上同样的病。个体的体质强弱是通过该个体的某些特征的染病、某些特征的治愈与某些特征未染病的情况综合决定的。传染算子用于异性个体之间传递信息；病态算子用于同性个体之间传递信息；治愈算子和活动算子用于没有性别差异地传递信息。体质强壮的个体能继续生长，而体质虚弱的生物个体则停止生长。应用结果表明，本算法具有搜索能力强和全局收敛性的特点，对求解维数很高的复杂函数优化问题具有很高的收敛速度。

第 2 章：基于 SEIV 传染病模型提出了 SEIV 算法。在该算法中，假设某个生态系统由若干个人和动物个体组成；每个人和每个动物个体均由若干个特征来表征，人类个体和动物个体统称个体。该生态系统存在一种在人和动物之间传染的传染病，其传染规律为动物传给人或动物传给动物，这种传染病攻击的是个体的部分特征。每个染病个体均经历易感、暴露、接种或发病等阶段。个体的体质强弱是通过该个体的某些特征的暴露、某些特征的接种、某些特征的发病与某些特征的易感等情况综合决定的。依据SEIV传染病模型所描述的疾病传播规律构造出了相关演化算子，其中E-E、V-V和I-I算子能传递强壮个体的特征信息，使得虚弱个体能向好的方向发展；S-E和S-S算子能使异类或同类（仅指动物）个体之间交换信息；S-V、V-S、E-I和E-V算子能使个体获得其他同类个体的平均特征信息，从而降低个体陷入局部最优解的概率；S-S算子能使个体的活跃度提高，从而扩大搜索范围。体质强壮的个体能继续生长，而体质虚弱的个体则停止生长，从而确保该算法具有全局收敛性。应用结果表明，该算法对求解某些复杂函数优化问题具有较高的适应性和收敛速度。

第3章：基于SIRQV传染病动力学模型提出了SIRQV算法。在该算法中，假设某个生态系统由若干个人类个体组成；每个个体均由若干个特征来表征。该生态系统存在一种在个体之间传染的传染病，该传染病攻击的是个体的部分特征。每个染病个体可能经历易感、染病、接种、隔离和治愈等阶段，这些阶段的综合作用可以决定个体的体质强弱。SIRQV算法利用活跃算子、平均算子、增强算子、摄取算子和合成算子使个体之间交换信息。IPI指数高的强壮个体通过增强算子向IPI指数低的虚弱个体传递强壮特征信息，使得虚弱个体能向好的方向发展；平均算子能使处于不同状态的个体获得其他个体的平均特征信息，从而降低个体陷入局部最优解的概率；活跃算子能使个体的活跃度提高，从而扩大搜索范围；合成算子既具有活跃算子的特征又具有平均算子的特征；摄取算子使得搜索沿某个维度（或变量）方向具有突跳能力；生长算子确保了算法具有全局收敛性。应用结果表明：该算法具有搜索能力强和全局收敛性的特点，对求解复杂函数优化问题具有很高的收敛速度。

第4章：采用SEIRS传染病模型提出了SEIRS算法。在该算法中，假设某个生态系统由若干人类个体组成，每个个体均由若干个特征来表征。该生态系统存在一种在个体之间传染的传染病，该传染病攻击的是个体的部分特征。每个染病个体均经历易感、潜伏、发病和治愈等阶段，这些阶段的综合作用决定了个体的体质强弱；利用 SEIRS 传染病模型描述的疾病传播机理构造出了相关算子，使个体之间能充分交换信息。结果表明：E-E、I-I 和 R-R 算子能使体质强壮的个体向体质弱的个体传递强壮特征信息，使得后者能向好的方向发展；S-E、S-R、E-I(ω) 和 R-S(ω) 算子能使处于不同状态的个体获得其他个体的平均特征信息，从而降低该个体陷入局部最优解的概率；S-S 算子能使个体的活跃度提高，从而扩大其搜索范围；E-R 和 I-R 算子既具有 S-S 算子的特征又具有 S-E、S-R、E-I(ω) 和 R-S(ω) 算子的特征。体质强壮的个体能继续生长，而体质虚弱的个体则停止生长，从而确保该算法具有全局收敛性。应用结果表明：该算法具有搜索能力强的特点，对求解复杂函数优化问题具有很高的收敛速度

第 5 章：采用具有脉冲预防接种的时滞鼠疫传染病动力学模型，提出了鼠疫传染病优化算法，简称 PIDO 算法。在该算法中，假设某个村庄生活有若干村民，每个村民均由一些特征来表征；鼠疫病毒在该村庄流行，村民通过与病鼠有效接触，就会染上该病，该传染病会在村民之间广泛传播；鼠疫病毒攻击的是人体的很少部分器官。在鼠疫病毒作用下，每个村民的生长状态将在易感、暴露、发病、治愈这 4 个状态之间随机转换。该随机转换映射到优化问题的搜索空间，等价于每个试探解从一个空间位置转移到另一个空间位置，从而实现在搜索空间对全局最优解的随机搜索。一个村民的体质强弱程度采用 HHI 指数进行描述，HHI 指数高的村民是强壮者，很可能继续生长，而 HHI 指数低的村民是虚弱者，很可能停止生长；鼠疫传播动力学模型用来构造算子，PIDO 算法拥有 S-S、S-E、E-E、E-I、E-R、I-I、I-R、R-R、R-S 等 9 个算子，且演化时每次每个算子仅处理总变量数的 1/1000~1/100，具有搜索速度快和全局收敛性的特点，适于求解维数较高的全局优化问题。

第 6 章：采用跨物种多级传播特征的包虫病模型提出了包虫病优

化算法，简称 HDO 算法。在该算法中，将优化模型的搜索空间看成一个草原牧区，在该牧区内生活有狗、羊和牧民；一条狗、一只羊和一个牧民统称为一个个体，一个个体对应于优化问题的一个试探解；包虫病先在狗群之中流行，然后跨物种向羊群传播并在羊群中流行，最后再跨物种向牧民中传播，并在牧民中流行。每个个体均经历易感、潜伏、发病、治愈、死亡等状态。利用包虫传染病模型构造出了 S^u-S^u、S^u-E^u、E^u-E^u、E^u-I^u、I^u-I^u、I^u-R^u、I^u-D^u、R^u-R^u、R^u-S^u 等算子，这些算子能使个体在同物种和跨物种个体之间充分交换信息。结果表明：S^u-S^u、E^u-E^u、I^u-I^u、R^u-R^u 算子可利用强壮个体的特征来改善虚弱个体的特征，从而提升算法的求精能力；S^u-E^u、E^u-I^u、I^u-R^u、R^u-S^u 算子可改良个体的适应度分布特征，从而提升算法的探索能力；I^u-D^u 算子可使极虚弱个体得到有效清除，从而降低算法陷入局部陷阱的概率。该算法每次演化只处理极少部分变量，从而显著提升收敛速度；该算法的搜索过程具有 Markov 特性和“步步不差”特性，从而确保其具有全局收敛性。应用案例表明，该算法可快速求解关联区域 VOCs 联防联控最优减排优化问题。

第 7 章：采用 HIV 传染病动力学理论提出了 HIV 传染病动力学优化算法，简称 HIV 算法。在该算法中，假设在某个生态系统由若干居民组成，每个居民均由若干个特征来表征，一个特征相当于人体的一个器官；HIV 病毒在居民中传播，居民通过与带 HIV 病毒的居民进行有效接触，会传染上该传染病；易感者感染上 HIV 病毒后成为暴露者，暴露者不会马上发病，其体内的病毒进入潜伏期。暴露者又可分成两类：一类是未发病且有性交往活动，这类居民经过一定时间以后发病成为 AIDS 患者，最终因 AIDS 不治而死亡；另一类是一直未发病且又失去性交往能力，这类居民最终自然死亡。在 HIV 病毒作用之下，每个居民的生长过程将在不同状态之间随机转换。这种随机转换映射到优化问题的搜索空间，意味着每个试探解在搜索空间从一个位置转移到另外一个位置，从而实现对搜索空间的随机搜索。居民的体质强弱是由该居民的特征决定的，体质强壮的居民能继续生长，而体质虚弱的居民则停止生长。HIV 算法具有搜索能力强和全局收敛性的特点，为一些复杂优化问题的求解提供了一种解决方案。

第 8 章：采用跨物种传播的人感禽流感传染病动力学模型提出了人感禽流感优化算法，简称 H7N9 算法。在该算法中，个体由鸡和工人组成，H7N9 病毒从鸡群跨物种向人群传播。个体均经历易感、染病、治愈并复原、死亡等状态。利用 H7N9 传染病模型构造出的算子能使个体在同物种和跨物种之间充分交换信息，适时清除极虚弱个体，从而提升算法的求精和探索能力，并降低算法陷入局部陷阱的概率。该算法每次演化只处理极少部分变量，从而显著提升收敛速度。应用案例表明，该算法可快速求解一类复杂优化问题。

第 9 章：采用基于 DNA 的 SIR 传染病模型构建了 SIR-DNA 算法。在该算法中，将优化问题的求解过程设想成一种传染病在一个生态系统中的若干动物个体之间传播的过程，其传播规律可用 SIR 传染病模型描述。传染病攻击的是动物个体若干个致病基因中某些位点；每个位点均由 3 个碱基对组成。对于不同的动物个体，其哪些致病基因及其中的哪些点位被攻击完全是随机的；若一个动物个体被治愈，其哪些免疫基因及其中的哪些位点获得免疫也完全是随机的。因传染病每次攻击的是个体的极小部分基因，故每次处理的变量数很少，从而实现算法的天然降维；因采用基于 DNA 的 SIR 传染病模型，故可以区分不同的传染病毒在致病机理之间的差异，从而使一种传染病对应着一种不同具有特点的优化算法；利用 SIR 模型描述的疾病传播机理构造出了 S-S、S-I、I-I、I-R、R-R 和 R-S 等算子，使个体之间能通过疾病传播天然地充分交换信息。应用结果表明，该算法具有搜索能力强的特点，对求解复杂优化问题具有很高的收敛速度。

本书的出版及有关研究工作得到了以下科研项目的资助：

(1) 国家自然科学基金项目，关联区域挥发性有机化合物（VOCs）排放可伸缩层次化联防联控云网格精细化管理机制研究，71874134，2019/01～2022/12。

(2) 陕西省自然科学基础研究计划-重点项目，关联区域 VOCs 排放云网格化联防联控机制研究，2019JZ30，2019/01~2021/12。

（3）陕西省社会科学基金项目，陕西省重污染企业高端化转型升级实现对策研究，2018S49，2018/09~2020/09。

（4）陕西省社科联优秀研究成果购买项目，环境保护规制下的陕西省煤化工产业高端化转型升级对策研究，2017-008，2018/06~2018/06。

（5）陕西省科学技术协会高端科技创新智库项目，陕西省重污染企业技术变迁式转型升级战略及扶持政策研究，Z20170018，2017/05~2017/11。

（6）陕西省社会科学基金项目，环境污染规制下大西安路网结构最佳布局及其实现对策研究，2017S035，2018/01~2019/12。

（7）陕西省社科界2019年度重大理论与现实问题研究项目，陕西省重污染企业高质量发展与环境协调性研究，2019TJ046，2019/6~2019/11。

（8）陕西省科学技术协会高端科技创新智库项目，陕西省新能源产业高端化发展对策研究，Z20190225，2019/06~2019/11。

（9）陕西省政府采购项目，关于推进能源化工产业高端化对策研究，Z20180413，2017/09~2018/06。

对以上项目的资助，以及在本书编写过程中提供帮助和支持的有关单位和人员表示衷心的感谢。

因作者水平所限，书中难免有疏漏之处，恳请广大读者批评指正。

作　者

2020年1月

目　录

1 SIS 传染病动力学优化算法

1.1 引言

考虑一般函数优化问题

$$
\begin{cases}
\min f(X) \\
\text{s. t.} \begin{cases} g_i(\boldsymbol{X}) \geqslant 0 & i=1,2,\cdots,I \\ h_i(\boldsymbol{X})=0 & i=1,2,\cdots,E \\ \boldsymbol{X} \in H \subset R^n \end{cases}
\end{cases}
\tag{1.1}
$$

式中，R^n 是 n 维欧氏空间；$\boldsymbol{X}=(x_1, x_2, \cdots, x_n)$ 是一个 n 维决策向量；H 为搜索空间；$f(\boldsymbol{X})$ 为目标函数；$g_i(\boldsymbol{X})\geqslant 0$ 为第 i 个约束条件（$i=1, 2, \cdots, I$, I 为不等式约束条件个数）；$h_i(\boldsymbol{X})=0$ 为第 i 个等式约束条件（$i=1, 2, \cdots, E$, E 为等式约束条件个数）。目标函数 $f(\boldsymbol{X})$ 和约束条件 $g_i(\boldsymbol{X})$、$h_i(\boldsymbol{X})$ 不需要特殊的限制条件，传统的非线性优化方法无法解决该问题。

对于优化问题式（1.1）的求解方法是群体智能优化算法，这类算法具有较广泛的适用性。已有的智能优化算法有遗传算法（GA）[1]、蚁群算法（ASA）[2]、粒子群算法（PSO）[3]、鱼群算法（AFSA）[4]、生物地理学算法（BBO）[5]、蝙蝠算法（BA）[6]、协同进化算法（CEA）[7]等。

文献［8］提出的免疫算法借鉴生命科学中免疫的概念与理论，其核心在于免疫算子的构造，而免疫算子是通过接种疫苗和选择免疫两个步骤来完成的；李茂军、罗安、童调生在文献［9］中证明了免疫算法具有全局收敛性。免疫算法的大部分成果是基于 Burnet 在文献［10］中提出的克隆选择学说。基于克隆选择原理，De Castro 博士在文献［11］中提出了一种克隆选择算法，其核心是采用了比例复制算子和比例变异算子，该算法容易产生多样性差、算法实现过程困难的缺点。Timmis 等人同样基于克隆选择机理提出了 B-Cell 算法，Cutello 等人基于 CLONALG 设计了不同的高频变异操作，提出了用于优化的免疫算法 opt-IA。焦李成等人在对免疫选择机理深入研究的基础上，提出了自适应多克隆规划算法、自适应动态克隆算法、免疫优势克隆算法等多种高级免疫克隆选择算法。

文献［12］提出的 VEGA 算法是以遗传算法为基础的，从生物病毒机制中抽取出适合改进遗传算法的一些特征，将个体分为病毒个体和宿主个体，两种个体各自有不同的行为，两者之间又通过感染操作而具有一种自然的协同联系，从而大大提高了个体的多样性。

上述这些算法主要存在如下问题：

(1) 免疫算法中涉及的个体是基因，免疫算子是通过对基因进行疫苗选择和疫苗接种两种操作来构造，免疫算子的构造还必须与需要求解的实际优化问题相关，而实际优化问题变化万千，因此免疫算法无法构造出通用的免疫算子；

(2) 免疫算法中只有免疫算子这一个算子，要想扩展出其他算子需要涉及生命科学中非常专业和深奥的免疫理论知识，因而对非生命科学领域的研究人员来说非常困难；

(3) 免疫算法中的免疫算子单一，当求解许多复杂优化问题，特别是高维优化问题时性能低下；

(4) VEGA 算法的缺陷在于该算法没有考虑个体正常、染病、已病与治愈之间的状态转换。

SIS 传染病模型是 Kermack 和 Mckendrick 利用非线性动力学方法建立的传染病动力学模型，该模型不是从病理知识的角度考虑传染病，而是按照一般传染病传播机理通过数量关系描述传染病的传播过程、分析感染人数的变化规律、揭示传染病的发展性态[13]。近几年，SIS 模型得到了广泛的研究与应用。文献 [14] 对小世界网络上疾病传播的随机 SIS 模型进行了研究；文献 [15] 提出了基于富人俱乐部特性的搜索免疫（RPBSI），并采用 SIS 病毒传播模型分别在 BA 无标度网络和科研合作网中进行了验证；文献 [16] 研究了依存于网络拓扑的病毒传播特征，提出了一个通用的动态系统网络 SIS 模型；文献 [17] 利用 SIS 传染病模型给出了定量分析我国农村剩余劳动力动态转移问题的一般框架；文献 [18] 采用 SIS 模型对国际贸易网络中金融危机跨国传播进行了研究；文献 [19] 研究了非齐次复杂网络上带传播媒介的 SIS 模型的全局稳定性；等等。

由于 SIS 传染病模型对生物个体之间传染病的流行规律具有很好的描述，该特征非常有利于描述优化问题式（1.1）的众多试探解之间的信息交换，因此将该模型用于复杂函数优化问题的求解将具有独到的优势。基于该思路，本章提出一种基于 SIS 传染病模型的新型函数优化方法，即 SIS 算法，该算法的相关演化算子完全不需要与要求解的实际优化问题相关，因此 SIS 算法具有通用的演化算子。因 SIS 传染病模型不需要病理知识的支持，故本章提出的 SIS 算法也不需要病理知识的支持，该特点有利于 SIS 算法的研究与改进。研究结果表明，SIS 算法具有很强的搜索能力，且在理论上具有全局收敛性的特点。SIS 算法可为复杂函数优化问题的求解提供一种解决方案。

1.2　基于 SIS 传染病模型的函数优化算法设计

为了使 SIS 算法适用于各种函数优化问题，将函数优化问题式（1.1）的目标函数改写成式（1.2）：

$$F(X)=\begin{cases} f(\boldsymbol{X}), \ \forall i \in \{1, 2, \cdots, I\}, \ g_i(\boldsymbol{X}) \geqslant 0 \\ \qquad\qquad \forall j \in \{1, 2, \cdots, E\}, \ h_j(\boldsymbol{X}) = 0; \ \boldsymbol{X} \in H \\ F_{\max}, \text{其他} \end{cases} \tag{1.2}$$

式中，$F_{\max}$为非常大的实数，用于对不满足约束条件的试探解进行惩罚。

1.2.1 Kermack-Mckendrick 假设

Kermack 和 Mckendrick 利用非线性动力学的方法来建立传染病的数学模型，我们简称这个模型为 KM 模型。这个模型的建立是基于以下三个基本假设，称为 KM 假设。

假设 A：所研究的生态系统的生物个体的总数量是常数，不因时间变化而改变。

假设 B：易感者由于受传染病的影响，其个体数随时间而变化的变化率与当时易感者的个体数和当时已染病的个体数之积成正比。

假设 C：从染病者类转到治愈者类的速度与当时染病者类的个体数成正比。

我们把该生态系统中的所有生物个体分成两类：

（1）S 类。易感者（susceptible）类，即在生态系统内所有未染病者的全体，这一类生物个体若与染病者作有效接触，就容易受传染而得病。

（2）I 类。染病者（infective）类，即在该生态系统内已染上传染病而且仍在发病期的个体的全体，这一类个体若与易感者类中的个体进行有效接触，就容易把疾病传染给易感者。

1.2.2 算法场景设计

SIS 算法假设在某个生态系统存在 N 个生物个体，但分为两类，一类是雄性，其个体数为 A，$0<A<N$；另一类是雌性，其个体数为 $B=N-A$。雄性个体用编号表示就是 1，2，…，A；雌性个体用编号表示就是 1，2，…，B。每个个体（不论雄性还是雌性）均由 n 个特征来表征，即对个体 i 来说，其表征特征均为（x_{i1}，x_{i2}，…，x_{in}）。该生态系统存在一种在 N 个生物个体之间传染的传染病，其传染规律为雄性传给雌性或雌性传给雄性，不存在同性别之间的传染。这种传染病攻击的是生物个体的部分特征，但决不会是全部特征。个体染病后可以被治愈，治愈后的个体经过一段时间后可能重新染上同样的病。个体的体质强弱是通过该个体的某些特征的染病、某些特征的治愈与某些特征未染病的情况综合决定的。体质强壮的个体能继续生长，而体质虚弱的生物个体则停止生长。将上述场景映射到对优化问题式（1.1）全局最优解的搜索过程中，其含义如下：

优化问题的解（搜索）空间与生态系统相对应，该生态系统中一个生物个体对应于优化问题的一个试探解，A 个雄性个体对应的试探解集就是 $X^{M}=\{\boldsymbol{X}_1^{M}, \boldsymbol{X}_2^{M}, \cdots, \boldsymbol{X}_A^{M}\}$，$\boldsymbol{X}_i^{M}=\{x_{i1}^{M}, x_{i2}^{M}, \cdots, x_{in}^{M}\}$，$i=1, 2, \cdots, A$；$B$ 个雌性个体所对应的试探解集就是 $X^{F}=\{\boldsymbol{X}_1^{F}, \boldsymbol{X}_2^{F}, \cdots, \boldsymbol{X}_B^{F}\}$，$\boldsymbol{X}_i^{F}=\{x_{i1}^{F}, x_{i2}^{F}, \cdots, x_{in}^{F}\}$，$i=1, 2, \cdots, B$。为了论述简略，除非特别表明个体的性别，否则个体的概念均既指雄性个体又指雌性个体。个体 i 的一个特征对应于优化问题试探解 $\boldsymbol{X}_i$ 的一个变量，即个体 i 的特征 j 与试探解 $\boldsymbol{X}_i$ 的变量 x_{ij} 相对应，所以个体 i 的特征数与试探解 X_i 的变量数相同，都为 n。因此，个体 i 与试探解 $\boldsymbol{X}_i$ 是等价概念。个体的体质强弱用体质指数 IPI（individual physique index，IPI）来表示，IPI 指数对应于优化问题式（1.1）的目标函数值。好的试探解对应具有较高 IPI 值的个体，即体质强壮的生物个体；差的试探解对应具有较低 IPI 值的个体，即体质虚弱的生物个体。对于优化问题式（1.1），个体 i 中的 IPI 指数计算方法为：

$$IPI(\boldsymbol{X}_i)=F_{\max}-F(\boldsymbol{X}_i) \tag{1.3}$$

在时期 t，随机产生生态系统的传染率和治愈率，采用 SIS 传染病模型分别计算雄性个体 i 和雌性个体 i 的易感率 $S_i^{M}(t)$、$S_i^{F}(t)$ 和染病率 $I_i^{M}(t)$、$I_i^{F}(t)$。雄性个体 i 和雌性个体 i 在时期 t 处于易感（称为 S 状态）和染病（称为 I 状态）两个状态中的哪个状态，分别由 $S_i^{M}(t)$ 和 $I_i^{M}(t)$ 中的最大者以及 $S_i^{F}(t)$ 和 $I_i^{F}(t)$ 中的最大者确定。下列四种情况符合 KM 三个假设：

（1）若时期 $t-1$ 个体 i 处于 S 状态，而时期 t 个体 i 也处于 S 状态，则个体 i 处于正常状态，此时采用活动算子来计算个体 i 的生长状态。

（2）若时期 $t-1$ 个体 i 处于 S 状态，而时期 t 个体 i 却处于 I 状态，则个体 i 感染上疾病，此时采用传染算子来计算个体 i 的生长状态。

（3）若时期 $t-1$ 个体 i 处于 I 状态，而时期 t 个体 i 也处于 I 状态，则个体 i 仍在继续生病，此时采用病态算子来计算个体 i 的生长状态。

（4）若时期 $t-1$ 个体 i 处于 I 状态，而时期 t 个体 i 却处于 S 状态，则个体 i 感染上疾病后被治愈了，此时采用治愈算子计算个体 i 的生长状态。

由于在任何时期生态系统的传染率和治愈率都是随机的，因此个体 i 的生长状态将在 S、I 两个状态之间随机转换。这种随机转换映射到优化问题的解空间，意味着每个试探解在解空间从一个位置转移到另外一个位置，从而实现对解空间的随机搜索。

随机搜索过程中，若时期 t 个体 i 的 IPI 指数高于其时期 $t-1$ 的 IPI 指数，则个体 i 将继续生长，此意味着个体 i 离全局最优解越来越近；反之，若时期 t 个体 i 的 IPI 指数低于或等于其时期 $t-1$ 的 IPI 指数，则个体 i 将停止生长，但不萎缩，此意味着个体 i 留在时期 $t-1$ 所在的位置不动。这种步步不差的随机搜索策略使得该算法具有全局收敛性，其证明过程参见第 1.3 节。

1.2.3 SIS 传染病模型与 SIS 算法的执行流程

假设生态系统中雄性个体占 1 个单位，雌性个体占 1 个单位；我们以 $S^{M}(t)$、$S^{F}(t)$ 和 $I^{M}(t)$、$I^{F}(t)$ 分别代表在时期 t 雄性个体和雌性个体在 S 类和 I 类个体中所占的比例，则对于该生态系统的任意一个雄性或雌性个体来说，$S^{M}(t)$、$S^{F}(t)$和 $I^{M}(t)$、$I^{F}(t)$ 就表示该雄性或雌性个体分别属于 S 类和 I 类的概率，或者说该雄性或雌性个体处于 S 状态和 I 状态的概率。所述 S 状态是指个体未染病的状态，简称易感状态；所述 I 状态是指个体已感染上传染病的状态，简称已病状态。

如果我们把 $S^{M}(t)$、$S^{F}(t)$ 和 $I^{M}(t)$、$I^{F}(t)$ 看成是某种化学物质的浓度，则 KM 三假设用化学反应的语言来叙述为

假设 A $\quad S^{M}(t)+I^{M}(t)=1,\ S^{F}(t)+I^{F}(t)=1$

假设 B $\quad S^{M}+I^{F}\xrightarrow{K_{12}}I^{M}+I^{F},\ S^{F}+I^{M}\xrightarrow{K_{21}}I^{F}+I^{M}$

假设 C $\quad I^{M}\xrightarrow{\alpha_1}S^{M},\ I^{F}\xrightarrow{\alpha_2}S^{F}$

式中，α_1 和 α_2 分别称为雄性个体和雌性个体的治愈率，为常系数，但不同时期可取不同的值，且 $0<\alpha_1<1$，$0<\alpha_2<1$；K_{12} 和 K_{21} 分别称为雌性传雄性和雄性传雌性的传染率，为常系数，但不同时期可取不同的值，且 $0<K_{12}<1$，$0<K_{21}<1$。

如果我们再假设在所研究的时间区间内没有生物个体的自然出生与死亡率，则由 KM 三假设及化学动力学建模方法，即可得到 SIS 传染病动力学模型：

$$\begin{cases}\dfrac{\mathrm{d}S^{M}(t)}{\mathrm{d}t}=-K_{12}S^{M}(t)I^{F}(t)+\alpha_1 I^{M}(t)\\ \dfrac{dS^{F}(t)}{dt}=-K_{21}S^{F}(t)I^{M}(t)+\alpha_2 I^{F}(t)\\ \dfrac{\mathrm{d}I^{M}(t)}{\mathrm{d}t}=K_{12}S^{M}(t)I^{F}(t)-\alpha_1 I^{M}(t)\\ \dfrac{\mathrm{d}I^{F}(t)}{\mathrm{d}t}=K_{21}S^{F}(t)I^{M}(t)-\alpha_2 I^{F}(t)\\ S^{M}(t)+I^{M}(t)=1\\ S^{F}(t)+I^{F}(t)=1\end{cases}$$

对雄性个体 i 或雌性个体 i，计算时将上式改写为如下离散递推形式：

$$\begin{cases}S_i^{M}(t)=S_i^{M}(t-1)-K_{12}^{t}S_i^{M}(t-1)I_i^{F}(t-1)+\alpha_1^{t}I_i^{M}(t-1)\\ S_i^{F}(t)=S_i^{F}(t-1)-K_{21}^{t}S_i^{F}(t-1)I_i^{M}(t-1)+\alpha_2^{t}I_i^{F}(t-1)\\ I_i^{M}(t)=1-S_i^{M}(t)\\ I_i^{F}(t)=1-S_i^{F}(t)\end{cases}\tag{1.4}$$

对于治愈率 α_1^t 和 α_2^t，计算时取 $\alpha_1^t = Rand(\alpha_l, \alpha_u)$，$\alpha_2^t = Rand(\alpha_l, \alpha_u)$，$\alpha_l$ 和 α_u 分别表示雄性或雌性个体治愈率取值区间的下限和上限，$0<\alpha_l<\alpha_u<1$；对于传染率 K_{12}^t 和 K_{21}^t，计算时取 $K_{12}^t = Rand(K_l, K_u)$，$K_{21}^t = Rand(K_l, K_u)$，$K_l$ 和 K_u 分别表示雄性或雌性个体传染率取值区间的下限和上限，$0<K_l<K_u<1$；$Rand(a, b)$表示在［a，b］区间产生一个均匀分布随机数。采用上述随机方法确定 SIS 传染病动力学模型中传染率和治愈率，既减少了参数输入个数，又可使模型更能清晰表达实际情况。

根据算法场景设计，可构造出 SIS 算法的执行流程，如下所述。

（1）时期 t，随机产生生态系统的雌性传雄性和雄性传雌性的疾病传染率 K_{12}^t 和 K_{21}^t 及雄性和雌性个体的治愈率 α_1^t 和 α_2^t。

（2）利用式（1.4）对雄性和雌性个体 i 计算时期 t 的易感率 $S_i^{\mathrm{M}}(t)$、$S_i^{\mathrm{F}}(t)$ 和染病率 $I_i^{\mathrm{M}}(t)$、$I_i^{\mathrm{F}}(t)$。

（3）在雄性个体 $\{S_i^{\mathrm{M}}(t), I_i^{\mathrm{M}}(t)\}$ 和雌性个体 $\{S_i^{\mathrm{F}}(t), I_i^{\mathrm{F}}(t)\}$ 中分别确定哪一个最大？有以下两种情况出现：

1）若是 $S_i^u(t)$ 最大，$u \in \{\mathrm{M}, \mathrm{F}\}$，M 代表雄性个体，F 代表雌性个体，则表明个体 i 在时期 t 将处于 S 状态（即未上染病），这时再判断个体 i 在 $t-1$ 时期处于何种状态，有两种情况。

①若个体 i 原来处于 S 状态，即表明个体 i 原来未染病，而现在也未染病，即 S→S，则个体 i 继续按习惯的方式活动并生长，此时按活动算子更新个体 i 的生长状态 $\boldsymbol{X}_i^u(t)$。

②若个体 i 原来处于 I 状态，即表明个体 i 原来已染病，而现在未染病，即 I→S，该情况表示个体 i 染病后现已未染病，则此时按治愈算子更新个体 i 的生长特征 $\boldsymbol{X}_i^u(t)$。

2）若是 $I_i^u(t)$ 最大，则表明个体 i 在时期 t 将处于 I 状态，这时再判断个体 i 在时期 $t-1$ 处于何种状态，有两种情况。

①若个体 i 原来处于 S 状态，即表明个体 i 原来未染病，现在已染病，即 S→I，则个体 i 按传染上疾病进行处理，此时按传染算子更新个体 i 的生长状态 $\boldsymbol{X}_i^u(t)$。

②若个体 i 原来处于 I 状态，即表明个体 i 原来已染病，现在也已染病（即病一直未治愈），即 I→I，则此时个体 i 依然继续活动，但已处于 I 状态，此时按病态算子更新个体 i 的生长状态 $\boldsymbol{X}_i^u(t)$。

（4）不断重复步骤（2）~步骤（4），直到每个生物个体都处理完为止。然后转（5）。

（5）令 $t=t+1$，不断重复步骤（1）~步骤（5），直到找到全局最优解为止。

1.2.4　演化算子设计

在时期 t，生态系统的 A 个雄性个体的状态值为 $\boldsymbol{X}_1^{\mathrm{M}}(t)$，$\boldsymbol{X}_2^{\mathrm{M}}(t)$，…，$\boldsymbol{X}_A^{\mathrm{M}}(t)$，$B$ 个雌性个体的状态值为 $\boldsymbol{X}_1^{\mathrm{F}}(t)$，$\boldsymbol{X}_2^{\mathrm{F}}(t)$，…，$\boldsymbol{X}_B^{\mathrm{F}}(t)$，下面给出传染算子、病态算子、治愈算子和活动算子的计算方法。

（1）传染算子。从已染病的雄性和雌性个体中分别随机挑选出 L 个个体，$L \geqslant 1$，这些雄性和雌性个体分别形成雄性已染病者集合 $C_{\mathrm{infection}}^{\mathrm{M}}=\{\boldsymbol{X}_{i_1}^{\mathrm{M}}(t),\ \boldsymbol{X}_{i_2}^{\mathrm{M}}(t),\ \cdots,\ \boldsymbol{X}_{i_L}^{\mathrm{M}}(t)\}$ 和雌性已染病者集合 $C_{\mathrm{infection}}^{\mathrm{F}}=\{\boldsymbol{X}_{i_1}^{\mathrm{F}}(t),\ \boldsymbol{X}_{i_2}^{\mathrm{F}}(t),\ \cdots,\ \boldsymbol{X}_{i_L}^{\mathrm{F}}(t)\}$。因疾病传染规律是雄性传给雌性或雌性传给雄性，故令这 L 个雄性或 L 个雌性个体的特征 j 的平均状态值分别作为雌性个体 i 和雄性个体 i 对应特征 j 的状态值，也就是将已染病的雄性和雌性个体的特征及其状态值传染给未染病雌性或雄性个体，使其染病。即

$$\begin{cases} v_{ij}^{\mathrm{M}}(t)=\dfrac{1}{|C_{\mathrm{infection}}^{\mathrm{F}}|}\displaystyle\sum_{k\in C_{\mathrm{infection}}^{\mathrm{F}}} x_{kj}^{\mathrm{F}}(t-1), & \text{若个体 } i \text{ 为雄性，且} |C_{\mathrm{infection}}^{\mathrm{F}}|>0 \\ v_{ij}^{\mathrm{F}}(t)=\dfrac{1}{|C_{\mathrm{infection}}^{\mathrm{M}}|}\displaystyle\sum_{k\in C_{\mathrm{infection}}^{\mathrm{M}}} x_{kj}^{\mathrm{M}}(t-1), & \text{若个体 } i \text{ 为雌性，且} |C_{\mathrm{infection}}^{\mathrm{M}}|>0 \\ v_{ij}^{\mathrm{M}}(t)=x_{ij}^{\mathrm{M}}(t-1),\ SIS_i^{\mathrm{M}}(t)=SIS_i^{\mathrm{M}}(t-1), & \text{若个体 } i \text{ 为雄性，且} |C_{\mathrm{infection}}^{\mathrm{F}}|=0 \\ v_{ij}^{\mathrm{F}}(t)=x_{ij}^{\mathrm{F}}(t-1),\ SIS_i^{\mathrm{F}}(t)=SIS_i^{\mathrm{F}}(t-1), & \text{若个体 } i \text{ 为雌性，且} |C_{\mathrm{infection}}^{\mathrm{M}}|=0 \end{cases} \tag{1.5}$$

式中，$u\in\{\mathrm{M},\ \mathrm{F}\}$，$\boldsymbol{V}_i^u(t)=(v_{i1}^u(t),\ v_{i2}^u(t),\ \cdots,\ v_{in}^u(t))$，$\boldsymbol{X}_{i_k}^u(t-1)=(x_{i_k1}^u(t-1),\ x_{i_k2}^u(t-1),\ \cdots,\ x_{i_kn}^u(t-1))$，$v_{ij}^u(t)$ 和 $x_{i_kj}^u(t-1)$ 分别为时期 t 和时期 $t-1$ 性别为 u 的个体 i 的特征 j 的状态值。

（2）病态算子。若个体 i 为雄性，则从已染病的雄性个体中随机挑选出 L 个其 IPI 指数高于个体 i 的雄性个体（$L \geqslant 1$），这些雄性个体形成雄性已染病者集合 $C_{\mathrm{sick}}^{\mathrm{M}}=\{\boldsymbol{X}_{i_1}^{\mathrm{M}}(t),\ \boldsymbol{X}_{i_2}^{\mathrm{M}}(t),\ \cdots,\ \boldsymbol{X}_{i_{\mathrm{L}}}^{\mathrm{M}}(t)\}$；若个体 i 为雌性，则从已染病雌性个体中随机挑选出 L 个其 IPI 指数高于个体 i 的雌性个体，这些雌性个体形成雌性已染病者集合 $C_{\mathrm{sick}}^{\mathrm{F}}=\{\boldsymbol{X}_{i_1}^{\mathrm{F}}(t),\ \boldsymbol{X}_{i_2}^{\mathrm{F}}(t),\ \cdots,\ \boldsymbol{X}_{i_{\mathrm{L}}}^{\mathrm{F}}(t)\}$。让这 L 个雄性或雌性个体的特征 j 的平均状态值作为个体 i 对应特征 j 的状态值，也就是让 IPI 指数高的已染病雄性或雌性个体的某些特征及其状态值传给个体 i，使个体 i 的体质增强，即

$$\begin{cases} v_{ij}^{\mathrm{M}}(t)=\dfrac{1}{|C_{\mathrm{sick}}^{\mathrm{M}}|}\displaystyle\sum_{k\in C_{\mathrm{sick}}^{\mathrm{M}}} x_{kj}^{\mathrm{M}}(t-1), & \text{若个体 } i \text{ 为雄性，且} |C_{\mathrm{sick}}^{\mathrm{M}}|>0 \\ v_{ij}^{\mathrm{F}}(t)=\dfrac{1}{|C_{\mathrm{sick}}^{\mathrm{F}}|}\displaystyle\sum_{k\in C_{\mathrm{sick}}^{\mathrm{F}}} x_{\mathrm{kj}}^{\mathrm{F}}(t-1), & \text{若个体 } i \text{ 为雌性，且} |C_{\mathrm{sick}}^{\mathrm{F}}|>0 \\ v_{ij}^{\mathrm{M}}(t)=x_{ij}^{\mathrm{M}}(t-1),\ SIS_i^{\mathrm{M}}(t)=SIS_i^{\mathrm{M}}(t-1), & \text{若个体 } i \text{ 为雄性，且} |C_{\mathrm{sick}}^{\mathrm{M}}|=0 \\ v_{ij}^{\mathrm{F}}(t)=x_{ij}^{\mathrm{F}}(t-1),\ SIS_i^{\mathrm{F}}(t)=SIS_i^{\mathrm{F}}(t-1), & \text{若个体 } i \text{ 为雌性，且} |C_{\mathrm{sick}}^{\mathrm{F}}|=0 \end{cases} \tag{1.6}$$

（3）治愈算子。从无病的雄性和雌性个体中随机挑选出 L 个个体，$L \geqslant 1$，这些雄性和雌性个体形成无病者集合 $C_{\text{normal}}=\{\boldsymbol{X}_{i_1}(t), \boldsymbol{X}_{i_2}(t), \cdots, \boldsymbol{X}_{i_L}(t)\}$，即 C_{normal} 中的个体既有雄性的，又有雌性的。让这 L 个雄性和雌性个体的特征 j 的平均状态值作为个体 i 对应特征 j 的状态值，也就是让无病的雄性和雌性个体的特征及其状态值传给已染病者，使其治愈。即：

$$\begin{cases}\left.\begin{aligned}v_{ij}^{\mathrm{M}}(t) &= \frac{1}{|C_{\text{normal}}|}\sum_{k\in C_{\text{normal}}} x_{kj}(t-1), && \text{若个体 } i \text{ 为雄性}\\ v_{ij}^{\mathrm{F}}(t) &= \frac{1}{|C_{\text{normal}}|}\sum_{k\in C_{\text{normal}}} x_{kj}(t-1), && \text{若个体 } i \text{ 为雌性}\end{aligned}\right\}, \text{若} |C_{\text{normal}}|>0\\ \left.\begin{aligned}v_{ij}^{\mathrm{M}}(t) &= x_{ij}^{\mathrm{M}}(t-1),\ SIS_i^{\mathrm{M}}(t)=SIS_i^{\mathrm{M}}(t-1), && \text{若个体 } i \text{ 为雄性}\\ v_{ij}^{\mathrm{F}}(t) &= x_{ij}^{\mathrm{F}}(t-1),\ SIS_i^{\mathrm{F}}(t)=SIS_i^{\mathrm{F}}(t-1), && \text{若个体 } i \text{ 为雌性}\end{aligned}\right\}, \text{若} |C_{\text{normal}}|=0\end{cases} \tag{1.7}$$

（4）活动算子。若个体 i 为雄性，则从无病的雄性个体中随机挑选出 L 个雄性个体（$L \geqslant 1$），这些雄性个体形成雄性无病者集合 $C_{\text{normal}}^{\mathrm{M}}=\{\boldsymbol{X}_{i_1}^{\mathrm{M}}(t), \boldsymbol{X}_{i_2}^{\mathrm{M}}(t), \cdots, \boldsymbol{X}_{i_L}^{\mathrm{M}}(t)\}$；若个体 i 为雌性，则从无病雌性个体中随机挑选出 L 个雌性个体，这些雌性个体形成雌性无病者集合 $C_{\text{normal}}^{\mathrm{F}}=\{\boldsymbol{X}_{i_1}^{\mathrm{F}}(t), \boldsymbol{X}_{i_2}^{\mathrm{F}}(t), \cdots, \boldsymbol{X}_{i_L}^{\mathrm{F}}(t)\}$。令这 L 个无病的雄性和 L 个无病的雌性个体的特征 j 的状态值之加权和的差值作为雄性或雌性个体 i 对应特征 j 的状态值，即：

$$\begin{cases} v_{ij}^{\mathrm{M}}(t) = \displaystyle\sum_{k=1}^{\min\{|C_{\text{normal}}^{\mathrm{M}}|,\ |C_{\text{normal}}^{\mathrm{F}}|\}} \left(\alpha_k x_{i_k j}^{\mathrm{M}}(t-1) - \beta_k x_{i_k j}^{\mathrm{F}}(t-1)\right),\\ \quad \text{若个体 } i \text{ 为雄性，且} \min\{|C_{\text{normal}}^{\mathrm{M}}|, |C_{\text{normal}}^{\mathrm{F}}|\}>0\\ v_{ij}^{\mathrm{F}}(t) = \displaystyle\sum_{k=1}^{\min\{|C_{\text{normal}}^{\mathrm{M}}|,\ |C_{\text{normal}}^{\mathrm{F}}|\}} \left(\alpha_k x_{i_k j}^{\mathrm{F}}(t-1) - \beta_k x_{i_k j}^{\mathrm{M}}(t-1)\right),\\ \quad \text{若个体 } i \text{ 为雌性，且} \min\{|C_{\text{normal}}^{\mathrm{M}}|, |C_{\text{normal}}^{\mathrm{F}}|\}>0\\ v_{ij}^{\mathrm{M}}(t)=x_{ij}^{\mathrm{M}}(t-1),\ SIS_i^{\mathrm{M}}(t)=SIS_i^{\mathrm{M}}(t-1),\\ \quad \text{若个体 } i \text{ 为雄性，且} \min\{|C_{\text{normal}}^{\mathrm{M}}|, |C_{\text{normal}}^{\mathrm{F}}|\}=0\\ v_{ij}^{\mathrm{F}}(t)=x_{ij}^{\mathrm{F}}(t-1),\ SIS_i^{\mathrm{F}}(t)=SIS_i^{\mathrm{F}}(t-1),\\ \quad \text{若个体 } i \text{ 为雌性，且} \min\{|C_{\text{normal}}^{\mathrm{M}}|, |C_{\text{normal}}^{\mathrm{F}}|\}=0 \end{cases} \tag{1.8}$$

式中，$\forall k, s \in \{i_1, i_2, \cdots, i_L\}$，$k \neq s \neq i$；$\alpha_k$，$\beta_k$ 为常数，$0<\alpha_k$，$\beta_k<1$，计算时取 $\alpha_k=Rand(0, 1)$，$\beta_k=Rand(0, 1)$。

因个体 i 的特征的状态值计算没有利用已染病个体的特征，故个体 i 不会染病；采用其他无病个体特征的状态值之加权和的差值来计算个体 i 特征的状态值，可以增加个体 i 的特征的新旧状态值的差异，以此提升个体 i 活跃度。

（5）生长算子。SIS 算法通过传染算子、病态算子、治愈算子和活动算子产生新一代个体之后，采用生长算子将新一代个体与相应的前代个体进行比较，将较优者更新进入下一代个体，将较差者的生长状态不作改变地保留成原状态，但 S 状态和 I 状态却发生了变化。对于个体 i 来说，其生长算子可以描述为

$$\boldsymbol{X}_i^u(t)=\begin{cases}\boldsymbol{V}_i^u(t), & \text{若 } IPI(\boldsymbol{V}_i^u(t))>IPI(\boldsymbol{X}_i^u(t))\\ \boldsymbol{X}_i^u(t-1), & \text{其他}\end{cases} \tag{1.9}$$

式中，$u\in\{\mathrm{M},\ \mathrm{F}\}$，函数 $IPI(\boldsymbol{V}_i^t)$ 和 $IPI(\boldsymbol{X}_i^t)$ 按式（1.3）计算。

SIS 算法通过利用传染算子、病态算子、治愈算子和活动算子来使生物个体之间交换信息。传染算子用于异性个体之间传递信息，病态算子用于同性个体之间传递信息，治愈算子和活动算子用于个体不分性别地传递信息。因此，SIS 算法能从各种角度充分实现个体之间的信息交换。

1.2.5 个体初始化

假设优化问题搜索空间的维数为 n，每个变量的搜索区间为 $[l_i,\ u_i]$，$i=1,\ 2,\ \cdots,\ n$，则利用正交拉丁方生成方法产生 N 个初始解的正交表 $L_N(N^n)$ 的构造算法如算法 INIT 所述。

算法 **INIT** 产生 N 个初始解的正交表 $L_N(N^n)$ 的构造算法

步骤 1 计算每个变量的离散点 y_{ij}：

$y_{ij}=l_i+(j-1)(u_i-l_i)/(N-1)$，$i=1,\ 2,\ \cdots,\ n$；$j=1,\ 2,\ \cdots,\ N$

步骤 2 根据正交拉丁方的生成方法计算初始解 x_{ij}：

$$x_{ij}=y_{jk},\ i=1,\ 2,\ \cdots,\ N;\ j=1,\ 2,\ \cdots,\ n$$

式中，$k=(i+j-1) \bmod N$；若 $k=0$，则 $k=N$。

算法 INIT 确定的 N 个初始解 $\boldsymbol{X}_i=(x_{i1},\ x_{i2},\ \cdots,\ x_{in})$，$i=1,\ 2,\ \cdots,\ N$，具有很好的均衡分散性和整齐可比性。

1.2.6 SIS 算法构造方法

（1）初始化：1）令 $t=0$；按表 1.2 初始化本算法中涉及的所有参数；2）按算法 INIT 初始化 A 个雄性个体 $\boldsymbol{X}_1^{\mathrm{M}}(0)$，$\boldsymbol{X}_2^{\mathrm{M}}(0)$，…，$\boldsymbol{X}_A^{\mathrm{M}}(0)$ 和 B 个雌性个体 $\boldsymbol{X}_1^{\mathrm{F}}(0)$，$\boldsymbol{X}_2^{\mathrm{F}}(0)$，…，$\boldsymbol{X}_B^{\mathrm{F}}(0)$。

（2）计算 $S_i^{\mathrm{M}}(0)=Rand(0,\ 1)$，$I_i^{\mathrm{M}}(0)=1-S_i^{\mathrm{M}}(0)$，$i=1,\ 2,\ \cdots,\ A$；计算 $S_i^{\mathrm{F}}(0)=Rand(0,\ 1)$，$I_i^{\mathrm{F}}(0)=1-S_i^{\mathrm{F}}(0)$，$i=1,\ 2,\ \cdots,\ B$。

（3）计算个体 i 的 S 状态和 I 状态，$SIS_i^{\mathrm{M}}(0)=GetSIS(S_i^{\mathrm{M}}(0),\ I_i^{\mathrm{M}}(0))$，$i=1,\ 2,\ \cdots,\ A$；$SIS_i^{\mathrm{F}}(0)=GetSIS(S_i^{\mathrm{F}}(0),\ I_i^{\mathrm{F}}(0))$，$i=1,\ 2,\ \cdots,\ B$；//函数 $GetSIS(S_i^u(0),\ I_i^u(0))$，$u\in\{\mathrm{M},\ \mathrm{F}\}$，用于确定个体 i 将处于何种状态。

（4）执行下列操作：

```
FOR t=1 TO G//其中 G 为演化最大时期数。
    α_1^t=Rand(α_l,α_u),α_2^t=Rand(α_l,α_u),K_12^t=Rand(K_l,K_u),K_21^t=Rand(K_l,K_u);
  FOR u∈{M,F}
      FOR i=1 TO N(u)//当 u=M 时,N(u)=A;当 u=F 时,N(u)=B。
          利用式(1.4)计算 S_i^u(t)和 I_i^u(t);
          计算 SIS_i^u(t)=GetSIS(S_i^u(t),I_i^u(t));
          p=Rand(0,1);//p 为个体特征被攻击的实际概率。
          FOR j=1 TO n
              IF p≤E_0 THEN//E_0 为个体特征被攻击的概率上限。
                  IF SIS_i^u(t-1)=S THEN
                      IF SIS_i^u(t)=S THEN
                          按式(1.8)描述的活动算子计算 v_ij^u(t);
                      ELSEIF SIS_i^u(t)=I THEN
                          按式(1.5)描述的传染算子计算 v_ij^u(t);
                      END IF
                  ELSEIF SIS_i^u(t-1)=I THEN
                      IF SIS_i^u(t)=S THEN
                          按式(1.7)描述的治愈算子计算 v_ij^u(t);
                      ELSEIF SIS_i^u(t)=I THEN
                          按式(1.6)描述的病态算子计算 v_ij^u(t);
                      END IF
                  END IF
              ELSE
                  v_ij^u(t)=x_ij^u(t-1),SIS_i^u(t)=SIS_i^u(t-1);
              END IF
              将超出可行域的变量值 v_ij^u(t)压回到可行域内;
          END FOR
          按式(1.9)计算生长算子;
      END FOR
    END FOR
    IF 新得到的全局最优解与最近一次已保存的当前全局最优解之间的误差满足最低要求 ε THEN
        转步骤(5);
    END IF
    保存新得到的全局最优解;
END FOR
```

（5）结束。

函数 *GetSIS*(*S*,*I*)的定义如下：

```
FUNCTION GetSIS(S,I)
    IF S>I THEN
        RETURN S;//返回状态 S;
    ELSE
        RETURN I;//返回状态 I;
    END IF
END FUNCTION
```

1.2.7 SIS 算法的特性

SIS 算法的特性如下：

（1）演化过程具有 Markov 特性。从传染算子、病态算子、治愈算子和活动算子的定义可知，任何一个试探解的新一代的生成只与该试探解的当前状态有关，而与该试探解以前是如何演变到当前状态的历程无关。

（2）演化过程具有“步步不差”特性。从生长算子的定义便知。

1.2.8 SIS 算法的时间复杂度

SIS 算法的时间复杂度计算过程见表 1.1，其时间复杂度与演化次数 G、个体规模 $N=A+B$、变量个数 n 以及各算子的时间复杂度以及其他辅助操作相关。

表 1.1 SIS 算法的时间复杂度计算表

操　作	时间复杂度	最多循环次数
初始化	$O(2n+4(n+1)N+n^2N)$	1
计算 $S_i^u(t)$，$I_i^u(t)$，$SIS_i^u(t)$，$u\in\{\mathrm{M},\ \mathrm{F}\}$	6	GN
传染算子	$O((3N+2L)n/2)$	GN
病态算子	$O((3N+5L)n/2)$	GN
治愈算子	$O((3N+2L)n/2)$	GN
活动算子	$O((3N+2L)n/2)$	GN
状态保持	$3+2n$	GN
目标函数计算	$O(n^2)$	GN
生长算子	$O(3n)$	GN
结果输出	$O(n)$	1

1.3 SIS 算法的全局收敛性证明

由 SIS 算法可知，生态系统是一个离散的空间，将其中的 A 个雄性个体

$\boldsymbol{X}_1^{\mathrm{M}}(t)$，$\boldsymbol{X}_2^{\mathrm{M}}(t)$，…，$\boldsymbol{X}_A^{\mathrm{M}}(t)$ 和 B 个雌性个体 $\boldsymbol{X}_1^{\mathrm{F}}(t)$，$\boldsymbol{X}_2^{\mathrm{F}}(t)$，…，$\boldsymbol{X}_B^{\mathrm{F}}(t)$ 重新排列成 N 个个体，$N=A+B$，形成新的个体序列为 $\boldsymbol{X}_1^t$，$\boldsymbol{X}_2^t$，…，$\boldsymbol{X}_N^t$，但每个个体 $\boldsymbol{X}_i^t(i=1, 2, \cdots, N)$是在连续的实数空间取值。个体总个数为 N，每个个体即为优化问题式(1.1) 的一个试探解，其目标函数值为 $F(\boldsymbol{X}_i^t)$（按式(1.2) 计算），则所有个体的状态所形成的集合为

$$F = \{F(\boldsymbol{X}_i^t) \mid \boldsymbol{X}_i^t \in H\}$$

进一步令：

$$F = \{F_1, F_2, \cdots, F_N\}, \quad F_1 \leqslant F_2 \leqslant \cdots \leqslant F_N \tag{1.10}$$

不失一般性，令 F_1 即为所求的全局最优解。将式（1.10）的下标取出形成一个集合，即：

$$U = \{1, 2, \cdots, N\}$$

则集合 U 中的元素就是随机搜索时每个个体可能所处的状态。假设在某时期搜索到的最好目标函数值为 F_i，其对应的状态为 i。显然，由式（1.10）知，下一时期搜索时，若向更优的状态 k 转移，则应满足 $k<i$；相反，若向更差的状态 k 转移，则应满足 $k>i$，如图 1.1 所示。

全局最优状态（X^*）	←向更优的状态转移			中间状态	向更差的状态转移→		全局最差状态
1	2	…	$i-1$	i	$i+1$	…	N
$k<i$				当前状态	$k>i$		

图 1.1 SIS 算法随机搜索时状态转移

$\forall \boldsymbol{X} \in H$ 有 $F_1 \leqslant F(\boldsymbol{X}) \leqslant F_N$，将 H 划分为非空子集为：

$$X_{\mathrm{S}}^i = \{\boldsymbol{X} \mid \boldsymbol{X} \in H \text{且} F(\boldsymbol{X}) = F_i\}, \quad i = 1, 2, \cdots, N$$

显然，在 X_{S}^i 中进行状态切换，并不能改变目标函数值。另外，显然有：

$$\sum_{i=1}^{N} |X_{\mathrm{S}}^i| = N; \ \forall i \in \{1, 2, \cdots, N\}, \ X_{\mathrm{S}}^i \neq \varnothing; \ \forall i \neq j, \ X_{\mathrm{S}}^i \cap X_{\mathrm{S}}^j = \varnothing, \ \bigcup_{i=1}^{N} X_{\mathrm{S}}^i = H$$

令 $\boldsymbol{X}^{i,j}$（$i=1, 2, \cdots, N$; $j=1, 2, \cdots, |X_{\mathrm{S}}^i|$）表示 X_{S}^i 中第 j 个状态。个体在进化过程中，从一个状态（i，j）转移到另外的状态（k，l）表示为 $\boldsymbol{X}^{i,j} \to \boldsymbol{X}^{k,l}$，假定：从 $\boldsymbol{X}^{i,j}$ 到 $\boldsymbol{X}^{k,l}$ 的转移概率为 $p_{ij,kl}$，从 $\boldsymbol{X}^{i,j}$ 到 X_{S}^k 中任一状态的转移概率为 $p_{ij,k}$，从 X_{S}^i 中任一状态到 X_{S}^k 中任一状态的转移概率为 $p_{i,k}$，则有：

$$p_{ij,k} = \sum_{l=1}^{|X_S^k|} p_{ij,kl}, \quad \sum_{k=1}^{N} p_{ij,k} = 1, \quad p_{i,k} \geqslant p_{ij,k}$$

$$p_{i,k} \geqslant p_{ij,k} \to \sum_{k=1}^{N} p_{i,k} \geqslant \sum_{k=1}^{N} p_{ij,k} = 1, \text{而} 0 \leqslant \sum_{k=1}^{N} p_{i,k} \leqslant 1, \text{故有}$$

$$\sum_{k=1}^{N} p_{i,k} = 1 \tag{1.11}$$

引理 1.1 在 SIS 算法中，$\forall \boldsymbol{X}^{ij} \in X_S^i$，$i=1, 2, \cdots, N$，$j=1, 2, \cdots, |X_S^i|$，满足：

$$\forall k > i, \ p_{i,k} = 0 \tag{1.12}$$

$$\exists k < i, \ p_{i,k} > 0 \tag{1.13}$$

（1）式（1.12）的证明。设状态 i 为时期 t 某个体 $\boldsymbol{X}^t$ 的状态，该状态 i 当然就是该个体至今已达到的最好状态。在 SIS 算法中，每次进行新的演化都是对该个体当前状态 i 进一步向更好状态的更新，即有：

$$F(\boldsymbol{X}^{t+1}) \leqslant F(\boldsymbol{X}^t) \Rightarrow \forall k > i, \ p_{ij,kl} = 0 \Rightarrow \forall k > i,$$

$$p_{ij,k} = \sum_{l=1}^{|X_S^k|} p_{ij,kl} = 0 \Rightarrow \forall k > i, \ p_{i,k} = 0$$

上式的含义是：若 i 为时期 t 某个体的状态（也必是该个体已达到的最好状态），在时期 $t+1$ 该个体的演化只会向更好的状态更新，所以从 i 开始不可能转移到比 i 差的任何其他状态上去；由式（1.10）知，若要 $F_k>F_i$，则比状态 i 差的状态 k 必满足 $k>i$，也即最好状态要么保持原状，要么只能向更好的状态更新（即做到步步不差），由 1.2.7 节知，SIS 算法的随机搜索过程恰好具有步步不差特性，如图 1.1 所示。

（2）式（1.13）的证明。设某个体的当前状态为 i，当然其必是该个体迄今为止已达到的最好状态，在时期 $t+1$，该个体随机选择传染算子、病态算子、治愈算子和活动算子等操作进行演化以期转移到更好的状态 k 上。此时，有两种情况出现：

1）若 i 是全局最优状态，即 $i=1$，则下一步转移必选 $k=1$（因为不可能转移到比当前状态还差的状态上去），即必以概率 $p_{1,1}=1$ 转移到该全局最优状态上去。因 $p_{1,1}=1>0$，命题得证。

2）若 i 不是全局最优状态，则在全局最优状态 1 和当前状态 i 之间必至少存在一中间状态 k（如图 1.1 所示），使得 $F_1 \leqslant F_k < F_i$，即 $1 \leqslant k < i$，此时当前状态 i 可以转移到状态 k 上去（因为新状态 k 比当前状态 i 更优），也就是 $p_{i,k}>0$，命题得证。

综合上述情况可得 $\exists k<i$，$p_{i,k}>0$，证毕。

文献［20］提出下列定理：

定理 1.1[20] 设 $\boldsymbol{P}'$ 是一 n 阶可归约随机矩阵，也就是通过相同的行变换和列变换后可以得到 $\boldsymbol{P}' = \begin{bmatrix} \boldsymbol{C} & \cdots & 0 \\ \boldsymbol{R} & \cdots & \boldsymbol{T} \end{bmatrix}$，其中 $\boldsymbol{C}$ 是 m 阶本原随机矩阵，并且 $\boldsymbol{R} \neq \boldsymbol{0}$，$\boldsymbol{T} \neq \boldsymbol{0}$，则有：

$$\boldsymbol{P}'^{\infty} = \lim_{k\to\infty} \boldsymbol{P}'^{k} = \lim_{k\to\infty} \begin{bmatrix} \boldsymbol{C}^k & \cdots & \boldsymbol{0} \\ \sum_{i=1}^{k-1} \boldsymbol{T}^i \boldsymbol{R} \boldsymbol{C}^{k-i} & \cdots & \boldsymbol{T}^k \end{bmatrix} = \begin{bmatrix} \boldsymbol{C}^{\infty} & \cdots & \boldsymbol{0} \\ \boldsymbol{R}^{\infty} & \cdots & \boldsymbol{0} \end{bmatrix}$$

上述矩阵是一个稳定的随机矩阵且 $\boldsymbol{P}'^{\infty}=\boldsymbol{1}'\boldsymbol{P}'^{\infty}$，$\boldsymbol{P}'^{\infty}=\boldsymbol{P}'^{0}\boldsymbol{P}'^{\infty}$ 唯一确定并且与初始分布无关，$\boldsymbol{P}'^{\infty}$ 满足如下条件：

$$\boldsymbol{P}'^{\infty}=[p_{ij}]_{n\times n},\quad \begin{cases} p_{ij}>0,\ 1\leqslant i\leqslant n,\ 1\leqslant j\leqslant m \\ p_{ij}=0,\ 1\leqslant i\leqslant n,\ m<j\leqslant n \end{cases}$$

定理 1.1 的证明过程非常复杂，具体证明过程可参见文献［20］。

定理 1.2　SIS 算法具有全局收敛性。

证明：由 1.2.7 节知，SIS 算法的随机搜索过程具有 Markov 特性。对于每个 X_S^i（$i=1,\ 2,\ \cdots,\ N$），可看为是有限 Markov 链上的一个状态，根据引理 1.1 中式（1.12）的结论可得，该 Markov 链的转移矩阵为：

$$\boldsymbol{P}'=\begin{bmatrix} p_{1,1} & 0 & \cdots & 0 \\ p_{2,1} & p_{2,2} & \cdots & 0 \\ \vdots & \vdots & & \vdots \\ p_{N,1} & p_{N,2} & \cdots & p_{N,N} \end{bmatrix}=\begin{bmatrix} \boldsymbol{C} & \boldsymbol{0} \\ \boldsymbol{R} & \boldsymbol{T} \end{bmatrix} \tag{1.14}$$

由式（1.11）知，$\boldsymbol{P}'$ 矩阵中每行概率之和为 1。又根据引理 1.1 中式（1.13）结论可得：

$$p_{2,1}>0,\ \boldsymbol{R}=(p_{2,1},\ p_{3,1},\ p_{4,1},\ \cdots,\ p_{N,1})^{\mathrm{T}},$$

$$\boldsymbol{T}=\begin{bmatrix} p_{2,2} & \cdots & 0 \\ \vdots & & \vdots \\ p_{N,2} & \cdots & p_{N,N} \end{bmatrix}\neq 0,\ \boldsymbol{C}=(p_{1,1})=(1)\neq 0$$

由以上可知 $\boldsymbol{P}'$ 是 N 阶可归约随机矩阵（Markov 转移概率矩阵），满足定理 1.1 的条件，所以下式成立：

$$\boldsymbol{P}'^{\infty}=\lim_{k\to\infty}\begin{bmatrix} \boldsymbol{C}^k & \cdots & \boldsymbol{0} \\ \sum\limits_{i=1}^{k-1}\boldsymbol{T}^i\boldsymbol{R}\boldsymbol{C}^{k-i} & \cdots & \boldsymbol{T}^k \end{bmatrix}=\begin{bmatrix} \boldsymbol{C}^{\infty} & \cdots & \boldsymbol{0} \\ \boldsymbol{R}^{\infty} & \cdots & \boldsymbol{0} \end{bmatrix}$$

因 $\boldsymbol{C}^{\infty}=\boldsymbol{C}=(1)$，$\boldsymbol{T}^{\infty}=\boldsymbol{0}$，故必有 $\boldsymbol{R}^{\infty}=(1,\ 1,\ \cdots,\ 1)^{\mathrm{T}}$，这是因为 Markov 转移矩阵 $\boldsymbol{P}'$ 中每行的概率之和为 1。因此有

$$\boldsymbol{P}'^{\infty}=\begin{bmatrix} 1 & 0 & \cdots & 0 \\ 1 & 0 & \cdots & 0 \\ \vdots & \vdots & & \vdots \\ 1 & 0 & \cdots & 0 \end{bmatrix}，且为稳定的随机矩阵。$$

上式表明，当 $k\to\infty$ 时，概率 $p_{i,1}=1$（$i=1,\ 2,\ \cdots,\ N$），也即无论初始状态如何，最后都能以概率 1 收敛到全局最优状态 1 上。于是得

$$\lim_{t\to\infty}p\{F(\boldsymbol{X}_i^t)\to F(\boldsymbol{X}^*)\}=1,\quad i=1,\ 2,\ \cdots,\ N$$

因此，SIS 算法具有全局收敛性，证毕。

为了便于理解上述证明过程，下面给出一个例子进行说明。式（1.14）描述的矩阵 $\boldsymbol{P}'$ 的特点是：（1）其上三角矩阵元素全为 0；（2）下三角和对角线上的矩阵元素全大于 0，每行概率之和为 1；（3）由于每行概率之和为 1，所以总有 $p_{1,1}=1$。任意给出一个形如矩阵 $\boldsymbol{P}'$ 的转移概率矩阵 $\boldsymbol{A}$：

$$\boldsymbol{A}=\begin{bmatrix}1 & 0 & 0 & 0\\0.2 & 0.8 & 0 & 0\\0.3 & 0.5 & 0.2 & 0\\0.1 & 0.3 & 0.4 & 0.2\end{bmatrix}$$

连续计算 $\boldsymbol{A}^2$，$\boldsymbol{A}^3$，$\boldsymbol{A}^4$，$\boldsymbol{A}^5$，$\boldsymbol{A}^6$，…，得到如下结果：

$$\boldsymbol{A}^2=\begin{bmatrix}1 & 0 & 0 & 0\\0.36 & 0.64 & 0 & 0\\0.46 & 0.5 & 0.04 & 0\\0.3 & 0.5 & 0.16 & 0.04\end{bmatrix},\ \boldsymbol{A}^3=\begin{bmatrix}1 & 0 & 0 & 0\\0.5904 & 0.4096 & 0 & 0\\0.6584 & 0.34 & 0.0016 & 0\\0.5656 & 0.42 & 0.0128 & 0.0016\end{bmatrix},$$

$$\boldsymbol{A}^4=\begin{bmatrix}1 & 0 & 0 & 0\\0.8322 & 0.1678 & 0 & 0\\0.8602 & 0.1398 & 0 & 0\\0.8229 & 0.1771 & 0 & 0\end{bmatrix},\ \boldsymbol{A}^5=\begin{bmatrix}1 & 0 & 0 & 0\\0.9719 & 0.0281 & 0 & 0\\0.9765 & 0.0235 & 0 & 0\\0.9703 & 0.0297 & 0 & 0\end{bmatrix},$$

$$\boldsymbol{A}^6=\begin{bmatrix}1 & 0 & 0 & 0\\0.9992 & 0.0008 & 0 & 0\\0.9993 & 0.0007 & 0 & 0\\0.9992 & 0.008 & 0 & 0\end{bmatrix},\ \boldsymbol{P}^7=\begin{bmatrix}1 & 0 & 0 & 0\\1 & 0 & 0 & 0\\1 & 0 & 0 & 0\\1 & 0 & 0 & 0\end{bmatrix}$$

。以后矩阵 $\boldsymbol{P}^7=\boldsymbol{P}^8=\cdots=\boldsymbol{P}^\infty$ 就稳定下来了，并一直保持不变。

注意到矩阵 $\boldsymbol{P}^7$ 的第 1 列元素全为 1，其含义是：如果转移概率矩阵 $\boldsymbol{P}'$ 中的元素 $p_{i,j}$ 满足式（1.12）和式（1.13）的要求，即转移概率 $p_{i,j}$ 能形成如式（1.14）所示的矩阵形式，那么，无论转移概率 $p_{i,j}$ 初始值如何，经过若干次转移后，最终每个状态 i 都以概率 1 收敛到状态 1 上去。

1.4 实例研究与对比分析

（1）Rosenbrock 函数，其函数形式如下所示，全局理论最优解为 $x_i=1$，$i=1, 2, ..., n$，最优目标函数值为 0。

$$\min f_1(\boldsymbol{X})=1000\sum_{i=1}^{n-1}\left[(x_{i+1}-x_i^2)^2+(x_i-1)^2\right],$$
$$-1000\leqslant x_i\leqslant 1000,\ i=1, 2, ..., n$$

（2）Ackley 函数，全局理论最优解为 $x_i=0$，$i=1, 2, ..., n$，最优目标函数值为 0。

$$\min f_2(\boldsymbol{X}) = 20 + \mathrm{e} - 20\exp\left(-0.2\sqrt{\frac{1}{n}\sum_{i=1}^{n} x_i}\right) - \exp\left(\frac{1}{n}\sum_{i=1}^{n}\cos(2\pi x_i)\right),$$
$$-600 \leqslant x_i \leqslant 600,\ i = 1,\ 2,\ \ldots,\ n$$

（3）Schaffer 函数，全局理论最优解为 $x_i=0$，$i=1$，2，...，n，最优目标函数值为-1。

$$\min f_3(\boldsymbol{X}) = \frac{\sin^2\left(\sqrt{\sum_{i=1}^{n} x_i^2}\right) - 0.5}{\left(1 + 0.001\sum_{i=1}^{n} x_i^2\right)^2} - 0.5,\quad -600 \leqslant x_i \leqslant 600,\ i = 1,\ 2,\ \ldots,\ n$$

（4）Rastrigin 函数，全局理论最优解为 $x_i=0$，$i=1$，2，...，n，最优目标函数值为 0。

$$\min f_4(\boldsymbol{X}) = \sum_{i=1}^{n}\left[x_i^2 - 10\cos(2\pi x_i) + 10\right]^2,\quad -100 \leqslant x_i \leqslant 100,\ i = 1,\ 2,\ \ldots,\ n$$

（5）Griewank 函数，全局理论最优解为 $x_i=0$，$i=1$，2，...，n，最优目标函数值为 0。

$$\min f_5(\boldsymbol{X}) = 1 + \frac{1}{4000}\sum_{i=1}^{n} x_i^2 - \prod_{i=1}^{n}\cos(x_i/\sqrt{i}),\quad -600 \leqslant x_i \leqslant 600,\ i = 1,\ 2,\ \ldots,\ n$$

（6）Schwefel1 函数，全局理论最优解为 $x_i=-5.24$，$i=1$，2，...，n，最优目标函数值为$-3.9453n$。

$$\min f_6(\boldsymbol{X}) = \sum_{i=1}^{n} x_i\sin(\sqrt{|x_i|}),\quad -600 \leqslant x_i \leqslant 600,\ i = 1,\ 2,\ \ldots,\ n$$

（7）Schwefel2 函数，全局理论最优解为 $x_i=0$，$i=1$，2，...，n，最优目标函数值为 0。

$$\min f_7(\boldsymbol{X}) = \sum_{i=1}^{n}\left(\sum_{j=1}^{i} x_j\right)^2,\quad -600 \leqslant x_i \leqslant 600,\ i = 1,\ 2,\ \ldots,\ n$$

（8）BUMP 函数，全局理论最优值未知，随着维数的增加该函数极难优化，而且约束条件$\prod_{i=1}^{n} x_i \geqslant 0.75$ 中的$\prod_{i=1}^{n} x_i$ 容易溢出。

$$\min f_8(\boldsymbol{X}) = -\frac{\left|\sum_{i=1}^{n}\cos^4(x_i) - 2\prod_{i=1}^{n}\cos^2(x_i)\right|}{\sqrt{\sum_{i=1}^{n} i x_i^2}}$$

$$\text{s.t.}\ \prod_{i=1}^{n} x_i \geqslant 0.75,\quad \sum_{i=1}^{n} x_i \leqslant 7.5n,\ 0 < x_i \leqslant 10$$

SIS 算法各参数取值方法见表 1.2。

表 1.2　SIS 算法相关参数的取值方法

参数名	取值依据	具体取值
演化次数 G	最大迭代代数 G 其取值依据是防止迭代过程不满足收敛条件时出现无限迭代。一般取 $G=8000\sim300000$	$G=8000$
最优解的最低误差要求 ε	$\varepsilon>0$，ε 越小，所获得的最优解的精度越高，但计算时间越长。一般取 $\varepsilon=10^{-5}\sim10^{-10}$ 即可	$\varepsilon=10^{-8}$
变量数 n	由实际优化问题确定	$n=1000$
个体总数 N	尽管 N 取较大值可扩大搜索空间，但由表 1.1 知，算法总时间复杂度与 N 成正比，因此，N 不能取得太大，该参数的取值无需太高的精确性，只需要依据具体的优化问题和计算机的速度而定。一般取 $N=500\sim5000$	$N=500$
雄性个体数 A 和雌性个体数 B	按 $A=0.45N\sim0.55N$，$B=N-A$ 选取	$A=0.5N$，$B=0.5N$
雄性或雌性个体治愈率取值区间的下限和上限 $[\alpha_l, \alpha_u]$	$0<\alpha_l<\alpha_u<1$	$[\alpha_l, \alpha_u]=[0.1, 0.9]$
雄性或雌性个体传染率取值区间的下限和上限 $[K_l, K_u]$	$0<K_l<K_u<1$	$[K_l, K_u]=[0.1, 0.5]$
传染算子、病态算子、治愈算子和活动算子中所选定的个体数 L	$L\geqslant1$	$L=3$
个体特征被攻击的概率上限 E_0	$0<E_0<1$	$E_0=0.5$

必须指出，表 1.2 参数的取值无需太高的精确性，取值不合适仅影响收敛速度，对全局最优解的精度没有影响。

优化问题 $f_1(\boldsymbol{X})\sim f_7(\boldsymbol{X})$ 求解结果见表 1.3。GA、PSO、AFSA、IA、BBO 等算法使用的参数均来自于对应文献中建议的参数。

表 1.3　SIS 算法与 GA、PSO、AFSA、IA、BBO 等算法的测试效果的对比（维数 $n=1000$）

函数名	SIS		GA		PSO		AFSA		IA		BBO	
	目标函数值	耗时/m	目标函数值	耗时/m	目标函数值	耗时/m	目标函数值	耗时/m	目标函数值	耗时/m	目标函数值	耗时/m
$f_1(\boldsymbol{X})$	1.16E−8	21	2.16E−8	36	1.27E−8	378	2.52E−8	37	3.34E−8	74	3.76E−8	31
$f_2(\boldsymbol{X})$	3.24E−8	28	1.35E−8	48	2.36E−8	392	2.64E−8	46	2.13E−8	68	2.68E−8	23
$f_3(\boldsymbol{X})$	−1.00	25	−1.00	43	−1.00	366	−1.00	45	−1.00	73	−1.00	43

续表 1.3

函数名	SIS		GA		PSO		AFSA		IA		BBO	
	目标函数值	耗时/m	目标函数值	耗时/m	目标函数值	耗时/m	目标函数值	耗时/m	目标函数值	耗时/m	目标函数值	耗时/m
$f_4(\boldsymbol{X})$	2.91E-8	31	1.73E-8	46	1.72E-8	474	1.37E-8	43	2.78E-8	63	3.37E-8	28
$f_5(\boldsymbol{X})$	5.12E-8	32	2.35E-8	45	3.26E-8	392	2.84E-8	49	7.62E-8	73	2.59E-8	46
$f_6(\boldsymbol{X})$	-3945.30	28	-3940.73	43	-3942.34	439	-3944.67	42	-3946.15	72	-3939.72	37
$f_7(\boldsymbol{X})$	1.78E-8	35	2.37E-8	39	3.17E-8	457	3.32E-8	47	3.94E-8	82	4.63E-8	42

对于 BUMP 问题 $f_8(X)$，运用 SIS 算法对其进行求解，计算结果见表 1.4。

表 1.4　SIS 算法与人工免疫算法的 BUMP 函数测试效果对比

维数 n	目标函数值（SIS 算法）	目标函数值（BBO 算法）	目标函数值（IA 算法）	最大耗时/h
20	-0.803605881119237	-0.4513385612369127	-0.3755656945765656	0.8
30	-0.821789834727742	-0.4781292382376343	-0.6724289474438529	1.5
50	-0.832132927828923	-0.5191276301252371	-0.6122383473589546	2.5
100	-0.844349521289847	-0.5512423812523893	-0.7239239038566575	3.5
1000	-0.843128201289475	-0.6572382712651393	-0.7923498595743732	8.0

从表 1.3 可以看出，对于普通函数优化问题，SIS 算法要优于 GA、PSO、AFSA、IA，在大部分情况下也优于 BBO 算法；从表 1.4 可以看出，对于极难优化的 BUMP 问题，SIS 算法获得最优解的精度要明显高于 BBO 算法和 IA 算法。

1.5　本章小结

SIS 算法具有如下优点：

（1）SIS 算法中涉及的个体是一个种群中的个体，其相关的传染算子、病态算子、治愈算子和活动算子是通过利用 SIS 传染病模型的三个基本假设来进行构造的，完全不需要与要求解的实际优化问题相关，因此 SIS 算法具有通用的传染算子、病态算子、治愈算子和活动算子。

（2）因 SIS 传染病模型不需要病理知识的支持，故 SIS 算法也不需要病理知识的支持，该特点有利于 SIS 算法的研究与改进。

（3）SIS 算法中的传染算子用于异性个体之间传递信息，病态算子用于同性个体之间传递信息，治愈算子和活动算子用于个体不分性别地传递信息。因此，SIS 算法能从各种角度充分实现个体之间的信息交换，这对扩大搜索范围意义重大。

（4）SIS 算法采用 SIS 传染病模型进行构造，算子构造方法既简单又易于扩展，算子种类丰富，可以使 SIS 算法具有很强的搜索能力。

（5）SIS 算法参数设置非常简单，算法具有全局收敛性。

本章的另一个重要的研究意义在于提出了一个将传染病动力学理论应用于求解函数优化问题的新途径，由于传染病动力学数学理论十分丰富，因此本章的提出的算法思路有助于进一步将其他传染病学理论应用于求解复杂的函数优化问题。

参考文献

[1] Holland. Adaptation in Natural and Artificial Systems [M]. Ann Arbor：University of Michigan Press，1975；MIT Press，1992.

[2] Colorni A，Dorigo M. Distributed optimization by ant colonies [C]// Proceedings of the 1st Europe Conference on Artificial Life，1991：134~142.

[3] Eberhart R，Kennedy J. New optimizer using particle swarm theory [C]// MHS'95 Proceedings of the Sixth International Symposium on Micro Machine and Human Science，IEEE，Piscataway，NJ，USA，1995：38~43.

[4] 李晓磊，邵之江，钱积. 一种基于动物自治体的寻优模式：鱼群算法 [J]. 系统工程理论与实践，2002，22（11）：32~38.

[5] Simon D. Biogeography-based Optimization [J]. IEEE Transactions：Evolutionary Computation，2008，12（6）：702~713.

[6] Yang X S. A new metaheuristic bat-inspired algorithm [C]. Nature Inspired Cooperative Strategies for Optimization (NICSO 2010)，Studies in Computational Intelligence 284，Springer-Verlag，Berlin Eidelberg，2010：65~74.

[7] 李碧. 协同进化算法研究与应用 [D]. 广州：华南理工大学博士论文，2010.

[8] 王磊，潘进，焦李成. 免疫算法 [J]. 电子学报，2000，28（7）：74~78.

[9] 李茂军，罗安，童调生. 人工免疫算法及其应用研究 [J]. 控制理论与应用，2004，21（2）：153~158.

[10] Burnet. The Clonal Selection Theory of Acquired Immunity [M]. Cambridge：Cambridge University Press，1959.

[11] De Castro. Learning and Optimization Using the Clone Selection Principle [J]. IEEE Transactions on Evolutionary Computation，2002，6（3）：239~251.

[12] 曹先彬，王本年，王煦法. 一种病毒进化型遗传算法 [J]. 小型微型计算机系统，2001，21（1）：59~62.

[13] 马知恩，周义仓，王稳地，等. 传染病动力学的数学建模与研究 [M]. 北京：科学出版社，2004.

[14] 李光正，史定华. 小世界网络上随机 SIS 模型分析 [J]. 计算机工程，2009，35（12）：120~122.

[15] 纪鹏，葛洪伟. 基于富人俱乐部特性的搜索免疫［J］. 计算机应用，2010，30（6）：1533~1535.

[16] 丁雪枫，马良，丁雪松. 通用有效的动态系统网络病毒传播模型方法研究［J］. 计算机应用研究，2009，26（2）：696~698.

[17] 胡金华，应瑞瑶. 基于SIS 传染病模型的农村剩余劳动力动态转移研究-基于迁移网络的视角［J］. 农业技术经济，2008，35（6）：48~56.

[18] 王维红. 国际贸易网络中金融危机跨国传播研究：基于复杂网络理论［D］. 上海：东华大学博士学位论文，2012.

[19] 杨孟，傅新楚，吴庆初. 复杂网络上带传播媒介 SIS 模型的全局稳定性［J］. 系统工程学报，2010，25（6）：767~772.

[20] Iisufescu M. Finite Markov Processes and Their Applications［M］. Wiley：Chichester，1980.

2 SEIV 传染病动力学优化算法

2.1 引言

优化问题式（1.1）的求解方法是群智能优化算法，这类算法具有广泛的适用性。已有的群智能优化算法有遗传算法（GA）[1]、蚁群算法（ACA）[2]、粒子群算法（PSO）[3,4]、鱼群算法（AFSA）[5]、生物地理学算法（BBO）[6]、差分进化算法（DE）[7]、免疫算法（AIA）[8,9]和进化策略算法（ES）[10,11]等。

AIA 算法[8,9]是借鉴生命科学中免疫的概念与理论发展起来的，该算法的核心在于免疫算子的构造，而免疫算子是通过接种疫苗和选择免疫两个步骤来完成的；文献［8］证明了免疫算法具有全局收敛性。免疫算法的大部分成果是基于 Burnet 提出的克隆选择学说[12]。基于克隆选择原理，文献［13］提出了一种克隆选择算法，其核心是采用比例复制算子和比例变异算子，该算法容易产生多样性差、算法实现过程困难的缺点。文献［14］在对免疫选择机理深入研究的基础上，提出了自适应多克隆规划算法、自适应动态克隆算法、免疫优势克隆算法等多种高级免疫克隆选择算法。文献［15］提出的 VEGA 算法以遗传算法为基础，从生物病毒机制中抽取出适合改进遗传算法的一些特征，将个体分为病毒个体和宿主个体，两种个体各自有不同的行为，两者之间又通过感染操作而具有一种自然的协同联系，从而大大提高了个体的多样性。

然而，在 AIA 算法中涉及的个体是基因，免疫算子通过对基因进行疫苗选择和疫苗接种两种操作来构造，该算法至今还未形成统一的计算框架[16]，大多数 AIA 算法基本上是对其他智能算法特别是进化算法的改进。此外，AIA 算法中免疫算子很少，要想扩展出其他算子需要涉及生命科学中非常专业和深奥的免疫理论知识，因而对非生命科学领域的研究人员来说是非常困难的。更关键的是，AIA 算法无法考虑个体易感、暴露、免疫、已病与治愈之间的状态转换。

传染病动力学模型是利用非线性动力学方法建立的数学模型，该模型不是从病理知识的角度考虑传染病，而是按照一般传染病传播机理通过数量关系描述传染病的传播过程、分析感染个体数的变化规律、揭示传染病的发展性态[17]。对传染病数学模型的理论研究是一个具有重要应用价值的研究方向。从经典的仓室模型到新兴的网络模型，传染病的数学模型经历了漫长的发展过程[18]。近几年，传染病动力学模型得到了广泛研究和应用：文献［18］~［26］分别对具有非线性感染率、饱和感染率，以及潜伏期的 SEIR[18]、SIR[19]、SI[20]、SVEIRS[21]、SIRS[22,23]、SEVIR[24]、SEIS[25]、SIS[26]等传染病模型进行了研究，研究内容包括模型的脉冲特性、接种特性、时延特性、全局稳定性、全局吸引子、持久性、全局动态性、可变种群规模的波动性等；文献［27］研究了一类具有接种和垂直感染的 SEIV 传染病模型，给出了系统的基本再生数，得到了平衡点稳定的充分条件和分析了产生分支的情况；文献［28］研究了含有人和狗两个群体的 SEIV 狂犬病模型，证明了无病平衡点的全局稳定性；文献［29］研究了一类带有饱和感染率且潜伏期也具有传染性的 SEIV 模型，给出了该模型的全局动力学性质。

由于 SEIV 传染病模型对人与动物之间传染病的流行规律具有很好的描述，该特征非常有利于描述优化问题式（1.1）的众多试探解之间的信息交换，因此将该模型用于复杂函数优化问题的求解将具有独到的优势。基于该思路，本章基于人与动物相互作用的 SEIV 传染病模型提出了一种新型函数优化方法，即 SEIV 算法。本章着重解决如下 3 个问题：

（1）如何将 SEIV 传染病模型转化为能求解复杂优化问题的 SEIV 算法。

（2）如何使得 SEIV 算法中的算子能充分反映 SEIV 传染病模型的思想。

（3）如何确定 SEIV 算法的参数最佳设置。

2.2　基于 SEIV 传染病模型的函数优化算法设计

2.2.1　SEIV 传染病模型

把由人和动物组成的某生态系统中的生物个体分成四类：

（1）S 类。易感者（susceptible）类，即在生态系统内所有未染病者的全体，这一类生物个体若与带病毒者有效接触，就容易受传染而得病。

（2）E 类。暴露者（exposed）类，即在生态系统内已与带病毒者作了有效接触但还未发病的生物个体，这一类个体是潜在发病者。

（3）I 类。染病者（infective）类，即在生态系统内已染上传染病而且仍在发病期的个体，这一类个体若与易感者类的个体有效接触，就容易把疾病传染给易感者。

（4）V 类。接种者（vaccinated）类，即已接受了疫苗接种的暴露者或易感者个体，这些个体暂时不会得病，但经过一定时间后若与带病毒者有效接触还会重现染病。

本章将人（动物）群划分为四类：易感者 $S^{P}(S^{D})$、暴露者 $E^{P}(E^{D})$、染病者 $I^{P}(I^{D})$、接种者 $V^{P}(V^{D})$。由此，结合传染病在人与动物之间传播的特点，可得人与动物相互作用的传染病传播的 SEIV 仓室模型[18]，其流程如图 2.1 所示。根据该流程图，可以写出其相应的动力学方程组：

$$\begin{cases}\dfrac{dS^D}{dt} = \alpha_0 I^D - \beta_0(I^D + E^D)S^D - p_0 S^D + \theta_0 V^D \\ \dfrac{dE^D}{dt} = \beta_0(I^D + E^D)S^D - \gamma_0 E^D \\ \dfrac{dI^D}{dt} = \gamma_0 E^D - \alpha_0 I^D \\ \dfrac{dV^D}{dt} = p_0 S^D - \theta_0 V^D \\ \dfrac{dN_D}{dt} = 0 \end{cases} \tag{2.1}$$

$$\begin{cases}\dfrac{dS^P}{dt} = \eta S^P(1 - S^P/K) - \beta_1(I^D + E^D)S^P + \theta_1 V^P \\ \dfrac{dE^P}{dt} = \beta_1(I^D + E^D)S^P - p_1 E^P - \gamma_1 E^P \\ \dfrac{dI^P}{dt} = \gamma_1 E^P - \alpha_1 I^P \\ \dfrac{dV^P}{dt} = p_1 E^P - \theta_1 V^P \\ \dfrac{dN_P}{dt} = \eta S^P(1 - S^P/K) - \alpha_1 I^P \end{cases} \tag{2.2}$$

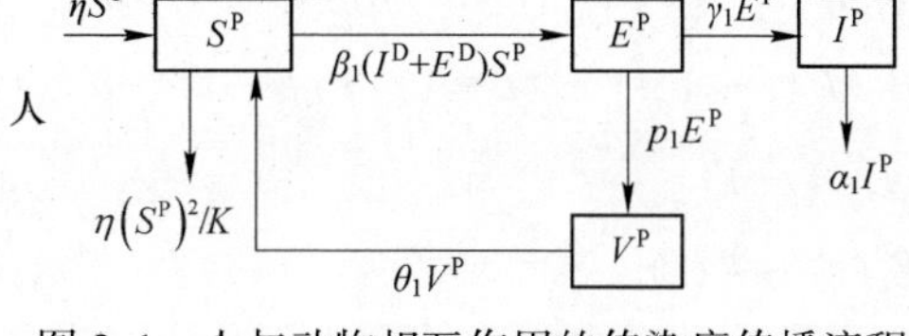

图 2.1 人与动物相互作用的传染病传播流程

式（2.1）和式（2.2）中，t 表示时期；p_0 表示动物的易感者的接种率，$0<p_0<1$；θ_0 表示动物由接种者类到易感者类的移出率，$0<\theta_0<1$；β_0 表示传染病在动物群的传染率，$0<\beta_0<1$；α_0 表示动物群的因病死亡率，$0<\alpha_0<1$；γ_0 表示动物群暴露者类到染病者类的移出率，$0<\gamma_0<1$；p_1 表示人群的暴露者的接种率，$0<p_1<1$；θ_1 表示人群由暴露者类到易感者类的移出率，$0<\theta_1<1$；β_1 表示传染病由

动物群向人群的传播系数，$0<\beta_1<1$；α_1 表示人群的因病死亡率，$0<\alpha_1<1$；γ_1 表示人群由易感者类到染病者类的移出率，$0<\gamma_1<1$；η 表示人群的内禀增长率，$0<\eta<1$；K 表示人群的环境容纳量，$K>1$；N_P 和 N_D 分别表示人和动物个体的总数，即 $N_P=S^P+E^P+I^P+V^P$，$N_D=S^D+E^D+I^D+V^D$。

由于医疗条件的完善，有可能接触到传染病病毒的人群会被隔离，从而不考虑人与人之间的传染病的传播。为简洁起见，不考虑人和动物的染病个体的死亡，也不考虑人类个体的自然出生和死亡，此时人类个体和动物个体数均为常数。假设生态系统中人类个体占 1 个单位，动物个体也占 1 个单位，以 $S^P(t)$、$E^P(t)$、$I^P(t)$ 和 $V^F(t)$ 和 $S^D(t)$、$E^D(t)$、$I^D(t)$ 和 $V^D(t)$ 分别代表在时期 t 人和动物在 S 类、E 类、I 类和 V 类个体中所占的比例。对于该生态系统中的任意一个人和一个动物来说，$S^P(t)$、$E^P(t)$、$I^P(t)$ 和 $V^F(t)$ 和 $S^D(t)$、$E^D(t)$、$I^D(t)$ 和 $V^D(t)$ 分别表示一个人和一个动物属于 S 类、E 类、I 类和 V 类的概率，或者说一个人和一个动物分别处于 S 状态、E 状态、I 状态和 V 状态的概率。所述 S 状态是指个体未染病的状态，简称易感状态；所述 E 状态是指个体已感染上传染病但还未发病的状态，简称暴露状态；所述 I 状态是指个体已感染上传染病后并处于已发病状态，简称发病状态；所述 V 状态是指个体已接种疫苗且处于免疫状态，简称接种状态。

对该生态系统中的人类个体 i 和动物个体 i，根据上述要求将式（2.2）和式（2.3）简化成如下离散递推形式：

$$\begin{cases} S_i^D(t)= S_i^D(t-1)-\beta_0^t(I_i^D(t-1)+E_i^D(t-1))S_i^D(t-1)-p_0^tS_i^D(t-1)+\theta_0^tV_i^D(t-1) \\ E_i^D(t)= E_i^D(t-1)+\beta_0^t(I_i^D(t-1)+E_i^D(t-1))S_i^D(t-1)-\gamma_0^tE_i^D(t-1) \\ I_i^D(t)= I_i^D(t-1)+\gamma_0^tE_i^D(t-1) \\ V_i^D(t)= 1-S_i^D(t)-E_i^D(t)-I_i^D(t) \end{cases} \tag{2.3}$$

$$\begin{cases} S_i^P(t)= S_i^P(t-1)-\beta_1^t(I_i^D(t-1)+E_i^D(t-1))S_i^P(t-1)+\theta_1^tV_i^P(t-1) \\ E_i^P(t)= E_i^P(t-1)+\beta_1^t(I_i^D(t-1)+E_i^D(t-1))S_i^P(t-1)-p_1^tE_i^P(t-1)-\gamma_1^tE_i^P(t-1) \\ I_i^P(t)= I_i^P(t-1)+\gamma_1^tE_i^P(t-1) \\ V_i^P(t)= 1-S_i^P(t)-E_i^P(t)-I_i^P(t) \end{cases} \tag{2.4}$$

在时期 t，式（2.3）、式（2.4）中各参数的取值方法见表 2.1。

表 2.1 的含义是，每个时期，每个参数的取值均在给定取值区间［0，1］内自动随机产生。例如，在时期 t，对于传染病在动物群的传染率 β_0^t，计算时取 $\beta_0^t=Rand(0,1)$。其他参数的取值方法类似。表 2.1 所列参数均由算法自动随机取值。

表2.1 SEIV传染病模型的参数取值方法

参数含义	参数名	取值方法
传染病在动物群的传染率	β_0^t	$\beta_0^t = Rand(0, 1)$
传染病由动物群向人群的传播系数	β_1^t	$\beta_1^t = Rand(0, 1)$
动物群的易感者的接种率	p_0^t	$p_0^t = Rand(0, 1)$
人群的易感者的接种率	p_1^t	$p_1^t = Rand(0, 1)$
动物由接种者类到易感者类的移出率	θ_0^t	$\theta_0^t = Rand(0, 1)$
人类由接种者类到易感者类的移出率	θ_1^t	$\theta_1^t = Rand(0, 1)$
动物群暴露者类到染病者类的移出率	γ_0^t	$\gamma_0^t = Rand(0, 1)$
人类群暴露者类到染病者类的移出率	γ_1^t	$\gamma_1^t = Rand(0, 1)$

采用上述随机方法确定SEIV传染病模型中的各参数，既可大幅减少参数输入个数（$8G$个参数的取值由算法自动随机取值，无需人工干预，G为最大迭代时期数），又可使模型更能表达实际情况（因为不同时期这些参数都是变化的）。

2.2.2 算法场景设计

SEIV算法假设在某个生态系统存在N_P个人和N_D个同类动物（比如说犬类或禽类）。人类个体用编号表示就是1，2，…，N_P；同类动物个体用编号表示就是1，2，…，N_D。为了论述简略，除非特别表明个体的类型，否则个体的概念既指人类个体又指动物个体。每个个体均由n个特征来表征，即对个体i来说，其表征特征均为（x_{i1}，x_{i2}，…，x_{in}）。该生态系统存在一种传染病（比如说狂犬病或H7N9），该传染病先在某些动物个体之间传播。人通过与带病毒的动物进行有效接触，如被其叮咬、误食其肉或误食被其排泄物污染的食物，会传染上该病，但这种传染病不会在人群之间传染。该传染病攻击的是个体的部分特征。为了防止该传染病对人类的危害，动物个体可以接种疫苗，接种疫苗的动物个体在一段时间内自身不会染病，也不会传播病毒给人或其他动物。人与动物作有效接触后，才能接种疫苗；接种疫苗的人会在一段时间内获得免疫能力，不会传染上该病。一定时间后，个体获得的免疫能力都会失效，没有获得免疫能力的个体会再次染上该传染病。个体的体质强弱是通过该个体的某些特征的暴露、某些特征的免疫、某些特征的发病与某些特征的易感等情况综合决定的。体质强壮的个体能继续生长，而体质虚弱的个体则停止生长。将上述场景映射到对优化问题式（1.1）全局最优解的搜索过程中，其含义如下：

优化问题式（1.1）的搜索空间与生态系统相对应，该生态系统中一个个体对应于优化问题式（1.1）的一个试探解，N_P 个人对应的试探解集就是 $X^P=\{\boldsymbol{X}_1^P, \boldsymbol{X}_2^P, \cdots, \boldsymbol{X}_{N_P}^P\}$，$\boldsymbol{X}_i^P=(x_{i1}^P, x_{i2}^P, \cdots, x_{in}^P)$，$i=1, 2, \cdots, N_P$；$N_D$ 个动物对应的试探解集就是 $X^D=\{\boldsymbol{X}_1^D, \boldsymbol{X}_2^D, \cdots, \boldsymbol{X}_{N_D}^D\}$，$\boldsymbol{X}_i^D=(x_{i1}^D, x_{i2}^D, \cdots, x_{in}^D)$，$i=1, 2, \cdots, N_D$。个体 i 的一个特征对应于优化问题试探解 $\boldsymbol{X}_i(\boldsymbol{X}_i \in X^P$ 或 $\boldsymbol{X}_i \in X^D)$ 的一个变量，即个体 i 的特征 j 与试探解 $\boldsymbol{X}_i$ 的变量 x_{ij} 相对应，所以个体 i 的特征数与试探解 $\boldsymbol{X}_i$ 的变量数相同，都为 n。因此，个体 i 与试探解 $\boldsymbol{X}_i$ 是等价概念。个体的体质强弱用体质指数 IPI 来表示，IPI 指数对应于优化问题式（1.1）的目标函数值。对于优化问题式（1.1），个体 i 的 IPI 指数计算方法为：

$$IPI(\boldsymbol{X}_i)=\begin{cases}\dfrac{1}{1+f(\boldsymbol{X}_i)}, & 若 f(X_i)>0\\ 1+|f(\boldsymbol{X}_i)|, & 若 f(\boldsymbol{X}_i)\leqslant 0\end{cases} \tag{2.5}$$

在时期 t，自动随机产生动物群的 β_0^t、p_0^t、θ_0^t、γ_0^t 和人群的 β_1^t、p_1^t、θ_1^t、γ_1^t，采用 SEIV 传染病模型分别计算人 i 和动物 i 的易感率 $S_i^P(t)$、$S_i^D(t)$，暴露率 $E_i^P(t)$、$E_i^D(t)$，染病率 $I_i^P(t)$、$I_i^D(t)$ 和接种率 $V_i^P(t)$、$V_i^D(t)$。人 i 和动物 i 在时期 t 处于 S 状态、E 状态、I 状态和 V 状态 4 个状态中的哪个状态，分别由 $S_i^P(t)$、$E_i^P(t)$、$I_i^P(t)$ 和 $V_i^P(t)$ 中的最大者以及 $S_i^D(t)$、$E_i^D(t)$、$I_i^D(t)$ 和 $V_i^D(t)$ 中的最大者确定。表 2.2 给出的情况符合图 2.1 描述的人与动物相互作用的传染病传播情形（假设个体接种疫苗后，仅在一个时期内可以获得免疫能力）。

人和动物可能的 S、E、I、V 状态转换各有 4×4=16 种，总共有 32 种；但符合图 2.1 的合法状态转换对人和动物来说各有 8 种，总共有 16 种，见表 2.2。除了表 2.2 中的 16 种是合法的状态转换外，其他类型的状态转换均不合法。16 种合法的状态转换可用 9 个算子描述，其中人和动物可共用的算子有 7 个，即 S-S、S-E、E-E、E-I、I-I、V-V、V-S；不可共用的算子人和动物各有 1 个，它们是 S-V、E-V。

由于在任何时期，生态系统中动物群的 β_0^t、p_0^t、θ_0^t、γ_0^t 和人群的 β_1^t、p_1^t、θ_1^t、γ_1^t 都是随机的，因此人 i 和动物 i 的生长状态将在 S、E、I、V 四个状态之间随机转换。这种随机转换映射到优化问题的搜索空间，意味着每个试探解在搜索空间从一个位置转移到另外一个位置，从而实现对搜索空间的随机搜索。

随机搜索过程中，若时期 t 个体 i 的 IPI 指数高于其时期 $t-1$ 的 IPI 指数，则个体 i 将继续生长，此意味着个体 i 离全局最优解越来越近；反之，若时期 t 个体 i 的 IPI 指数低于或等于其时期 $t-1$ 的 IPI 指数，则个体 i 将停止生长，此意味着个体 i 留在时期 $t-1$ 所在的位置不动。这种步步不差的随机搜索策略使得该算法具有全局收敛性，其证明过程参见第 1.3 节。

表 2.2 SEIV 传染病模型的合法状态转换

生物类型	时期 t-1	时期 t	状态转换	相关算子	算子可否共用
动物	S	S	S→S	S-S	可共用
		E	S→E	S-E	可共用
		V	S→V	S-V	仅动物用
	E	E	E→E	E-E	可共用
		I	E→I	E-I	可共用
	I	I	I→I	I-I	可共用
	V	V	V→V	V-V	可共用
		S	V→S	V-S	可共用
人	S	S	S→S	S-S	可共用
		E	S→E	S-E	可共用
	E	E	E→E	E-E	可共用
		I	E→I	E-I	可共用
		V	E→V	E-V	仅人用
	I	I	I→I	I-I	可共用
	V	V	V→V	V-V	可共用
		S	V→S	V-S	可共用

根据算法场景设计，可构造出 SEIV 算法的执行逻辑：

（1）时期 t，随机产生生态系统中动物群的 β_0^t、p_0^t、θ_0^t、γ_0^t 和人群的 β_1^t、p_1^t、θ_1^t、γ_1^t。

（2）利用式（2.3）和式（2.4）对人 i 和动物 i 计算时期 t 的易感率 $S_i^{\mathrm{P}}(t)$、$S_i^{\mathrm{D}}(t)$，暴露率 $E_i^{\mathrm{P}}(t)$、$E_i^{\mathrm{D}}(t)$，染病率 $I_i^{\mathrm{P}}(t)$、$I_i^{\mathrm{D}}(t)$ 和接种率 $V_i^{\mathrm{P}}(t)$、$V_i^{\mathrm{D}}(t)$。

（3）在人类个体 $\{S_i^{\mathrm{P}}(t), E_i^{\mathrm{P}}(t), I_i^{\mathrm{P}}(t), V_i^{\mathrm{P}}(t)\}$ 和动物个体 $\{S_i^{\mathrm{D}}(t), E_i^{\mathrm{D}}(t), I_i^{\mathrm{D}}(t), V_i^{\mathrm{D}}(t)\}$ 中分别确定哪一个最大？有以下 4 种情况出现：

1）若是 $S_i^u(t)$ 最大，$u\in\{\mathrm{P}, \mathrm{D}\}$，P 代表人类个体，D 代表动物个体，则表明个体 i 在时期 t 将处于 S 状态，这时再判断个体 i 在时期 t-1 处于何种状态，有两种情况合法：

①若时期 t-1 个体 i 处于 S 状态，而时期 t 个体 i 也处于 S 状态，则个体 i 处于易感状态，即 S→S，此时采用 S-S 算子来计算个体 i 的生长状态 $\boldsymbol{X}_i^u(t)$。

②若时期 t-1 个体 i 处于 V 状态，而时期 t 个体 i 却处于 S 状态，则个体 i 失去免疫能力，即 V→S，此时采用 V-S 算子来计算个体 i 的生长状态 $\boldsymbol{X}_i^u(t)$。

2）若是 $E_i^u(t)$ 最大，则表明个体 i 在时期 t 将处于 E 状态，这时再判断个体 i 在时期 t-1 处于何种状态，有两种情况合法：

①若时期 $t-1$ 个体 i 处于 E 状态，而时期 t 个体 i 也处于 E 状态，则个体 i 处于暴露状态，即 E→E，此时采用 E-E 算子来计算个体 i 的生长状态 $\boldsymbol{X}_i^u(t)$。

②若时期 $t-1$ 个体 i 处于 S 状态，而时期 t 个体 i 却处于 E 状态，则个体 i 感染上疾病但未发病，即 S→E，此时采用 S-E 算子来计算个体 i 的生长状态 $\boldsymbol{X}_i^u(t)$。

3）若是 $I_i^u(t)$ 最大，则表明个体 i 在时期 t 将处于 I 状态，这时再判断个体 i 在时期 $t-1$ 处于何种状态，有两种情况合法：

①若时期 $t-1$ 个体 i 处于 E 状态，而时期 t 个体 i 却处于 I 状态，则个体 i 处于发病状态，即 E→I，此时采用 E-I 算子来计算个体 i 的生长状态 $\boldsymbol{X}_i^u(t)$。

②若时期 $t-1$ 个体 i 处于 I 状态，而时期 t 个体 i 也处于 I 状态，则个体 i 仍在继续生病，即 I→I，此时采用 I-I 算子来计算个体 i 的生长状态 $\boldsymbol{X}_i^u(t)$。

4）若是 $V_i^u(t)$ 最大，则表明个体 i 在时期 t 将处于 V 状态，这时再判断个体 i 在时期 $t-1$ 处于何种状态，有 3 种情况合法：

①若时期 $t-1$ 动物个体 i 处于 S 状态，而时期 t 动物个体 i 却处于 V 状态，则动物个体 i 被接种疫苗，即 S→V，此时采用 S-V 算子来计算动物个体 i 的生长状态 $\boldsymbol{X}_i^u(t)$。

②若时期 $t-1$ 个体 i 处于 V 状态，而时期 t 个体 i 却处于 V 状态，则个体 i 仍拥有免疫能力，即 V→V，此时采用 V-V 算子来计算个体 i 的生长状态 $\boldsymbol{X}_i^u(t)$。

③若时期 $t-1$ 人类个体 i 处于 E 状态，而时期 t 人类个体 i 却处于 V 状态，则人类个体 i 被接种疫苗，获得免疫能力，即 E→V，此时采用 E-V 算子来计算人类个体 i 的生长状态 $\boldsymbol{X}_i^u(t)$。

（4）若时期 t 个体 i 的状态转换为非法状态转换，则个体 i 保存原状态不变。

（5）不断重复步骤（2）~步骤（4），直到每个人类个体和动物个体都处理完为止。然后转步骤（6）。

（6）令 $t=t+1$，不断重复步骤（1）~步骤（5），直到找到全局最优解为止。

2.2.3 演化算子设计

在时期 t，生态系统的 N_{P} 个人类个体的状态值为：

$$\boldsymbol{X}_1^{\mathrm{P}}(t),\ \boldsymbol{X}_2^{\mathrm{P}}(t),\ \cdots,\ \boldsymbol{X}_{N_{\mathrm{P}}}^{\mathrm{P}}(t)$$

N_{D} 个动物个体的状态值为：

$$\boldsymbol{X}_1^{\mathrm{D}}(t),\ \boldsymbol{X}_2^{\mathrm{D}}(t),\ \cdots,\ \boldsymbol{X}_{N_D}^{\mathrm{D}}(t)$$

下面给出 S-S、S-E、S-V、V-S、V-V、E-E、E-I、E-V 和 I-I 等算子的计算方法。

在时期 $t-1$，对于类别为 u 的个体 i，$u\in\{\mathrm{P},\ \mathrm{D}\}$，从易感、已暴露、已接种、已发病的个体中随机挑选出 L 个个体，$L\geqslant 1$，这些个体分别形成如下集合：

易感者集合：

$$C_{\mathrm{S}}^{u}=\{\boldsymbol{X}_{i_1}^{u}(t-1),\ \boldsymbol{X}_{i_2}^{u}(t-1),\ \cdots,\ \boldsymbol{X}_{i_L}^{u}(t-1)\}$$

暴露者集合：

$$C_{\mathrm{E}}^{u}=\{\boldsymbol{X}_{i_1}^{u}(t-1),\ \boldsymbol{X}_{i_2}^{u}(t-1),\ \cdots,\ \boldsymbol{X}_{i_L}^{u}(t-1)\}$$

已接种者集合：

$$C_{\mathrm{V}}^{u}=\{\boldsymbol{X}_{i_1}^{u}(t-1),\ \boldsymbol{X}_{i_2}^{u}(t-1),\ \cdots,\ \boldsymbol{X}_{i_L}^{u}(t-1)\}$$

已染病者集合：

$$C_{\mathrm{I}}^{u}=\{\boldsymbol{X}_{i_1}^{u}(t-1),\ \boldsymbol{X}_{i_2}^{u}(t-1),\ \cdots,\ \boldsymbol{X}_{i_L}^{u}(t-1)\}$$

在时期 $t-1$，对于类别为 u 的个体 i，$u\in\{\mathrm{P},\ \mathrm{D}\}$，则从已暴露、已接种、已发病的个体中随机挑选出 L 个其 IPI 指数高于个体 i 的个体，$L\geqslant 1$，这些个体形成如下集合：

已暴露者集合：

$$C_{\mathrm{EH}}^{u}=\{\boldsymbol{X}_{i_1}^{u}(t-1),\ \boldsymbol{X}_{i_2}^{u}(t-1),\ \cdots,\ \boldsymbol{X}_{i_L}^{u}(t-1)\}$$

已接种者集合：

$$C_{\mathrm{VH}}^{u}=\{\boldsymbol{X}_{i_1}^{u}(t-1),\ \boldsymbol{X}_{i_2}^{u}(t-1),\ \cdots,\ \boldsymbol{X}_{i_L}^{u}(t-1)\}$$

已发病者集合：

$$C_{\mathrm{IH}}^{u}=\{\boldsymbol{X}_{i_1}^{u}(t-1),\ \boldsymbol{X}_{i_2}^{u}(t-1),\ \cdots,\ \boldsymbol{X}_{i_L}^{u}(t-1)\}$$

（1）S-S 算子。将随机挑选出的 L 个易感个体的特征 j 及其平均状态值之加权和的差值作为个体 i 对应特征 j 的状态值。即对于 $u\in\{\mathrm{P},\ \mathrm{D}\}$，$i\in C_{\mathrm{S}}^{u}$，有

$$\begin{cases}\left.\begin{array}{l} v_{ij}^{\mathrm{P}}(t)=x_{cj}^{\mathrm{P}}(t-1)+\displaystyle\sum_{k=1}^{\min\{|C_{\mathrm{S}}^{\mathrm{P}}|,\,|C_{\mathrm{S}}^{\mathrm{D}}|\}}\left(\alpha_k x_{i_k j}^{\mathrm{P}}(t-1)-\beta_k x_{i_k j}^{\mathrm{D}}(t-1)\right),\\ \quad Rand(0,\ 1)<0.5\\ v_{ij}^{\mathrm{P}}(t)=x_{cj}^{\mathrm{P}}(t-1)+\displaystyle\sum_{s=1}^{L-1}\delta\left(x_{a_s j}^{\mathrm{P}}(t-1)-x_{b_s j}^{\mathrm{P}}(t-1)\right),\ \text{否则}\end{array}\right\}\text{若 }i\text{ 为人类，且 }\min\{|C_{\mathrm{S}}^{\mathrm{P}}|,\ |C_{\mathrm{S}}^{\mathrm{D}}|\}>0\\ \left.\begin{array}{l} v_{ij}^{\mathrm{D}}(t)=x_{cj}^{\mathrm{D}}(t-1)+\displaystyle\sum_{k=1}^{\min\{|C_{\mathrm{S}}^{\mathrm{P}}|,\,|C_{\mathrm{S}}^{\mathrm{D}}|\}}\left(\alpha_k x_{i_k j}^{\mathrm{D}}(t-1)-\beta_k x_{i_k j}^{\mathrm{P}}(t-1)\right),\\ \quad Rand(0,\ 1)<0.5\\ v_{ij}^{\mathrm{D}}(t)=x_{cj}^{\mathrm{D}}(t-1)+\displaystyle\sum_{s=1}^{L-1}\delta\left(x_{a_s j}^{\mathrm{D}}(t-1)-x_{b_s j}^{D}(t-1)\right),\ \text{否则}\end{array}\right\}\text{若 }i\text{ 为动物，且 }\min\{|C_{\mathrm{S}}^{\mathrm{P}}|,\ |C_{\mathrm{S}}^{\mathrm{D}}|\}>0\\ v_{ij}^{u}(t)=x_{ij}^{u}(t-1),\ SEIV_i^{u}(t)=SEIV_i^{u}(t-1),\ \forall u\in\{\mathrm{P},\ \mathrm{D}\},\\ \quad \text{且 }\min\{|C_{\mathrm{S}}^{\mathrm{P}}|,\ |C_{\mathrm{S}}^{\mathrm{D}}|\}=0\end{cases} \tag{2.6}$$

式中，$\boldsymbol{V}_i^{u}(t)=(v_{i1}^{u}(t),\ v_{i2}^{u}(t),\ \cdots,\ v_{in}^{u}(t))$，$\boldsymbol{X}_{i_k}^{u}(t-1)=(x_{i_k1}^{u}(t-1),\ x_{i_k2}^{u}(t-1),\ \cdots,\ x_{i_kn}^{u}(t-1))$，$v_{ij}^{u}(t)$ 和 $x_{i_kj}^{u}(t-1)$ 分别为时期 t 和时期 $t-1$ 性别为 u 的个体 i 的特征 j 的状态值；$\forall k,\ s\in\{i_1,\ i_2,\ \cdots,\ i_L\}$，$k\neq s\neq i$；$\alpha_k$，$\beta_k$ 为常数，$0<\alpha_k$，$\beta_k<1$，计算时取 $\alpha_k=Rand(0,\ 1)$，$\beta_k=Rand(0,\ 1)$；c，a_s 和 b_s 为从 C_S^{u} 中随机

挑出的个体的编号；$\delta=Rand(0,1)$。

因个体 i 的特征的状态值计算没有利用已处于其他状态的个体的特征，故个体 i 的状态不会发生变化；采用其他易感个体特征的状态值之加权和的差值来计算个体 i 特征的状态值，可以增加个体 i 的特征的新旧状态值的差异，以此提升个体 i 活跃度。

（2）S-E 算子。该疾病传染规律是动物传给动物和动物传给人，故令 L 个让已暴露或已感染的动物个体的特征 j 及其平均状态值传染给未染病人类个体 i 或动物个体 i 的对应特征 j，使其暴露。即对于 $u\in\{\mathrm{P},\mathrm{D}\}$，$i\in C_{\mathrm{S}}^{u}$，有：

$$\begin{cases} v_{ij}^{\mathrm{P}}(t)=\dfrac{1}{|C_{\mathrm{E}}^{\mathrm{D}}\cup C_{\mathrm{I}}^{\mathrm{D}}|}\sum\limits_{k\in C_{\mathrm{E}}^{D}\cup C_{\mathrm{I}}^{D}}x_{kj}^{\mathrm{D}}(t-1)\text{，若 } i \text{ 为人类，} |C_{\mathrm{E}}^{\mathrm{D}}\cup C_{\mathrm{I}}^{\mathrm{D}}|>0 \\ v_{ij}^{\mathrm{D}}(t)=\dfrac{1}{|C_{\mathrm{E}}^{\mathrm{D}}\cup C_{\mathrm{I}}^{\mathrm{D}}|}\sum\limits_{k\in C_{\mathrm{E}}^{\mathrm{D}}\cup C_{\mathrm{I}}^{\mathrm{D}}}x_{kj}^{\mathrm{D}}(t-1)\text{，若 } i \text{ 为动物，} |C_{\mathrm{E}}^{\mathrm{D}}\cup C_{\mathrm{I}}^{\mathrm{D}}|>0 \\ v_{ij}^{u}(t)=x_{ij}^{u}(t-1)\text{，}SEIV_{i}^{u}(t)=SEIV_{i}^{u}(t-1)\text{，} |C_{\mathrm{E}}^{\mathrm{D}}\cup C_{\mathrm{I}}^{\mathrm{D}}|=0 \end{cases} \tag{2.7}$$

（3）S-V 算子。令 L 个已接种的动物个体的特征 j 及其平均状态值分别传给未接种的动物个体 i 的对应特征 j，使其接种。即对于 $i\in C_{\mathrm{S}}^{\mathrm{D}}$，有：

$$\begin{cases} v_{ij}^{\mathrm{D}}(t)=\dfrac{1}{|C_{\mathrm{V}}^{\mathrm{D}}|}\sum\limits_{k\in C_{\mathrm{V}}^{\mathrm{D}}}x_{kj}^{\mathrm{D}}(t-1)\text{，若 } |C_{\mathrm{V}}^{\mathrm{D}}|>0 \\ v_{ij}^{\mathrm{D}}(t)=x_{ij}^{\mathrm{D}}(t-1)\text{，}SEIV_{i}^{\mathrm{D}}(t)=SEIV_{i}^{\mathrm{D}}(t-1)\text{，若 } |C_{\mathrm{V}}^{\mathrm{D}}|=0 \end{cases} \tag{2.8}$$

（4）V-S 算子。令 L 个易感的个体的特征 j 及其平均状态值分别传给已接种的个体 i 的对应特征 j，使其免疫能力消失。即对于 $u\in\{\mathrm{P},\mathrm{D}\}$，$i\in C_{\mathrm{V}}^{u}$，有：

$$\begin{cases} v_{ij}^{u}(t)=\dfrac{1}{|C_{\mathrm{S}}^{u}|}\sum\limits_{k\in C_{\mathrm{S}}^{u}}x_{kj}^{u}(t-1)\text{，若 } |C_{\mathrm{S}}^{u}|>0 \\ v_{ij}^{u}(t)=x_{ij}^{u}(t-1)\text{，}SEIV_{i}^{u}(t)=SEIV_{i}^{u}(t-1)\text{，若 } |C_{\mathrm{S}}^{u}|=0 \end{cases} \tag{2.9}$$

（5）V-V 算子。令 L 个其 IPI 指数高的已接种的个体的特征 j 及其平均状态值或状态值的加权差值传给个体 i 的对应特征 j，使其体质增强，即对于 $u\in\{\mathrm{P},\mathrm{D}\}$，$i\in C_{\mathrm{V}}^{u}$，有：

$$\begin{cases} \left.\begin{aligned} &v_{ij}^{u}(t)=\dfrac{1}{|C_{\mathrm{VH}}^{u}|}\sum\limits_{k\in C_{\mathrm{VH}}^{u}}x_{kj}^{u}(t-1)\text{，}Rand(0,1)<0.5 \\ &v_{ij}^{u}(t)=x_{cj}^{u}(t-1)+\sum_{s=1}^{L-1}\delta(x_{a_sj}^{u}(t-1)-x_{b_sj}^{u}(t-1))\text{，否则} \end{aligned}\right\}\text{，若 } |C_{\mathrm{VH}}^{u}|>0 \\ v_{ij}^{u}(t)=x_{ij}^{u}(t-1)\text{，}SEIV_{i}^{u}(t)=SEIV_{i}^{u}(t-1)\text{，若 } |C_{\mathrm{VH}}^{u}|=0 \end{cases} \tag{2.10}$$

式中，c、a_s 和 b_s 为从 C_{VH}^{u} 中随机挑出的个体的编号。

（6）E-I算子。令L个已染病的个体的特征j及其平均状态值传染给已暴露的个体i的对应特征j，使其发病。即对于$u\in\{P, D\}$，$i\in C_E^u$，有

$$\begin{cases} v_{ij}^u(t)=\dfrac{1}{|C_I^u|}\sum_{k\in C_I^u}x_{kj}^u(t-1)\text{，若}|C_I^u|>0 \\ v_{ij}^u(t)=x_{ij}^u(t-1)\text{，}SEIV_i^u(t)=SEIV_i^u(t-1)\text{，若}|C_I^u|=0 \end{cases} \tag{2.11}$$

（7）E-E算子。令L个其IPI指数高的已暴露个体的特征j及其平均状态值或状态值的加权差值传给个体i的对应特征j，使其体质增强。即对于$u\in\{P, D\}$，$i\in C_E^u$，有：

$$\begin{cases} \left.\begin{array}{l} v_{ij}^u(t)=\dfrac{1}{|C_{EH}^u|}\sum_{k\in C_{EH}^u}x_{kj}^u(t-1)\text{，}Rand(0, 1)<0.5 \\ v_{ij}^u(t)=x_{cj}^u(t-1)+\sum_{s=1}^{L-1}\delta(x_{a_sj}^u(t-1)-x_{b_sj}^u(t-1))\text{，否则} \end{array}\right\}\text{若}|C_{EH}^u|>0 \\ v_{ij}^u(t)=x_{ij}^u(t-1)\text{，}SEIV_i^u(t)=SEIV_i^u(t-1)\text{，若}|C_{EH}^u|=0 \end{cases} \tag{2.12}$$

式中，c、a_s和b_s为从C_{EH}^u中随机挑出的个体的编号。

（8）E-V算子。令L个已接种的人类个体的特征j及其平均状态值传给已暴露的人类个体i的对应特征j，使其免疫，避免发病。即对于$i\in C_E^P$，有：

$$\begin{cases} v_{ij}^P(t)=\dfrac{1}{|C_V^P|}\sum_{k\in C_V^P}x_{kj}^P(t-1)\text{，若}|C_V^P|>0 \\ v_{ij}^P(t)=x_{ij}^P(t-1)\text{，}SEIV_i^P(t)=SEIV_i^P(t-1)\text{，若}|C_V^P|=0 \end{cases} \tag{2.13}$$

（9）I-I算子。令L个IPI指数高的已染病个体的特征j及其平均状态值或状态值的加权差值传给个体i的对应特征j，使其体质增强，即对于$u\in\{P, D\}$，$i\in C_I^u$，有：

$$\begin{cases} \left.\begin{array}{l} v_{ij}^u(t)=\dfrac{1}{|C_{IH}^u|}\sum_{k\in C_{IH}^u}x_{kj}^u(t-1)\text{，}Rand(0, 1)<0.5 \\ v_{ij}^u(t)=x_{cj}^u(t-1)+\sum_{s=1}^{L-1}\delta(x_{a_sj}^u(t-1)-x_{b_sj}^u(t-1))\text{，否则} \end{array}\right\}\text{，若}|C_{IH}^u|>0 \\ v_{ij}^u(t)=x_{ij}^u(t-1)\text{，}SEIV_i^u(t)=SEIV_i^u(t-1)\text{，若}|C_{IH}^u|=0 \end{cases} \tag{2.14}$$

式中，c、a_s和b_s为从C_{IH}^u中随机挑出的个体的编号。

（10）生长算子。将新一代个体与相应的前代个体进行比较，将较优者更新进入新一代个体，将较差者不作改变地保留成原状态。对于个体i，其生长算子可以描述为：

$$X_i^u(t)=\begin{cases}V_i^u(t), & \text{若 } IPI(V_i^u(t)) > IPI(X_i^u(t))\\ X_i^u(t-1), & \text{否则}\end{cases} \tag{2.15}$$

式中，$u\in\{P, D\}$ $IPI(V_i^u(t))$、$IPI(X_i^u(t))$ 由式（2.5）计算。

SEIV 算法通过利用 S-S、S-E、S-V、V-S、V-V、E-E、E-I、E-V 和 I-I 等算子来使个体之间交换信息。IPI 指数高的个体通过 E-E、V-V、I-I 等算子向 IPI 指数低的个体传递强壮特征信息，使得 IPI 指数低的个体能向好的方向发展；S-E 和 S-S 算子能使异类或同类个体之间交换信息；S-V、V-S、E-I、E-V 等算子能使个体获得其他同类个体的平均特征信息，从而降低个体陷入局部最优的概率；S-S 算子能使个体的活跃度提高，从而扩大搜索范围。

2.2.4 SEIV 算法构造方法

（1）初始化：1）令 $t=0$；利用表 2.3 的参数初始化方法初始化本算法中涉及的所有参数；2）初始化 N_P 个人类个体 $X_1^P(0)$，$X_2^P(0)$，…，$X_{N_P}^P(0)$ 和 N_D 个动物个体 $X_1^D(0)$，$X_2^D(0)$，…，$X_{N_D}^D(0)$。

表 2.3 SEIV 算法相关参数的取值方法

参数名	取 值 依 据
演化次数 G	最大迭代代数 G 的取值依据是防止迭代过程不满足收敛条件时出现无限迭代。一般取 $G=8000\sim300000$
最优解的最低误差要求 ε	$\varepsilon>0$，ε 越小，所获得的最优解的精度越高，但计算时间越长。一般取 $\varepsilon=10^{-5}\sim10^{-10}$ 即可
变量数 n	由实际优化问题确定
个体总数 N	尽管 N 取较大值可扩大搜索空间，但由表 2.1 知，算法总时间复杂度与 N 成正比，因此，N 不能取得太大，该参数的取值无需太高的精确性，只需要依据具体的优化问题和计算机的速度而定。一般取 $N=100\sim2000$
人类个体数 N_P 和动物个体数 N_D	按 $N_P=N_D=N/2$ 选取
参与信息交换的个体数 L	$L\geqslant1$，一般选取 $L=2\sim4$
个体特征被病毒攻击的最大概率 E_0	$0<E_0<1$，一般选取 $E_0=0.008\sim0.03$
其他未列参数	均由算法自动取值

（2）产生 4 个随机数：$a_1^i=Rand(0, 1)$，$a_2^i=Rand(0, 1)$，$a_3^i=Rand(0, 1)$，$a_4^i=Rand(0, 1)$；计算 $S_0=(\sum_{j=1}^{4}a_j^i)$，$S_i^P(0)=\dfrac{a_1^i}{S_0}$，$E_i^P(0)=\dfrac{a_2^i}{S_0}$，$I_i^P(0)=\dfrac{a_3^i}{S_0}$，$V_i^P(0)=1-S_i^P(0)-E_i^P(0)-I_i^P(0)$，$i=1, 2, \cdots, N_P$。

(3) 产生4个随机数：$a_1^i = Rand(0, 1)$，$a_2^i = Rand(0, 1)$，$a_3^i = Rand(0, 1)$，$a_4^i = Rand(0, 1)$；计算 $S_0 = (\sum_{j=1}^{4} a_j^i)$，$S_i^D(0) = \frac{a_1^i}{S_0}$，$E_i^D(0) = \frac{a_2^i}{S_0}$，$I_i^D(0) = \frac{a_3^i}{S_0}$，$V_i^D(0) = 1 - S_i^P(0) - E_i^P(0) - I_i^P(0)$，$i = 1, 2, \cdots, N_D$。

(4) 计算个体 i 的SEIV状态，$SEIV_i^P(0) = SEIV(S_i^P(0), E_i^P(0), I_i^P(0), V_i^P(0))$，$i = 1, 2, \cdots, N_P$；$SEIV_i^D(0) = SEIV(S_i^D(0), E_i^D(0), I_i^D(0), V_i^D(0))$，$i = 1, 2, \cdots, N_D$；函数 $SEIV(S_i^u(0), E_i^u(0), I_i^u(0), V_i^u(0))$，$u \in \{P, D\}$，用于确定个体 i 将处于何种状态。

(5) 执行下列操作：

```
FOR t=1 TO G//其中 G 为演化最大时期数。
   β0^t=Rand(0,1),p0^t=Rand(0,1),θ0^t=Rand(0,1),γ0^t=Rand(0,1);
   β1^t=Rand(0,1),p1^t=Rand(0,1),θ1^t=Rand(0,1),γ1^t=Rand(0,1);
   FOR u∈{P,D}
     FOR i=1 TO N(u)//当 u=P 时,N(u)=N_P;当 u=D 时,N(u)=N_D
       IF u=D THEN
         利用式(2.3)计算 S_i^u(t)、E_i^u(t)、I_i^u(t)和 V_i^u(t);
       ELSE IF 若 u=P THEN
         利用式(2.4)计算 S_i^u(t)、E_i^u(t)、I_i^u(t)和 V_i^u(t);
       END IF
计算 SEIV_i^u(t)=SEIV(S_i^u(t),E_i^u(t),I_i^u(t),V_i^u(t));
 令 p=Rand(0,1);//p 为 S、E、I、V 状态出现的实际概率
   FOR j=1 TO n
       IF p≤E_0 THEN//E_0 为特征被病毒攻击的最大概率
         IF SEIV_i^u(t-1)=S THEN
             IF SEIV_i^u(t)=S THEN
                 按式(2.6)描述的 S-S 算子计算 v_ij^u(t);
             ELSE IF SEIV_i^u(t)=E THEN
                 按式(2.7)描述的 S-E 算子计算 v_ij^u(t);
             ELSE IF SEIV_i^u(t)=V AND u=D THEN
                 按式(2.8)描述的 S-V 算子计算 v_ij^u(t);
             ELSE
                 v_ij^u(t)=x_ij^u(t-1);
                 SEIV_i^u(t)=SEIV_i^u(t-1);
             END IF
           ELSE IF SEIV_i^u(t-1)=V THEN
             IF SEIV_i^u(t)=S THEN
                 按式(2.9)描述的 V-S 算子计算 v_ij^u(t);
```

ELSE IF $SEIV_i^u(t)=$ V THEN

按式(2.10)描述的 V–V 算子计算 $v_{ij}^u(t)$；

ELSE

$v_{ij}^u(t)=x_{ij}^u(t-1)$；

$SEIV_i^u(t)=SEIV_i^u(t-1)$；

END IF

ELSE IF $SEIV_i^u(t-1)=$ E THEN

IF $SEIV_i^u(t)=$ I THEN

按式(2.11)描述的 E–I 算子计算 $v_{ij}^u(t)$；

ELSE IF $SEIV_i^u(t)=$ E THEN

按式(2.12)描述的 E–E 算子计算 $v_{ij}^u(t)$；

ELSE IF $SEIV_i^u(t)=$ V AND $u=$P THEN

按式(2.13)描述的 E–V 算子计算 $v_{ij}^u(t)$；

ELSE

$v_{ij}^u(t)=x_{ij}^u(t-1)$；

$SEIV_i^u(t)=SEIV_i^u(t-1)$；

END IF

ELSE IF $SEIV_i^u(t-1)=$ I THEN

IF $SEIV_i^u(t)=$ I THEN

按式(2.14)描述的 I–I 算子计算 $v_{ij}^u(t)$；

ELSE

$v_{ij}^u(t)=x_{ij}^u(t-1)$；

$SEIV_i^u(t)=SEIV_i^u(t-1)$；

END IF

END IF

ELSE

$v_{ij}^u(t)=x_{ij}^u(t-1)$；

$SEIV_i^u(t)=SEIV_i^u(t-1)$；

END IF

将超出可行域的变量值 $v_{ij}^u(t)$ 压到可行域内；

END FOR

按式(2.15)计算生长算子；

END FOR

END FOR

IF 新得到的全局最优解与最近一次已保存的当前全局最优解之间的误差满足最低要求 ε THEN

转步骤(6)；

END IF

保存新得到的全局最优解；

END FOR

（6）结束。

函数 SEIV(p_S,p_E,p_I,p_V)的定义如下：

```
FUNCTION SEIV(p_S,p_E,p_I,p_V)//p_S,p_E,p_I,p_V 分别为状态 S,E,I,V 出现的概率
    IF p_S=max{p_S,p_E,p_I,p_V} THEN//max{p_S,p_E,p_I,p_V}表示在概率 p_S,p_E,p_I,p_V 中取最大值
        RETURN S;//返回状态 S
    ELSE IF p_E=max{p_S,p_E,p_I,p_V} THEN
        RETURN E;//返回状态 E
    ELSE IF p_I=max{p_S,p_E,p_I,p_V} THEN
        RETURN I;//返回状态 I
    ELSE IF p_V=max{p_S,p_E,p_I,p_V} THEN
        RETURN V;//返回状态 V
    END IF
END FUNCTION
```

2.2.5　SEIV 算法的时间复杂度

SEIV 算法的时间复杂度计算过程见表 2.4，其时间复杂度与演化时期数 G、个体总规模 $N=N_P+N_D$、优化问题的维数 n、特征被病毒攻击的最大概率 E_0、参与信息交换的个体数 L、各算子的时间复杂度以及其他辅助操作相关。

表 2.4　SEIV 算法的时间复杂度计算表

操　作	时间复杂度	最多循环次数
初始化	$O(2n+12(n+1)N+n^2N)$	1
计算 $S_i^u(t)$，$E_i^u(t)$，$I_i^u(t)$，$V_i^u(t)$，$SEIV_i^u(t)$，$u\in\{P, D\}$	$O(8)$	$(G+8)N$
S-S、S-E、S-V、E-E、E-I、E-V 算子	$O((N+4L+6)nE_0/16)$	$(G+2)(N+10)$
V-S、V-V 算子	$O((N+4L+6)nE_0/12)$	$(G+2)(N+10)$
I-I 算子	$O((N+4L+6)nE_0/8)$	$(G+2)(N+10)$
状态保持	$O((1-2E_0/3)n)$	$(G+2)(N+10)$
目标函数计算	$O(n)\sim O(n^2)$	$(G+2)(N+10)$
生长算子	$O(3n)$	$(G+2)(N+10)$
结果输出	$O(n)$	1

2.3　SEIV 算法的特性与全局收敛性

SEIV 算法的特性如下：

（1）演化过程具有 Markov 特性。从 S-S、S-E、S-V、V-S、V-V、E-E、E-I、E-V 和 I-I 等算子的构造定义可知，任何一个试探解的新一代的生成只与该试探解的当前状态有关，而与该试探解以前是如何演变到当前状态的历程无关。

（2）演化过程具有"步步不差"特性。从生长算子的定义便知。

演化过程具有 Markov 特性，表明新一代试探解的生成只与当前代试探解有关，老的试探解无需保留，故可以使本算法的空间复杂度降到最低。

从当前位置出发，下一步可能的搜索方向有三个：向比当前位置更好的方向搜索、留在当前位置不动、向比当前位置更差的方向搜索。文献［30］已证明，若上述三个搜索方向等概率发生，则搜索过程收敛到全局最优解的概率为 0。

但是，若从当前位置出发，下一步搜索方向只保留两个，即要么向比当前位置更好的方向搜索，要么留在当前位置不动（这种搜索策略简称为"步步不差"）则文献［31］已证明，搜索过程收敛到全局最优解的概率为 1。

由于 SEIV 算法的演化过程具有 Markov 特性和"步步不差"特性，根据文献［31］可使如下定理成立：

定理 2.1　SEIV 算法具有全局收敛性。

定理 2.1 的证明方法可参见文献［31］，本章不再赘述。

2.4　实例研究与对比分析

依据表 2.3，选取参数 $G=8000\sim30000$，$\varepsilon=10^{-7}$，$n=50$，$N=100\sim1000$，总是假定 $A=B=N/2$，$L=1\sim10$，$E_0=0.001\sim1$。

2.4.1　SEIV 算法的性能研究与参数选取

首先以 Michalewicz 函数优化问题 $f_0(\boldsymbol{X})$ 为例测试 SEIV 算法的性能，并确定相关参数的选定方法。Michalewicz 函数优化问题 $f_0(\boldsymbol{X})$ 的数学模型为：

$$\min f_0(\boldsymbol{X}) = -\sum_{i=1}^{n} \sin(x_i)\left[\sin\left(\frac{ix_i^2}{\pi}\right)\right]^{2m},\quad m=10$$

该函数在 $0\leqslant x_i\leqslant\pi$，$i=1, 2, \ldots, n$ 有 $n!$ 个局部极值点，其理论全局最优目标函数值至今未知，但很接近 $-n$。为了弄清楚 SEIV 算法的参数对最优解的影响，本章对一些重要参数进行研究，以便弄清楚这些参数的不同取值对算法性能的影响，这些重要参数包括参与特征信息交换的个体数 L 和个体特征被病毒攻击的最大概率 E_0。

表 2.5 描述了最优目标函数值、参与特征信息交换的个体数 L 与计算时间的关系，计算时取 $n=50$，$N=200\times2$，$E_0=0.01$，$G=8000$。从表 2.5 可以看出，当 L 取不同值时，计算时间相差不大，但当 $L=2$ 时，最优目标函数值的精度较高。因此，SEIV 算法中参与信息交换的个体数 $L=2$ 较合适。

表 2.5 L 对最优目标函数值与计算时间的影响

L	最优目标函数值	计算时间/s
1	−49.5974722990609	87
2	−49.6186475749469	87
3	−49.5682307650256	69
4	−49.5650401149567	86
5	−49.5817149131719	86
6	−49.6049497980123	90
7	−49.5753115477342	90
8	−49.5557790918684	90
9	−49.5796788786189	91
10	−49.6002681637823	91

表 2.6 描述了个体特征被病毒攻击的最大概率 E_0 与最优目标函数值以及计算时间之间的关系，计算时取 $n=50$，$L=2$，$N=200\times2$，$G=8000$。从表 2.6 可以看出，当 $E_0=8/1000\sim4/100$ 时，计算精度很高，但计算时间适中；$E_0>4/100$ 时，计算时间升高，计算精度下降；特别是当 $E_0=1$ 时，无法获得最优解。因此，当 $E_0=8/1000\sim4/100$ 时 SEIV 算法的性能最佳。当 $E_0=8/000\sim4/100$ 时，意味着优化问题最多只有 8/1000~4/100 的变量参与计算，SEIV 算法消耗的时间低于 E_0 取其他值时的计算时间，算法仍能获得较高精度的最优解。

由于生态系统中动物群的 β_0^t、p_0^t、θ_0^t、γ_0^t 和人群的 β_1^t、p_1^t、θ_1^t、γ_1^t 是随时间波动的，因此，不同时刻的计算，SEIV 算法获得的最优目标函数值是在理论最优目标函数值附近波动。因此，为了增加最优目标函数值的准确性，应针对每组参数设置，让 SEIV 算法多运行几次，取其中的最小值即可。

表 2.6 E_0 与最优目标函数值以及计算时间之间的关系

E_0	最优目标函数值	计算时间/s
1/1000	−46.8096021777387	73
3/1000	−49.433532181074	79
5/1000	−49.5843350484127	82
8/1000	−49.6151651220274	82
1/100	−49.6186475749469	87
3/100	−49.6233179434974	106
4/100	−49.619080870282	118
1/20	−49.6051557133322	125
1/10	−49.479689840638	177
1/5	−47.212310930622	108

续表 2.6

E_0	最优目标函数值	计算时间/s
1/3	−46.0164683932154	128
1/2	−44.3253704015994	558
3/4	−42.9622208151538	786
1	−40.9730429687562	1016

图 2.2 所示为当 $n=50$，$L=2$，$E_0=0.01$，$N=200\times2$，$G=8000$ 时 SEIV 算法的收敛过程与迭代次数之间的关系。从图 2.2 可以看出，SEIV 算法只需要 3000 次迭代即可得到最优解−49.5048432728186，耗时 33s；而 7982 次时得到精度较高的最优解为−49.6094653331051，耗时 86s，此后该解一直保持不变。由于采用了“步步不差”的搜索策略，该算法的收敛过程很平滑。

图 2.3 所示为当 $n=50$，$L=2$，$E_0=0.01$，$N=200\times2$，$G=8000$ 时 SEIV 算法的计算时间与目标函数值之间的关系。从图 2.3 可以看出，在迭代过程中，SEIV

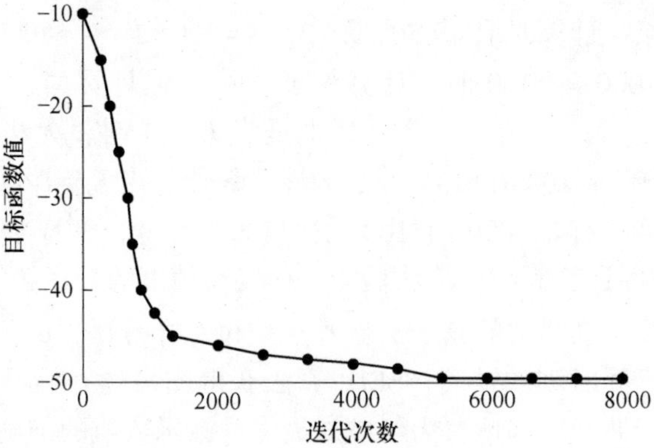

图 2.2 SEIV 算法的收敛过程

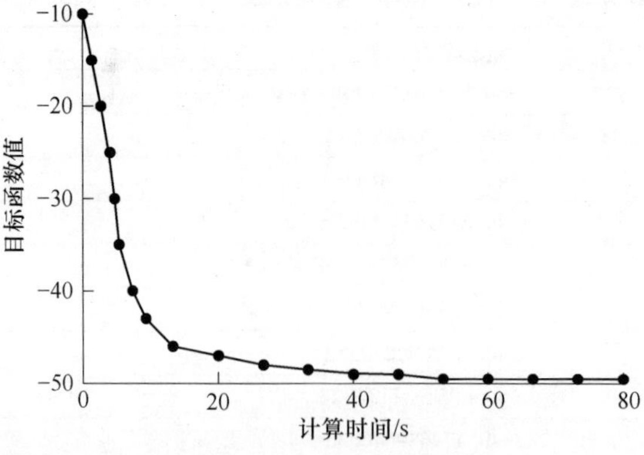

图 2.3 SEIV 算法的计算时间与目标函数值之间的关系

算法的计算时间在前20s之内，算法收敛速度很快，在接近40s时，即接近全局最优解，说明本算法的收敛过程很快。

综上可以看出，表明SEIV算法只需很少次数的迭代即可接近和发现全局最优解；算法的“步步不差”搜索策略可确保整个收敛过程即平稳又快捷。

2.4.2 SEIV算法与其他群智能优化算法的比较

为了验证SEIV算法的有效性，现选取11个著名的基准函数优化问题，见表2.7。这些基准函数优化问题是$f_0(\boldsymbol{X})$~$f_{10}(\boldsymbol{X})$，其中包括Michalewicz函数优化问题$f_0(\boldsymbol{X})$和BUMP函数优化问题$f_{10}(\boldsymbol{X})$。$f_0(\boldsymbol{X})$~$f_{10}(\boldsymbol{X})$形态极度复杂，能对算法的性能进行全面测试。这些函数优化问题的数学模型参见文献［4］。$f_1(\boldsymbol{X})$~$f_9(\boldsymbol{X})$存在大量局部最优解，它们用于测试SEIV算法发现极其复杂函数优化问题最优解的能力；Michalewicz函数$f_0(\boldsymbol{X})$和BUMP函数$f_{10}(\boldsymbol{X})$是两个公认的极难求最优解的函数优化问题，它们用于测试SEIV算法发现极难求解的函数优化问题的最优解的能力。

表2.7 11个基准函数优化问题

基准函数优化问题		每个变量取值区间	理论全局最优解（x_i，$i=1, 2, \cdots, n$）	理论最优目标函数值
$f_0(\boldsymbol{X})$	Michalewicz	$[0, \pi]$	未知	未知
$f_1(\boldsymbol{X})$	Ackley	$[-600, 600]$	0	0
$f_2(\boldsymbol{X})$	Schaffer	$[-10, 10]$	0	-1
$f_3(\boldsymbol{X})$	Rastrigin	$[-600, 600]$	0	0
$f_4(\boldsymbol{X})$	Griewank	$[-600, 600]$	0	0
$f_5(\boldsymbol{X})$	Schwefel 2.26	$[-500, 500]$	-420.9687	$-418.9829n$
$f_6(\boldsymbol{X})$	Penalized Function1	$[-600, 600]$	-1	0
$f_7(\boldsymbol{X})$	Penalized Function2	$[-600, 600]$	1	0
$f_8(\boldsymbol{X})$	Needle in haystack：type 2	$[-3\pi, 3\pi]$	4	$21+0.0697565^n$
$f_9(\boldsymbol{X})$	Fletcher-Powell	$[-\pi, \pi)$	$\pi/2$	0
$f_{10}(\boldsymbol{X})$	BUMP	$(0, 10]$	未知	未知

2.4.2.1 用SEIV算法和DE算法求解基准函数优化问题

首先，用SEIV算法去求解上述11个基准函数优化问题，其结果见表2.8。计算时，SEIV算法的取值为$n=50$，$E_0=0.01$，$L=3$，$G=30000$。

表 2.8　SEIV 算法的求解结果

基准函数	个体数×2	最优目标函数值	计算时间/s
$f_0(\boldsymbol{X})$	200	-49. 6186475749469	87
$f_1(\boldsymbol{X})$	200	0	6
$f_2(\boldsymbol{X})$	1000	-0. 990284090121489	102
$f_3(\boldsymbol{X})$	200	0	10
$f_4(\boldsymbol{X})$	200	0	11
$f_5(\boldsymbol{X})$	300	-20949. 1443636217	34
$f_6(\boldsymbol{X})$	200	9. 1237604159E-08	32
$f_7(\boldsymbol{X})$	200	9. 9701180495E-08	37
$f_8(\boldsymbol{X})$	100	-21. 0000008894627	20
$f_9(\boldsymbol{X})$	300	8. 4814778722E-08	411
$f_{10}(\boldsymbol{X})$	200	-0. 810796942905329	606

2. 4. 2. 2　用其他群智能优化算法求解基准函数优化问题

为了对比 SEIV 算法与其他智能优化算法的性能，另外选取 6 个求解函数优化问题的常用群智能优化算法，即遗传算法（GA）、蚁群算法（ACA）、粒子群算法（PSO）、生物地理学算法（BBO）、鱼群算法（AFSA）和查差分进化算法（DE）。计算时，这些算法的参数取值见表 2. 9。这些参数的确定来自文献，在表 2. 9 中已指明。

表 2.9　6 个群智能优化算法的参数取值

智能优化算法	参 数 取 值
GA	采用轮盘赌选择策略，单点交换概率＝0. 65，变异概率＝0. 01
ACA	信息素取值区间［$\tau_{\min}$，$\tau_{\max}$］＝［0. 1，10］，信息素更新常数 $Q=30$，搜索常数 $q_0=1$，全局信息素衰减速率 $\rho_g=0.8$，局部信息素衰减速率 $\rho_l=0.6$，信息素灵敏度 $\alpha=0.85$，可见灵敏度 $\beta=5.5$
PSO	采用全局学习策略，惯性系数 $w=0.35$，认知系数 $c_1=1.2$，社会系数 $c_2=1.8$
AFSA	可视距离 $visual=2.5$，移动步距 $step=0.3$，拥挤因子 $\delta=0.618$
BBO	栖息地变化概率＝1，迁徙概率区间＝［0，1］，每个栖息地的最大迁入和迁出概率＝1，突变概率＝0. 01
DE	加权因子 $F=0.5$，交换系数 $CR=0.5$

每个群智能优化算法的个体数 $N=100$，精英保持数为 2，最大运行次数 $G=$

30000；每个基准函数优化问题的变量数 $n=50$。对于表 2.7 所示的每个基准函数优化问题，采用表 2.9 所示的参数取值，所获得的最优目标函数值见表 2.10。

表 2.10 在 SEIV 计算时间内 5 个群智能优化算法的求解结果

基准函数	GA		ACA		PSO		BBO		AFSA		DE	
	目标函数值	时间/s	目标函数值	时间/s	目标函数值	时间/s	目标函数值	时间/s	目标函数值	时间/s	目标函数值	时间/s
$f_0(\boldsymbol{X})$	−33.3874	367	−15.1637	16	−26.3609	103	−41.5321	60	−14.7945	110	−29.7981	86
$f_1(\boldsymbol{X})$	20.1831	311	21.1103	48	20.5203	93	20.0000	58	20.9198	521	20.7850	6
$f_2(\boldsymbol{X})$	−0.6278	119	−0.6544	43	−0.8730	48	−0.7273	57	−0.6267	147	−0.9623	413
$f_3(\boldsymbol{X})$	5.1072E5	162	2.7248E6	20	3.7009E4	54	154.7852	214	3.6513E6	127	237.6488	10
$f_4(\boldsymbol{X})$	153.2153	279	646.5455	22	5.1212	59	0.3604	218	889.5621	5	0.0000	12
$f_5(\boldsymbol{X})$	−12708.5593	164	−6676.325	27	−10893.859	32	−20947.99	187	−44017.273	438	−20949.1444	47
$f_6(\boldsymbol{X})$	2.8533E12	390	1.5443E13	49	3.4271E6	129	0.2131	240	6.2126E13	4	0.0000	10
$f_7(\boldsymbol{X})$	4.1346E12	90	2.5475E13	91	1.0835E5	130	2.3644	243	5.3047E13	59	0.0000	52
$f_8(\boldsymbol{X})$	−1.0028	246	−1.0011	56	−1.0045	56	−11.4673	215	−1.00095	24	−21.0000	6
$f_9(\boldsymbol{X})$	3.5262E8	204	9.7948E8	242	5.3145E8	93	6.6482E−2	5	2.9705E8	930	0.0000	429
$f_{10}(\boldsymbol{X})$	−0.2774	397	−0.2958	219	−0.2727	125	−0.8184	278	−0.1519	15	−0.8350	368

（1）一个算法获得全局最优解离理论全局最优解越近，其性能越好，得分也越高；

（2）若所获得的全局最优解相同，则所花时间越少的算法，其性能越好，得分也越高；

（3）若所花的计算时间相同，则获得的最优解离理论全局最优解越近的算法，其性能越好，得分也越高。

根据上述 3 个规则，基于表 2.8 和表 2.10，SEIV 算法和 6 个群智能优化算法求解每个基准函数优化问题的得分见表 2.11。

表 2.11 SEIV 算法和 6 个群智能优化算法求解每个基准函数的得分

基准函数	SEIV	GA	ACA	PSO	BBO	AFSA	DE
$f_0(\boldsymbol{X})$	7	5	2	3	6	1	4
$f_1(\boldsymbol{X})$	7	4	1	3	5	2	6
$f_2(\boldsymbol{X})$	7	2	3	5	4	1	6
$f_3(\boldsymbol{X})$	7	3	4	2	6	1	5
$f_4(\boldsymbol{X})$	7	3	2	4	5	1	6
$f_5(\boldsymbol{X})$	7	4	1	3	5	2	6

续表 2. 11

基准函数	SEIV	GA	ACA	PSO	BBO	AFSA	DE
$f_6(\boldsymbol{X})$	6	3	2	4	5	1	7
$f_7(\boldsymbol{X})$	7	3	2	4	5	1	6
$f_8(\boldsymbol{X})$	6	5	1	4	2	3	7
$f_9(\boldsymbol{X})$	7	3	1	2	5	4	6
$f_{10}(\boldsymbol{X})$	5	3	4	2	6	1	7
总分	73	38	23	36	54	18	66
平均分	6. 636	3. 455	2. 091	3. 273	4. 909	1. 636	6. 000

从表 2. 11 可以看出，SEIV 算法和 6 个群智能优化算法的性能排序如下：

SEIV>DE>BBO>GA>PSO>ACA>AFSA

SEIV 算法求解每个基准函数优化问题的平均得分为 6. 636 分。

2. 5　本章小结

SEIV 算法具有如下优点：

(1) SEIV 算法中涉及的个体是 2 个种群中的个体，其相关的 S-S、S-E、S-V、V-S、V-V、E-E、E-I、E-V 和 I-I 等算子是通过利用 SEIV 传染病模型进行构造的，完全不需要与要求解的实际优化问题相关，因此 SEIV 算法具有通用的算子。

(2) 因 SEIV 传染病模型不需要病理知识的支持，故 SEIV 算法也不需要病理知识的支持，该特点有利于 SEIV 算法的研究与改进。

(3) SEIV 算法中，E-E、V-V、I-I 等算子能使 IPI 指数高的个体向 IPI 指数低的个体传递强壮特征信息，使得 IPI 指数低的个体能向好的方向发展；S-E 和 S-S 算子能使异类或同类（仅指动物）个体之间交换信息；S-V、V-S、E-I、E-V 等算子能使个体获得其他同类个体的平均特征信息，从而降低了个体陷入局部最优的概率；S-S 算子能使个体的活跃度提高，从而扩大搜索范围。因此，SEIV 算法能从各种角度充分实现个体之间的信息交换，这对扩大搜索范围意义重大。

(4) 因病毒每次攻击的是个体的很少部分特征，当处于不同状态的个体交换特征信息时，只涉及很少一部分特征参与运算，个体的绝大部分特征不参与运算；尽管如此，但其 IPI 指数仍能得到很好改善。由于被处理的特征数大幅减少，所以当求解复杂优化问题，特别是高维优化问题时，收敛速度可得到大幅提升。

(5) 演化时，体质强壮的个体能继续生长，而体质虚弱的个体停止生长。

该特征可确保 SEIV 算法具有全局收敛性。

SEIV 算法具有对某些类型的复杂优化问题的适用性强、求解速度快且具有全局收敛的特点；通过增加个体数还可以提升全局最优解的精度。SEIV 算法的这些特点可便于工程实际应用。今后需要进一步扩展的地方有：

（1）如何在个体的特征中植入独立的病毒描述因子。

（2）如何将多种病毒纳入 SEIV 算法中。

（3）如何将更多不同类型的个体纳入 SEIV 算法中。

（4）如何在 SEIV 算法中体现不同病毒发作的时滞差异。

参 考 文 献

[1] HOLLAND J. Adaptation in Natural and Artificial Systems [M]. Cambridge：MIT Press，1992.

[2] 高芳，韩璞，翟永杰. 基于变异操作的蚁群算法用于连续函数优化 [J]. 计算机工程与应用，2011，47（4）：5~8.

[3] EBERHART R，KENNEDY J. New optimizer using particle swarm theory [C] //MHS' 95 Proceedings of the Sixth International Symposium on Micro Machine and Human Science. IEEE，Piscataway，NJ，USA，1995：38~43.

[4] 崔志华，曾建潮. 微粒群优化算法 [M]. 北京：科学出版社，2011.

[5] 黄光球，刘嘉飞，姚玉霞. 求解组合优化问题的鱼群算法的收敛性证明 [J]. 计算机工程与应用，2012，48（10）：59~63.

[6] SIMON D. Biogeography-based optimization [J]. IEEE Transactions on Evolutionary Computation，2008，12（6）：702~713.

[7] 李会荣. 基于单纯形局部搜索的自适应差分进化算法 [J]. 海南大学学报自然科学版，2013，31（2）：143~148.

[8] 李茂军，罗安，童调生. 人工免疫算法及其应用研究 [J]. 控制理论与应用，2004，21（2）：153~158.

[9] 张利伟，苑津莎. 基于智能互补策略的免疫算法 [J]. 计算机应用，2013，33（4）：953~956.

[10] BEYER H. The Theory of Evolution Strategies [M]. New York：Springer，2001.

[11] MEZURA-MONTES E，COELLO C. A simple multimembered evolution strategy to solve constrained optimization problems [J]. IEEE Transactions on Evolutionary Computation，2005，9（2）：1~17.

[12] BURNET H. The Clonal Selection Theory of Acquired Immunity [M]. Cambridge：Cambridge University Press，1959.

[13] CASTRO D. Learning and optimization using the clone selection principle [J]. IEEE Transactions on Evolutionary Computation，2002，6（3）：239~251.

[14] JIAO Licheng，DU Haifeng. Development and prospect of the artificial immune system [J]. Acta Electronica Sinica，2003，31（10）：1540~1548.

[15] 曹先彬，王本年，王煦法．一种病毒进化型遗传算法［J］．小型微型计算机系统，2001，21（1）：59~62.

[16] 焦李成，杜海峰．人工免疫系统进展与展望［J］．电子学报，2003，31（10）：1540~1548.

[17] 马知恩，周义仓，王稳地．传染病动力学的数学建模与研究［M］．北京：科学出版社，2004.

[18] 杨伟．传染病动力学的一些数学模型及其分析［D］．上海：复旦大学，2010.

[19] YOICHI Enatsu，ELEONORA Messina，YOSHIAKI Muroya，et al. Stability analysis of delayed SIR epidemic models with a class of nonlinear incidence rates［J］. Applied Mathematics and Computation，2012，218（9）：5327~5336.

[20] PRASENJIT D，MUKHERJEE D，SARKAR A K. Study of an S-I epidemic model with nonlinear incidence rate：Discrete and stochastic version［J］. Applied Mathematics and Computation，2011，218（6）：2509~2515.

[21] SONG Xinyu，JIANG Yu，WEI Huiming. Analysis of a saturation incidence SVEIRS epidemic model with pulse and two time delays［J］. Applied Mathematics and Computation，2009，214（2）：381~390.

[22] BUONOMO Bruno，RIONERO Salvatore. On the Lyapunov stability for SIRS epidemic models with general nonlinear incidence rate［J］. Applied Mathematics and Computation，2010，217（8）：4010~4016.

[23] LAHROUZ Aadil，OMARI Lahcen，KIOUACH Driss，et al. Complete global stability for an SIRS epidemic model with generalized non-linear incidence and vaccination［J］. Applied Mathematics and Computation，2012，218（1）：6519~6525.

[24] JIANG Yu，WEI Huiming，SONG Xinyu，et al. Global attractivity and permanence of a delayed SVEIR epidemic model with pulse vaccination and saturation incidence［J］. Applied Mathematics and Computation，2009，213（2）：312~321.

[25] XU Rui. Global dynamics of an SEIS epidemic model with saturation incidence and latent period［J］. Applied Mathematics and Computation，2012，218（15）：7927~7938.

[26] IGGIDR A，NIRI K，OULD M E E. Fluctuations in a SIS epidemic model with variable size population［J］. Applied Mathematics and Computation，2010，217（1）：55~64.

[27] LONG Dan，XIANG Zhongyi. On the study of an SEIV epidemic model concerning vaccination and vertical transmission［J］. Journal of Applied Mathematics and Bioinformatics，2012，45（6）：272~280.

[28] 景妮琴．利用SEIV模型在狂犬病问题中应用研究［J］．科技通报，2012，28（12）：6~8.

[29] WANG Xia，TAO Youde，SONG Xinyu. Studies of a class of SEIV models［J］. MATHEMATICA APPLICATA，2010，23（4）：774~780.

[30] 任子晖，王坚，高岳林．马尔科夫链的粒子群优化算法全局收敛性分析［J］．控制理论与应用，2011，28（4）：462~466.

[31] 黄光球，赵魏娟，陆秋琴．求解大规模优化问题的可全局收敛蝙蝠算法［J］．计算机应用研究，2013，30（5）：1323~1328.

3 SIRQV 传染病动力学优化算法

3.1 引言

目前，已提出的群智能优化算法[1~8]的共同特点是把个体看成独立的粒子，个体相互间的作用关系并没有明确的生物学含义；已提出的群智能优化算法的变量处理策略分为两类：一类是全变量处理策略，即每次迭代将一个试探解的所有变量全部进行更新；另一类是部分变量处理策略，即每次迭代只将一个试探解的极少部分变量进行更新。目前，已提出的大部分群智能优化算法都采用全变量处理策略，如GA、ACA、PSO、AFSA、ES、AIA等算法；只有DE和BBO采用的是部分变量处理策略。测试结果表明[5,9]，DE和BBO的性能要明显优于采用全变量处理策略的群智能优化算法，特别是当优化问题（1.1）的维数很高时，尤其如此。

为了使群智能优化算法能充分体现个体之间明确的相互作用关系，且每次只涉及优化问题的极少部分变量，并以此开发出具有不同特点的多种演化算子，本章利用SIRQV传染病动力学模型提出了一种新的函数优化算法，即SIRQV算法。

依据Kermack-Mckendrick仓室建模方法[10,11]构建的SIRQV传染病动力学模型是描述人类在传染病作用下其动态行为在易感（susceptible）、感染（infected）、隔离（quarantined）、治愈（recovered）以及接种（vaccinated）等状态之间进行随机转换的一种非线性数学模型，该模型不是从病理知识的角度考虑传染病，而是按照一般传染病传播机理通过数量关系描述传染病的传播过程，分析感染个体数的变化规律，揭示传染病的发展性态[12]。传染病在个体之间的传播，使得个体之间的相互作用关系体现得淋漓尽致，其生物学含义明确；一种传染病攻击的是人类个体的少部分器官，将该现象映射到对优化问题的求解，就是每次处理的变量个数只是全部变量的极少部分。因此，SIRQV算法的变量处理策略的生物学含义相当明确。

由于SIRQV传染病动力学模型对个体之间传染病的流行规律具有很好的描述，若把一个个体看成是优化问题（1.1）的一个试探解、人类可遭传染病攻击的特征（器官）看成是试探解中的变量，则该特点既有利于描述优化问题的众多试探解之间的信息交换，又利于采用效率很高的部分变量处理策略。因此，将该模型用于复杂函数优化问题的求解具有独到的优势。

本章着重解决了如下4个问题：

（1）如何将SIRQV传染病模型转化为能求解复杂优化问题的SIRQV函数优

化算法；

（2）如何使得 SIRQV 算法中的算子能充分反映个体之间的相互作用关系，以便体现 SIRQV 传染病模型的思想。

（3）如何证明 SIRQV 算法的全局收敛性。

（4）如何确定 SIRQV 算法最佳参数设置。

3.2 基于 SIRQV 传染病模型的函数优化算法设计

3.2.1 SIRQV 模型

恶性传染病对于公共卫生和经济发展有着巨大的影响，从 S. S. Hennein[13] 关于天花的工作开始，预防接种措施就被广泛地应用于传染病的控制[14,15]，其作用是减少人群中易感者的数量。然而，一般来说疫苗并非 100%有效，通常由于病原体的抗原变异或者宿主体内免疫系统的变弱，疫苗只能提供有限的免疫力[16]；隔离是另外一种传染病控制措施，主要是将感染的个体从人群中隔离出来。考虑到患者只有在确诊之后才会被隔离，在此之前，他们已有一段时间开始传播疾病[17]，因此，将预防接种与隔离两种措施结合在一起使用对于传染病预防控制是非常重要的[18]。

将某生态系统中的总人口 N 分为五个仓室：易感者类 S、感染但未被隔离者类 I，被隔离者类 Q、治愈并拥有短期免疫力者类 R 以及接种者类 V；这些类中个体的数量分别用斜体字母 S、I、Q、R、V 来表示。总人口数为 $N=S+I+Q+R+V$，感染者数为 $I+Q$。疾病传播的流程图如图 3.1(a) 所示。这里，a 表示人群通过出生或者迁移进入易感者，d 表示自然死亡率。假设疾病不是致命的，因此不考虑因病死亡率。模型中考虑双线性发生率 λSI。假设治愈者的免疫丧失率为 φ，易感者的接种率为 m，其免疫丧失率为 η，同时，假设疫苗并非 100%有效，以 $1-\sigma(0\leqslant\sigma\leqslant1)$ 表示疫苗的有效率，染病者的自行治愈率为 β，其隔离率为 θ，而因为隔离治疗染病者的康复率为 r。

根据流程图 3.1(a)，可以得到如下的微分方程组[18]：

$$\begin{cases}\dfrac{\mathrm{d}S}{\mathrm{d}t}=a+\varphi R+\eta V-\lambda SI-(m+d)S\\[2ex]\dfrac{\mathrm{d}I}{\mathrm{d}t}=\lambda SI+\sigma\lambda VI-(\theta+d+\beta)I\\[2ex]\dfrac{\mathrm{d}Q}{\mathrm{d}t}=\theta I-(r+d)Q\\[2ex]\dfrac{\mathrm{d}R}{\mathrm{d}t}=\beta I+rQ-(\varphi+d)R\\[2ex]\dfrac{\mathrm{d}V}{\mathrm{d}t}=mS-\sigma\lambda VI-(\eta+d)V\end{cases}\tag{3.1}$$

模型式（3.1）有三种极限情形：$a=0$，$\sigma=0$，即疫苗100%有效；$\sigma=1$，即疫苗完全无效，或者 $m=0$，即没有预防接种措施，此时等价于模型SIRQS[19,20]；$\theta=0$，没有隔离措施，此时等价于模型SIRVS[16,21]。

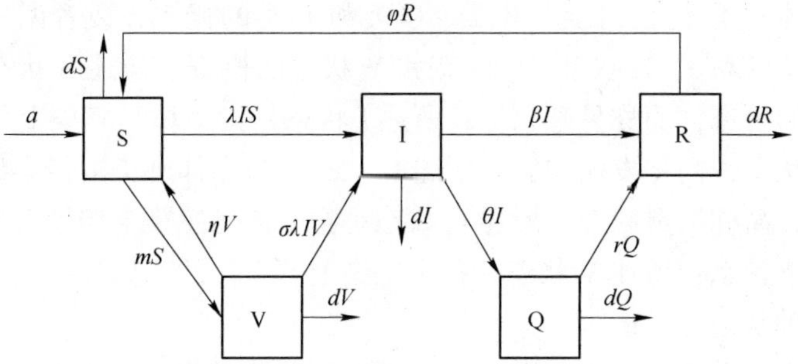

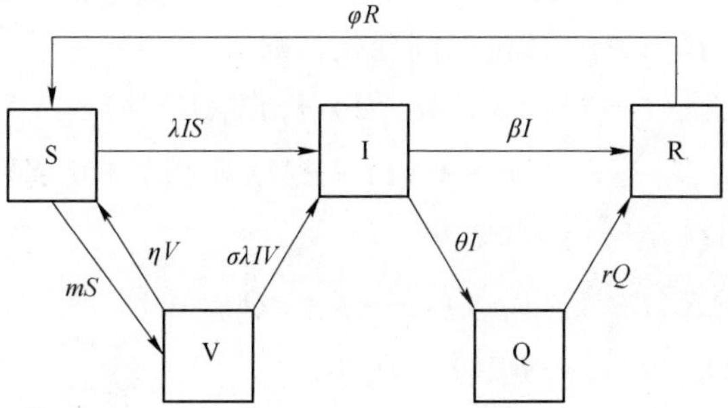

图3.1 带有预防接种和隔离的SIRQV模型流程图
（a）简化前；（b）简化后

为了快速求解复杂函数优化问题，需要对上述SIRQV模型进行适当简化，即假定研究的生态系统在给定的时间段内没有个体出生、迁移、自然死亡和因病死亡等现象发生，即 $a=0$，$d=0$，这时，个体总数 N 为常数，如图3.1（b）所示；而剩下的参数 λ、φ、m、η、σ、θ、β、r 的取值随时间变化。根据上述要求将式（3.1）简化成如下形式：

$$\begin{cases}\dfrac{\mathrm{d}S}{\mathrm{d}t}=\varphi R+\eta V-\lambda SI-mS\\[2mm]\dfrac{\mathrm{d}I}{\mathrm{d}t}=\lambda SI+\sigma\lambda VI-(\theta+\beta)I\\[2mm]\dfrac{\mathrm{d}Q}{\mathrm{d}t}=\theta I-rQ\\[2mm]\dfrac{\mathrm{d}R}{\mathrm{d}t}=\beta I+rQ-\varphi R\\[2mm]\dfrac{\mathrm{d}V}{\mathrm{d}t}=mS-\sigma\lambda VI-\eta V\end{cases}\tag{3.2}$$

假设生态系统中个体总数为 1 个单位；以 $S(t)$、$I(t)$、$R(t)$、$Q(t)$ 和 $V(t)$ 分别代表在时期 t 时 S 类、I 类、R 类、Q 类和 V 类个体占总个体的比例。这样，对于该生态系统中的任意一个个体，$S(t)$、$I(t)$、$R(t)$、$Q(t)$ 和 $V(t)$ 就分别表示一个个体属于 S 类、I 类、R 类、Q 类和 V 类的概率，或者说一个个体分别处于 S 状态、I 状态、R 状态、Q 状态和 V 状态的概率。所述 S 状态是指个体未感染上传染的状态，简称易感状态；所述 I 状态是指个体已感染上传染病后并处于已发病的状态，简称发病状态；所述 R 状态是指个体感染上传染病后并已经被治愈的状态，简称治愈状态；所述 Q 状态是指个体已感染上传染病但被隔离的状态，简称隔离状态；所述 V 状态是指未感染上传染病的个体已接受疫苗接种的状态，简称接种状态。

由于将生态系统中的人群看成一个个体，因此可将式（3.4）应用到生态系统中的任一个体 i 上，并将式（3.2）改写成如下离散递推形式，考虑到参数 λ、φ、m、η、σ、θ、β、r 的取值随时间变化，则有：

$$\begin{cases} S_i(t) = (1 - m^t)S_i(t-1) + \varphi^t R_i(t-1) + \eta^t V_i(t-1) - \lambda^t S_i(t-1)I_i(t-1) \\ I_i(t) = (1 - \theta^t - \beta^t)I_i(t-1) + \lambda^t S_i(t-1)I_i(t-1) + \sigma^t \lambda^t V_i(t-1)I_i(t-1) \\ Q_i(t) = (1 - r^t)Q_i(t-1) + \theta^t I_i(t-1) \\ R_i(t) = (1 - \varphi^t)R_i(t-1) + \beta^t I_i(t-1) + r^t Q_i(t-1) \\ V_i(t) = 1 - S_i(t) - I_i(t) - R_i(t) - Q_i(t) \end{cases} \tag{3.3}$$

式（3.3）中用到了 $N(t)=S(t)+I(t)+R(t)+Q(t)+V(t)=1$。在时期 t，式（3.3）中各参数的取值方法见表 3.1。

表 3.1　SIRQV 传染病模型的参数取值方法

参数名	参数含义	取值方法	取值区间的上下限	满足条件
λ^t	传染病的传染率	$\lambda^t = Rand\ (\lambda^L,\ \lambda^U)$	$[\lambda^L,\ \lambda^U]$	$0 \leqslant \lambda^L < \lambda^U \leqslant 1$
φ^t	治愈者的免疫失效率	$\varphi^t = Rand\ (\alpha^L,\ \alpha^U)$	$[\varphi^L,\ \varphi^U]$	$0 \leqslant \varphi^L < \varphi^U \leqslant 1$
m^t	易感者的接种率	$m^t = Rand\ (m^L,\ m^U)$	$[m^L,\ m^U]$	$0 \leqslant m^L < m^U \leqslant 1$
η^t	接种者的免疫失效率	$\eta^t = Rand\ (\eta^L,\ \eta^U)$	$[\eta^L,\ \eta^U]$	$0 \leqslant \eta^L < \eta^U \leqslant 1$
σ^t	疫苗的有效率	$\sigma^t = Rand\ (\sigma^L,\ \sigma^U)$	$[\sigma^L,\ \sigma^U]$	$0 \leqslant \sigma^L < \sigma^U \leqslant 1$
θ^t	染病者的隔离率	$\theta^t = Rand\ (\theta^L,\ \theta^U)$	$[\theta^L,\ \theta^U]$	$0 \leqslant \theta^L < \theta^U \leqslant 1$
β^t	染病者的自行治愈率	$\beta^t = Rand\ (\beta^L,\ \beta^U)$	$[\beta^L,\ \beta^U]$	$0 \leqslant \beta^L < \beta^U \leqslant 1$
r^t	染病者从隔离状态转化为治愈状态的比例	$r^t = Rand\ (r^L,\ r^U)$	$[r^L,\ r^U]$	$0 \leqslant r^L < r^U \leqslant 1$

表 3.1 的含义是，每个时期，每个参数的取值均在给定取值区间内随机产

生。例如，在时期 t，对于传染病的传染率 λ^t，计算时取 $\lambda^t = Rand(\lambda^L, \lambda^U)$；$\lambda^L$ 和 λ^U 分别为 λ^t 取值区间的下限和上限，$0 \leqslant \lambda^L < \lambda^U \leqslant 1$。

采用上述随机方法确定 SIRQV 传染病动力学模型中的各参数，既可大幅减少参数输入个数（由原来要为 $8G$ 个参数取值降低为只为 16 个参数取值，G 为最大迭代时期数，G 通常为 8000~30000）、降低参数取值精度（因只需确定取值区间的上、下限，而不需确定具体的值），又使模型更能表达实际情况（因为不同时期这些参数都是变化的）。

3.2.2 算法场景设计

假设某个生态系统存在 N 个个体，这些个体用编号表示就是 1，2，…，N。每个个体均由 n 个特征来表征，即对个体 i 来说，其表征特征为（x_{i1}，x_{i2}，…，x_{in}）。该生态系统存在一种传染病，该传染病会在个体之间传染。该传染病攻击的是个体的部分特征，但绝不是全部特征。其传染病的传播规律如下：

（1）处于易感状态的个体若与已染上该传染病的其他个体作有效接触，就会染上该传染病。

（2）染上传染病的个体首先被隔离，即进入隔离状态，隔离状态会持续到该个体的传染病被治愈为止。处于隔离状态的个体不会将传染病传给其他个体。

（3）染上传染病的个体有一部分在被隔离之前自行治愈了。

（4）处于隔离状态的个体的传染病被治愈后，即进入治愈状态，并获得一定期限的免疫力；处于治愈状态的个体不再携带病毒，因此不可能将传染病传给其他个体。

（5）处于治愈状态的个体的免疫力在一段时间之后会丧失，免疫力丧失的个体即转入易感状态；当这些个体的与染病者作有效接触后，又会重新染病。

（6）处于易感状态的个体，可以通过接受疫苗注射的方法获得免疫能力，但该免疫能力持续一段时间后就会丧失。

将上述场景映射到对优化问题（1.1）全局最优解的搜索过程中，其含义如下：

优化问题（1.1）的解（搜索）空间与生态系统相对应，该生态系统中一个个体对应于优化问题（1.1）的一个试探解，N 个个体所对应的试探解集就是 $X = \{\boldsymbol{X}_1, \boldsymbol{X}_2, \cdots, \boldsymbol{X}_N\}$。个体 $i(i=1, 2, \cdots, N)$ 的一个特征对应于优化问题试探解 $\boldsymbol{X}_i$ 的一个变量，即个体 i 的特征 j 与试探解 $\boldsymbol{X}_i$ 的变量 x_{ij} 相对应，所以个体 i 的特征数与试探解 $\boldsymbol{X}_i$ 的变量数相同，都为 n。因此，个体 i 与试探解 $\boldsymbol{X}_i$ 是等价概念。

个体的体质强弱用体质指数 IPI 来表示，IPI 指数对应于优化问题（1.1）的目标函数值。对于优化问题（1.1），个体 i 的 IPI 指数计算方法如式（2.5）

所示。

在时期 t，随机产生生态系统中人群的 λ^t、φ^t、m^t、η^t、σ^t、θ^t、β^t、r^t，采用 SIRQV 传染病模型式（3.3）分别计算个体 i 的易感概率 $S_i(t)$、染病概率 $I_i(t)$、治愈概率 $R_i(t)$、隔离概率 $Q_i(t)$ 和接种概率 $V_i(t)$。个体 i 在时期 t 处于 S 状态、I 状态、R 状态、Q 状态和 V 状态等五个状态中的哪个状态，由 $S_i(t)$、$I_i(t)$、$R_i(t)$、$Q_i(t)$ 和 $V_i(t)$ 中的最大者确定。表 3.2 中所列情况符合图 3.1 描述的个体的传染病的状态转换情形（假设个体获得免疫能力后，仅在一个时期内有效）。

表 3.2　SIRQV 传染病模型的合法状态转换

时期 t-1 的状态	时期 t 的状态	状态转换类型
S	S	S→S
S	I	S→I
S	V	S→V
I	I	I→I
I	Q	I→Q
I	R	I→R
V	S	V→S
V	V	V→V
V	I	V→I
Q	Q	Q→Q
Q	R	Q→R
R	R	R→R
R	S	R→S

除了表 3.2 所列的 13 种合法的状态转换外，其他状态转换都是非法的。从式（3.3）知，个体 i 的易感概率 $S_i(t)$、染病概率 $I_i(t)$、治愈概率 $R_i(t)$、隔离概率 $Q_i(t)$ 和接种概率 $V_i(t)$ 都是时变的，因此个体 i 的生长状态将在 S、I、R、Q、V 五个状态之间随机转换。这种随机转换映射到优化问题的解空间，意味着每个试探解在解空间从一个位置转移到另外一个位置，从而实现对解空间的随机搜索。

随机搜索过程中，若时期 t 个体 i 的 IPI 指数高于其时期 t-1 的 IPI 指数，则个体 i 将继续生长，此意味着个体 i 离全局最优解越来越近；反之，若时期 t 个体 i 的 IPI 指数低于或等于其时期 t-1 的 IPI 指数，则个体 i 将停止生长，此意味着个体 i 留在时期 t-1 所在的位置不动。这种步步不差的随机搜索策略使得该算法具有全局收敛性。

3.2.3　演化算子设计

在时期 t，生态系统的 N 个个体的状态值为 $\boldsymbol{X}_1(t)$，$\boldsymbol{X}_2(t)$，…，$\boldsymbol{X}_N(t)$，下面给出能体现S→S、S→I、S→V、I→I、I→Q、I→R、R→R、R→S、Q→Q、Q→R、V→S、V→V、V→I等转移的算子设计方法。

3.2.3.1　转移类型的生物学含义

对图3.1（b）进行分解，存在下列3种情况：

（1）在时期 t，个体从状态 A 转移到状态 C，如图3.2（a）所示，其中 A、$C\in\{S, I, R, Q, V\}$，但 $A\neq C$。大量的个体状态转移都属于这种情况。例如S→I、S→V、I→Q、I→R、R→S、Q→R、V→S、V→I等。

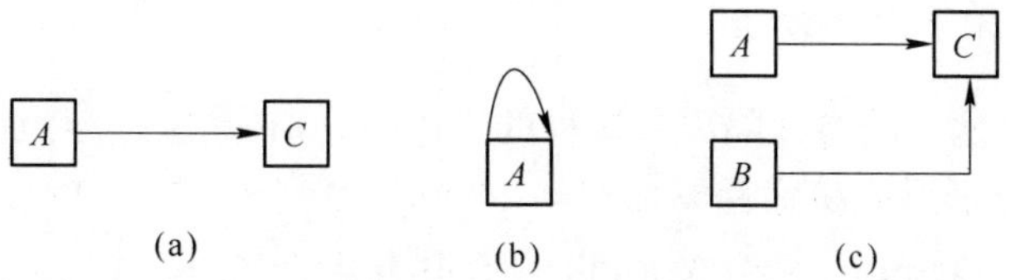

图3.2　时期 t 个体三种状态转移情形

（a）个体从状态 A 转移到状态 C；（b）个体在状态 A 未发生状态转移；
（c）个体从状态 A 或状态 B 转移到状态 C

为了能使某个体从状态 A 转移到状态 C，将已处于状态 C 的若干其他个体的某些特征的平均状态值传给该个体的对应特征，也即使该个体的对应特征具有状态 C 的状态值。此举可实现该个体从状态 A 转移到状态 C。例如，对于S→I转移，将已处于染病状态（I）的若干个体的某些特征的平均状态值传给处于易感状态（S）的某个体，即可使其感染上传染病，即实现S→I转移。因此相当于染病者将自身带病毒的东西传给易感者，使其传染上疾病。其他转移的含义，可类似解释。

（2）在时期 t，当个体处于某个状态 A 时，$A\in\{S, I, R, Q, V\}$，并没有发生状态转移，即相当于 $A\to A$，如图3.2(b）所示。图3.1中的每个节点实际上隐含了图3.1(b）所示的情形。例如，S→S、V→V、I→I、Q→Q和R→R。

当某个体处于状态 A 时，为了能使该个体向好的方向发展，但其状态又保持不变，将已处于同样状态 A、但其IPI指数要高于该个体的IPI指数的若干个强壮个体的某些特征的平均状态值传给该个体的对应特征，也就是将IPI指数高的强壮个体向IPI指数低的虚弱个体传递强壮特征信息，使得这些虚弱个体能向好的方向发展。这是因为，当个体处于易感、染病、接种、隔离或治愈状态时，它总是通过养生、保健、锻炼等各种办法使自身体质增强；当个体处于染病状态时，它们总是通过治疗和营养补充使自身体质增强，以便达到战胜疾病的目的。

（3）在时期 t，个体可能从状态 A 或 B 转移到状态 C，但 $A \to C$ 和 $B \to C$ 不会同时发生，如图 3.2(c) 所示，其中 A、B、$C \in \{S, I, R, Q, V\}$，但 $A \neq B \neq C$。例如，对于图 3.1(b) 中的节点 S，有 R→S、V→S；对于节点 I，有 S→I、V→I；对于节点 R，有 I→R、Q→R。

若一个终状态存在多个源状态可以转移到该终状态上，则会出现雷同的信息传递。图 3.2 正是对这种情况的描述。例如，终状态 R 存在 I 和 Q 两个源状态可以转移到 R 上，即 I→R 和 Q→R，即已处于治愈且已获得免疫的若干个体的特征信息既要传给已处于状态 I 的个体，又要传给已处于状态 Q 的个体。这时，在图 3.1（b）中表现为一个节点存在多条入弧。为了避免雷同的信息传递，对图 3.1（b）中的每条弧，需要构造不同含义的信息传递策略。

3.2.3.2 算子设计方法

从易感、染病、治愈、隔离、接种的个体中分别随机挑选出 L 个个体，($L \geq 1$)，这些个体分别形成易感者集合 $C_S^t = \{\boldsymbol{X}_{i_1}^S(t), \boldsymbol{X}_{i_2}^S(t), \cdots, \boldsymbol{X}_{i_L}^S(t)\}$、染病者集合 $C_I^t = \{\boldsymbol{X}_{i_1}^I(t), \boldsymbol{X}_{i_2}^I(t), \cdots, \boldsymbol{X}_{i_L}^I(t)\}$、治愈者集合 $C_R^t = \{\boldsymbol{X}_{i_1}^R(t), \boldsymbol{X}_{i_2}^R(t), \cdots, \boldsymbol{X}_{i_L}^R(t)\}$、隔离者集合 $C_Q^t = \{\boldsymbol{X}_{i_1}^Q(t), \boldsymbol{X}_{i_2}^Q(t), \cdots, \boldsymbol{X}_{i_L}^Q(t)\}$、接种者集合 $C_V^t = \{\boldsymbol{X}_{i_1}^V(t), \boldsymbol{X}_{i_2}^V(t), \cdots, \boldsymbol{X}_{i_L}^V(t)\}$。

从易感、染病、治愈、隔离、接种的个体中分别随机挑选出 L 个个体（$L \geq 1$），这些个体的 IPI 指数要高于当前个体 i 的 IPI 指数，分别形成强壮易感者集合 $C_{PS}^t = \{\boldsymbol{X}_{i_1}^{PS}(t), \boldsymbol{X}_{i_2}^{PS}(t), \cdots, \boldsymbol{X}_{i_L}^{PS}(t)\}$、强壮染病者集合 $C_{PI}^t = \{\boldsymbol{X}_{i_1}^{PI}(t), \boldsymbol{X}_{i_2}^{PI}(t), \cdots, \boldsymbol{X}_{i_L}^{PI}(t)\}$、强壮治愈者集合 $C_{PR}^t = \{\boldsymbol{X}_{i_1}^{PR}(t), \boldsymbol{X}_{i_2}^{PR}(t), \cdots, \boldsymbol{X}_{i_L}^{PR}(t)\}$、强壮隔离者集合 $C_{PQ}^t = \{\boldsymbol{X}_{i_1}^{PQ}(t), \boldsymbol{X}_{i_2}^{PQ}(t), \cdots, \boldsymbol{X}_{i_L}^{PQ}(t)\}$、强壮接种者集合 $C_{PV}^t = \{\boldsymbol{X}_{i_1}^{PV}(t), \boldsymbol{X}_{i_2}^{PV}(t), \cdots, \boldsymbol{X}_{i_L}^{PV}(t)\}$。

（1）活跃算子 $HY(A^{t-1}, M_I, M_E)$。让集合 A^{t-1} 中的 M_I 个已处于状态 $B \in \{S, I, R, Q, V\}$ 的个体的特征 j 及其状态值的加权和与 M_E 个已处于状态 B 的个体的特征 j 及其状态值的加权和的差值作为已处于同样状态的个体 i 对应特征 j 的状态值。即：

$$\begin{cases} v_{ij}(t) = \sum_{k=1}^{M_I} \alpha_k x_{i_kj}(t-1) - \sum_{k=1}^{M_E} \beta_k x_{i_kj}(t-1), & |A^{t-1}| > 0 \\ v_{ij}(t) = x_{ij}(t-1),\ SIRQV_i(t) = SIRQV_i(t-1), & |A^{t-1}| = 0 \end{cases}$$

式中，$\boldsymbol{V}_i(t) = (v_{i1}(t), v_{i2}(t), \cdots, v_{in}(t))$，$\boldsymbol{X}_{i_k}(t-1) = (x_{i_k1}(t-1), x_{i_k2}(t-1), \cdots, x_{i_kn}(t-1))$，$v_{ij}(t)$ 和 $x_{i_kj}(t-1)$ 分别为时期 t 和时期 $t-1$ 个体 i 的特征 j 的状态值；$\forall i_k, i_s \in \{i_1, i_2, \cdots, i_L\}$，$i_k \neq i_s \neq i$；$\alpha_k$，$\beta_k$ 为常数，$0<\alpha_k$，$\beta_k<1$，

计算时取 $\alpha_k = Rand$（0，1），$\beta_k = Rand$（0，1）；M_I 和 M_E 为参与信息交换的活跃个体数，$M_I > M_E$，$M_I \geqslant 2$，$M_E \geqslant 1$。

采用与个体 i 状态相同的其他若干个体的特征的状态值之加权和的差值来计算个体 i 的对应特征的状态值，可以增加提升个体 i 在新旧状态之间差异度，导致个体 i 的活跃度增强。由于 S→S 转移描述了无病个体的活动情况，因此 S→S 转移使用活跃算子来描述其行为较合适，其带参数的函数形式为 HY（C_S^{t-1}，M_I，M_E）。

（2）平均算子 PJ（A^{t-1}，$C \to B$）。让集合 A^{t-1} 中的 L 个已处于状态 $C \in$ {S，I，R，Q，V} 的个体的特征 j 及其平均状态值传给已处于状态 $B \in$ {S，I，R，Q，V}（$C \neq B$）的个体 i 的对应特征 j，使个体 i 的状态从 B 转移到 C，即 $B \to C$。即：

$$\begin{cases} v_{ij}(t) = \dfrac{1}{|A^{t-1}|} \sum\limits_{k \in A^{t-1}} x_{kj}(t-1), & |A^{t-1}| > 0 \\ v_{ij}(t) = x_{ij}(t-1),\ SIRQV_i(t) = SIRQV_i(t-1), & |A^{t-1}| = 0 \end{cases}$$

平均算子能使个体获得已处于其他状态的若干个体的平均特征信息，从而降低个体陷入局部最优的概率。显然，S→I、S→V、R→S 和 I→R 转移可使用平均算子来描述它们的行为。

1）对于 S→I 转移，其带输入参数的平均算子的函数形式为 PJ（C_I^{t-1}，S→I），其含义是将已染病的个体的特征传给易感的个体，使其感染上传染病；

2）对于 S→V 转移，其带输入参数的平均算子的函数形式为 PJ（C_V^{t-1}，S→V），其含义是将已接种并已获得免疫能力的个体的特征传给易感的个体，使其获得免疫能力；

3）对于 R→S 转移，其带输入参数的平均算子的函数形式为 PJ（C_S^{t-1}，R→S），其含义是将已丧失免疫能力的易感个体的特征传给已治愈并免疫的个体，使其免疫能力丧失；

4）对于 I→R 转移，其带输入参数的平均算子的函数形式为 PJ（C_R^{t-1}，I→R），其含义是将已治愈并获得免疫能力的个体的特征传给已染病的个体，使其治愈并获得免疫能力。

（3）合成算子 $HC(A^{t-1}$，$C \to B)$。让集合 A^{t-1} 中的 L 个已处于状态 $C \in$ {S，I，R，Q，V} 的个体的特征 j 及其平均状态值传给已处于状态 $B \in$ {S，I，R，Q，V}（$C \neq B$）的个体 i 的对应特征 j；或者让集合 A^{t-1} 中的 M_I 个已处于状态 C 的个体的特征 j 及其状态值的加权和与 M_E 个已处于同样状态的个体的特征 j 及其状态值的加权和的差值作为个体 i 对应特征 j 的状态值，使个体 i 的状态从 B 转移到 C，即 $B \to C$。即

$$\begin{cases} \left.\begin{matrix} v_{ij}(t) = \dfrac{1}{|A^{t-1}|}\sum\limits_{k \in A^{t-1}} x_{kj}(t-1), \ Rand(0, 1) \leqslant 0.5 \\ v_{ij}(t) = \sum\limits_{k=1}^{M_I} \alpha_k x_{i_k j}(t-1) - \sum\limits_{k=1}^{M_E} \beta_k x_{i_k j}(t-1), \ 否则 \end{matrix}\right\} |A^{t-1}| > 0 \\ v_{ij}(t) = x_{ij}(t-1), \ SIRQV_i(t) = SIRQV_i(t-1), \ |A^{t-1}| = 0 \end{cases}$$

显然，合成算子既具有活跃算子的特征又具有平均算子的特征。Q→R、V→I 和 V→S 转移可使用合成算子来描述它们的行为，其带输入参数的合成算子的函数形式分别为 $HC(C_{\mathrm{R}}^{t-1}$, Q→R)、$HC(C_{\mathrm{I}}^{t-1}$, V→I) 和 $HC(C_{\mathrm{S}}^{t-1}$, V→S)。

(4) 增强算子 ZQ (A_H^{t-1}, B)。让集合 A_H^{t-1} 中的 L 个 IPI 指数高于个体 i 的 IPI 指数，且已处于状态 $B \in$ {S, I, R, Q, V} 的个体的特征 j 及其平均状态值传给已处于同样状态的个体 i 的对应特征 j，使其体质增强，且状态不发生转变。即：

$$\begin{cases} v_{ij}(t) = \dfrac{1}{|A_H^{t-1}|}\sum\limits_{k \in A_H^{t-1}} x_{kj}(t-1), \ |A_H^{t-1}| > 0 \\ v_{ij}(t) = x_{ij}(t-1), \ SIRQV_i(t) = SIRQV_i(t-1), \ |A_H^{t-1}| = 0 \end{cases}$$

IPI 指数高的强壮个体通过增强算子向 IPI 指数低的虚弱个体传递强壮特征信息，使得 IPI 指数低的虚弱个体能向好的方向发展。显然，I→I、R→R、Q→Q 和 V→V 转移可采用增强算子来描述它们的行为，其带输入参数的合成算子的函数形式分别为 ZQ (C_{I}^{t-1}, I)、ZQ (C_{R}^{t-1}, R)、ZQ (C_{Q}^{t-1}, Q) 和 ZQ (C_{V}^{t-1}, V)。

(5) 摄取算子 SQ (C_{Q}^{t-1}, I→Q)。因个体处于隔离状态时不会改变其自身的特性，故应保留个体的特征的状态值不变；或者让集合 C_{Q}^{t-1} 中的某个已隔离的个体的特征 j 及其状态值作为个体 i 对应特征 j 的状态值。被隔离的个体的状态转移为 I→Q，转移后状态为 Q。即：

$$\begin{cases} \left.\begin{matrix} v_{ij}(t) = x_{ij}(t-1), \ Rand(0, 1) < 0.5 \\ v_{ij}(t) = x_{kj}(t-1)|_{k \in C_{\mathrm{Q}}^{t-1}}, \ 否则 \end{matrix}\right\}, \ |C_{\mathrm{Q}}^{t-1}| > 0 \\ v_{ij}(t) = x_{ij}(t-1), \ SIRQV_i(t) = SIRQV_i(t-1), \ |C_{\mathrm{Q}}^{t-1}| = 0 \end{cases}$$

摄取算子仅用于 I→Q 转移。该算子使得搜索具有沿某个维的方向进行跳转的特性。

(6) 生长算子。将新一代个体与相应的当前代个体进行比较，较优者更新到新一代个体中，将较差者不更新。对于最小化优化问题 (1.1)，其生长算子可以描述为

$$\boldsymbol{X}_i(t) = \begin{cases} \boldsymbol{V}_i(t), \ 若 \ IPI(\boldsymbol{V}_i(t)) > IPI(\boldsymbol{X}_i(t)) \\ \boldsymbol{X}_i(t-1), \ 其他 \end{cases} \tag{3.4}$$

式中，$i=1, 2, \cdots, N$，函数 IPI ($\boldsymbol{V}_i(t)$) 和 IPI ($\boldsymbol{X}_i(t)$) 按式 (1.3) 计算。

生长算子具有步步不差的特性，确保了本算法具有全局收敛性。

3.2.4 SIRQV算法构造方法

SIRQV算法包括如下步骤：

（1）初始化：1）令时期 $t=0$，按表3.3初始化本算法中涉及的所有参数；2）初始 N 个个体：$\boldsymbol{X}_1(0)$，$\boldsymbol{X}_2(0)$，…，$\boldsymbol{X}_N(0)$。

（2）产生5个随机数：$a_1^i=Rand(0,\ 1)$，$a_2^i=Rand(0,\ 1)$，$a_3^i=Rand(0,\ 1)$，$a_4^i=Rand(0,\ 1)$，$a_5^i=Rand(0,\ 1)$；计算 $S_i(0)=\frac{a_1^i}{\sum_{j=1}^{5}a_j^i}$，$I_i(0)=\frac{a_2^i}{\sum_{j=1}^{5}a_j^i}$，$R_i(0)=\frac{a_3^i}{\sum_{j=1}^{5}a_j^i}$，$Q_i(0)=\frac{a_4^i}{\sum_{j=1}^{5}a_j^i}$，$V_i(0)=1-S_i(0)-I_i(0)-R_i(0)-Q_i(0)$，$i=1,\ 2,\ \cdots,\ N$。

（3）计算个体 i 的S、I、R、Q、V状态，$SIRQV_i(0)=GetSIRQV\{S_i(0),\ I_i(0),\ R_i(0),\ Q_i(0),\ V_i(0)\}$，$i=1,\ 2,\ \cdots,\ N$；//函数 $GetSIRQV(\ )$ 用于确定个体 i 处于何种状态。

（4）执行下列操作：

FOR $t=1$ TO G//其中 G 为最大演化时期数。

$\lambda^t=Rand(\lambda^L,\ \lambda^U)$，$\varphi^t=Rand(\varphi^L,\varphi^U)$，$m^t=Rand(m^L,m^U)$，$\eta^t=Rand(\eta^L,\ \eta^U)$，$\sigma^t=Rand(\sigma^L,\ \sigma^U)$，$\theta^t=Rand(\theta^L,\ \theta^U)$，$\beta^t=Rand(\beta^L,\ \beta^U)$，$r^t=Rand(r^L,r^U)$；

FOR $i=1$ TO N

利用式(3.3)计算 $S_i(t)$、$I_i(t)$、$R_i(t)$、$Q_i(t)$ 和 $V_i(t)$；

计算 $SIRQV_i(t)=GetSIRQV\{S_i(t),I_i(t),R_i(t),Q_i(t),V_i(t)\}$；

FOR $j=1$ TO n

令 $p=Rand(0,1)$；//p 为个体的特征被攻击的实际概率。

IF $p\leqslant E_0$ THEN//E_0 为个体特征被病毒攻击的最大概率。

IF $SIRQV_i(t-1)=$ S THEN

IF $SIRQV_i(t)=$ S THEN

采用活跃算子 $HY(C_S^{t-1},M_I,M_E)$ 计算 S→S 转移的 $v_{ij}(t)$；

ELSE IF $SIRQV_i(t)=$ I THEN

采用平均算子 $PJ(C_I^{t-1},$S →I) 计算 S→I 转移的 $v_{ij}(t)$；

ELSE IF $SIRQV_i(t)=$ V THEN

采用平均算子 $PJ(C_V^{t-1},$S→V) 计算 S→V 转移的 $v_{ij}(t)$；

ELSE

$v_{ij}(t)=x_{ij}(t-1)$，$SIRQV_i(t)=SIRQV_i(t-1)$；

END IF

ELSE IF $SIRQV_i(t-1)=$ I THEN

```
        IF SIRQV_i(t) = I THEN
            采用增强算子 ZQ(C_PI^{t-1}, I)计算 I→I 转移的 v_ij(t);
        ELSE IF SIRQV_i(t) = Q THEN
            采用摄取算子 SQ(C_Q^{t-1}, I→Q)计算 I→Q 转移的 v_ij(t);
        ELSE IF SIRQV_i(t) = R THEN
            采用平均算子 PJ(C_R^{t-1}, I→R)计算 I→R 转移的 v_ij(t);
        ELSE
            v_ij(t) = x_ij(t-1), SIRQV_i(t) = SIRQV_i(t-1);
        END IF
    ELSE IF SIRQV_i(t-1) = R THEN
        IF SIRQV_i(t) = R THEN
            采用增强算子 ZQ(C_PR^{t-1}, R)计算 R→R 转移的 v_ij(t);
        ELSE IF SIRQV_i(t) = S THEN
            采用平均算子 PJ(C_S^{t-1}, R→S)计算 R→S 转移的 v_ij(t);
        ELSE
            v_ij(t) = x_ij(t-1), SIRQV_i(t) = SIRQV_i(t-1);
        END IF
    ELSE IF SIRQV_i(t-1) = Q THEN
        IF SIRQV_i(t) = Q THEN
            采用增强算子 ZQ(C_PQ^{t-1}, Q)计算 Q→Q 转移的 v_ij(t);
        ELSE IF SIRQV_i(t) = R THEN
            采用合成算子 HC(C_R^{t-1}, Q→R)计算 Q→R 转移的 v_ij(t);
        ELSE
            v_ij(t) = x_ij(t-1), SIRQV_i(t) = SIRQV_i(t-1);
        END IF
    ELSE IF SIRQV_i(t-1) = V THEN
        IF SIRQV_i(t) = V THEN
            采用增强算子 ZQ(C_PV^{t-1}, V)计算 V→V 转移的 v_ij(t);
        ELSE IF SIRQV_i(t) = S THEN
            采用合成算子 HC(C_S^{t-1}, V→S)计算 V→S 转移的 v_ij(t);
        ELSE IF SIRQV_i(t) = I THEN
            采用合成算子 HC(C_I^{t-1}, V→I)和计算 V→I 转移的 v_ij(t);
        ELSE
            v_ij(t) = x_ij(t-1), SIRQV_i(t) = SIRQV_i(t-1);
        END IF
    END IF
ELSE
    v_ij(t) = x_ij(t-1), SIRQV_i(t) = SIRQV_i(t-1);
```

```
                END IF
            END FOR
            按式(3.4)计算生长算子;
        END FOR
        IF 新得到的全局最优解与最近一次已保存的当前全局最优解之间的误差满足最低要求 ε THEN
            转步骤(5);
        END IF
        保存新得到的全局最优解;
    END FOR
```

(5) 结束。

函数 *GetSIRQV*(*S*,*I*,*R*,*Q*,*V*) 的定义如下:

```
    FUNCTION GetSIRQV(S,I,R,Q,V)
        IF S=max{S,I,R,Q,V} THEN//max{S,I,R,Q,V}表示在 S、I、R、Q、V 中取最大值。
            RETURN S;//返回状态 S;
        ELSE IF I=max{S,I,R,Q,V} THEN
            RETURN I;//返回状态 I;
        ELSE IF R=max{S,I,R,Q,V} THEN
            RETURN R;//返回状态 R;
        ELSE IF Q=max{S,I,R,Q,V} THEN
            RETURN Q;//返回状态 Q;
        ELSE IF V=max{S,I,R,Q,V} THEN
            RETURN V;//返回状态 V;
        END IF
    END FUNCTION
```

SIRQV 算法中相关参数的取值方法参见表 3.3。

表 3.3 参数的取值方法

参数名	取值依据
最大演化时期数 G	最大迭代时期数 G 的取值依据是为了防止迭代过程不满足收敛条件时出现无限迭代，一般取 $G=8000\sim30000$
最优解的最低误差要求 ε	$\varepsilon>0$，ε 越小，所获得的最优解的精度越高，但计算时间越长；取值范围为 $\varepsilon=10^{-5}\sim10^{-10}$
变量数 n	由实际优化问题确定
个体数 N	尽管 N 取较大值可扩大搜索空间，但算法总时间复杂度与 N 成正比，因此，N 不能取得太大，该参数的取值无需太高的精确性，只需要依据具体的优化问题和计算机的速度而定，取值范围为 $N=100\sim5000$

续表 3.3

参数名	取值依据
活跃算子和合成算子中参与信息交换的个体数 M_I，M_E	$M_I \geq 2$，$M_E \geq 1$，$M_I > M_E$，一般选取 $M_I = 2$，$M_E = 1$
参与信息交换的个体数 L	$L \geq 1$，该参数不敏感，选取 $L = 2$ 或 3 即可
个体特征被病毒攻击的最大概率 E_0	$0 < E_0 < 1$，一般选取 $E_0 = 1/200 \sim 1/20$
传染病的传染率 λ^t 取值的下限和上限 $[\lambda^L, \lambda^U]$	$0 \leq \lambda^L < \lambda^U \leq 1$，一般选取 [0，1]
治愈者的免疫失效率 φ^t 取值的下限和上限 $[\varphi^L, \varphi^U]$	$0 \leq \varphi^L < \varphi^U \leq 1$，一般选取 [0，1]
易感者的接种率 m^t 取值的下限和上限 $[m^L, m^U]$	$0 \leq m^L < m^U \leq 1$，一般选取 [0，1]
接种者的免疫失效率 η^t 取值的下限和上限 $[\eta^L, \eta^U]$	$0 \leq \eta^L < \eta^U \leq 1$，一般选取 [0，1]
疫苗的有效率 σ^t 取值的下限和上限 $[\sigma^L, \sigma^U]$	$0 \leq \sigma^L < \sigma^U \leq 1$，一般选取 [0，1]
染病者的自行治愈率 β^t 取值的下限和上限 $[\beta^L, \beta^U]$	$0 \leq \beta^L < \beta^U \leq 1$，一般选取 [0，1]
染病者的隔离率 θ^t 取值的下限和上限 $[\theta^L, \theta^U]$	$0 \leq \theta^L < \theta^U \leq 1$，一般选取 [0，1]
染病者从隔离状态转化为治愈状态的比例 r^t 取值的下限和上限 $[r^L, r^U]$	$0 \leq r^L < r^U \leq 1$，一般选取 [0，1]
其他未列参数	由算法自动随机选取

3.2.5　SIRQV 算法的特性

SIRQV 算法的特性如下：

（1）演化过程具有 Markov 特性。从活跃算子、平均算子、增强算子、摄取算子和合成算子的定义可知，任何一个试探解新一代的生成只与该试探解的当前状态有关，而与该试探解以前是如何演变到当前状态的历程无关。

(2) 从生长算子的定义便知演化过程具有“步步不差”特性。

3.2.6 时间复杂度

SIRQV 算法的时间复杂度计算过程见表 3.4，其时间复杂度与演化时期 G、个体规模 N、变量个数 n 以及各算子的时间复杂度以及其他辅助操作相关。

表 3.4　SIRQV 算法的时间复杂度计算

操　作	时间复杂度	最多循环次数
初始化	$O(3n+7(n+1)N+n^2N)$	1
计算 $S_i(t)$、$I_i(t)$、$R_i(t)$、$Q_i(t)$、$V_i(t)$、$SIRQV_i(t)$	$O(7)$	$(G+N+8)N$
活跃算子、平均算子和合成算子	$O((N+4L+6)nE_0/20)$	$(G+N+8)(N+9)$
增强算子	$O((N+4L+6)nE_0/15)$	$(G+N+8)(N+9)$
摄取算子	$O((N+6)nE_0/15)$	$(G+N+8)(N+9)$
状态保持	$O((1-7E_0/10)n)$	$(G+N+8)(N+9)$
目标函数计算	$O(n)\sim O(n^2)$	$(G+N+8)(N+9)$
生长算子	$O(3n)$	$(G+N+8)(N+9)$
结果输出	$O(n)$	1

3.3 SIRQV 算法的全局收敛性

定理 3.1　SIRQV 算法具有全局收敛性。

定理 3.1 的证明方法可参见文献 [22]，本章不再赘述。

因此，SIRQV 算法具有全局收敛性，证毕。

3.4 实例研究与对比分析

依据表 3.3，选取参数 $G=8000\sim30000$，$\varepsilon=10^{-7}$，$n=30\sim100$，$N=100\sim2000$，$[\lambda^L, \lambda^U]=[0, 1]$，$[\varphi^L, \varphi^U]=[0, 1]$，$[m^L, m^U]=[0, 1]$，$[\eta^L, \eta^U]=[0, 1]$，$[\sigma^L, \sigma^U]=[0, 1]$，$[\beta^L, \beta^U]=[0, 1]$，$[\theta^L, \theta^U]=[0, 1]$，$[r^L, r^U]=[0, 1]$，$L=1\sim11$，$E_0=0.001\sim1$，$M_I=2$，$M_E=1$ 进行研究。

3.4.1 SIRQV 算法的参数选取与性能研究

首先以 Michalewicz 函数优化问题 $f_0(\boldsymbol{X})$ 为例测试 SIRQV 算法的性能，并确定相关重要参数的选定方法，这些重要参数包括个体数 N、参与特征信息交换的个体数 L 和个体特征被病毒攻击的最大概率 E_0。Michalewicz 函数优化问题 $f_0(\boldsymbol{X})$ 的数学模型为

$$\min f_0(\boldsymbol{X}) = -\sum_{i=1}^{n} \sin(x_i)\left[\sin\left(\frac{ix_i^2}{\pi}\right)\right]^{2m}, \quad m = 10$$

Michalewicz 函数在 $0 \leqslant x_i \leqslant \pi$，$i=1, 2, \cdots, n$ 有 $n!$ 个局部极值点，其理论全局最优目标函数值至今未知，但在（$-n$，$-n+1$）区间内，且很接近于$-n$。

表 3.5 显示了最优目标函数值、个体数与计算时间之间的关系。从表 3.5 可以看出，当个体数目增加时，SIRQV 算法的计算时间也随之增加，最优目标函数值的准确度也增加。当个体数 $N \geqslant 1500$ 时，计算时间增加较快，但最优目标函数值的准确度增加较慢。因此，当优化问题的维数不太高时，SIRQV 算法的最佳个体数为 $N=300 \sim 1500$；否则，$N=1500 \sim 5000$。

表 3.5　个体数、计算时间与最优目标函数值之间的关系

（$n=40$，$E_0=0.01$，$L=2$，$G=8000$）

个体数	最优目标函数值	计算时间/s
100	-39.5094045304704	16
300	-39.6267103072473	52
500	-39.6267488901158	90
800	-39.6267488901163	159
1000	-39.6267488901003	204
1500	-39.6267488901125	357
2000	-39.6267488901142	513
2500	-39.6267488901102	687
3000	-39.6267488901165	463

表 3.6 描述了最优目标函数值、参与特征信息交换的个体数 L 与计算时间的关系。从表 3.6 可以看出，只要 $L>1$，计算时间变化不大，最优目标函数值的准确度变化也不大。因此，不妨令 $L=2$。

表 3.6　参与信息交换的个体数 L 对最优目标函数值与计算时间的影响

（$n=40$，$N=1000$，$E_0=0.01$，$G=8000$）

L	最优目标函数值	计算时间/s
1	-39.626748890103	206
2	-39.6267488900813	200
3	-39.6267488901052	199
4	-39.6267488900701	202
5	-39.6267488900616	201
6	-39.6267488899272	203

续表 3.6

L	最优目标函数值	计算时间/s
7	−39.6267488901158	202
9	−39.6267488901161	203
11	−39.6267488901159	203

表 3.7 描述了个体特征被病毒攻击的最大概率 E_0 与最优目标函数值以及计算时间之间的关系。从表 3.7 可以看出，当 $E_0=1/1000\sim1/500$ 时，计算精度很高，但计算时间较长；当 $E_0=1/200\sim1/20$ 时，计算精度也高，但计算时间很短；当 $E_0\geqslant1/10$ 时，随着 E_0 增加，计算精度严重下降，计算时间也急剧增加。因此，当 $E_0=1/200\sim1/20$ 时 SIRQV 算法的性能最佳。当 $E_0=1/200\sim1/20$ 时，意味着优化问题最多只有 1/200～1/20 的变量参与计算，SIRQV 算法消耗的时间低于 E_0 取其他值时的计算时间，算法仍能获得很高精度的最优解。

表 3.7 个体特征被病毒攻击的最大概率 E_0 与最优目标函数值以及计算时间之间的关系（$n=40$，$L=2$，$N=1000$，$G=30000$）

E_0	最优目标函数值	计算时间/s
1/1000	−39.6262849571291	562
1/500	−39.626748679824	582
1/200	−39.6267488901165	362
1/100	−39.6267488901165	233
1/20	−39.6267488901165	248
1/10	−39.6267488901165	705
1/5	−39.2171519954571	813
1/2	−37.1736555667726	1605
3/4	−37.2711466229214	4250
1	−24.2944949173661	6241

由于生态系统中人群的 λ^t、φ^t、m^t、η^t、σ^t、θ^t、β^t、r^t 是随时间波动的，因此，不同时刻计算时，SIRQV 算法获得的最优目标函数值在理论最优目标函数值附近波动。因此，为了增加最优目标函数值的准确性，应针对每组参数设置让 SIRQV 算法多运行几次，取其中的最小值即可。

图 3.3 所示为当 $n=200$，$L=2$，$E_0=0.01$，$N=1000$，$G=8000$ 时 SIRQV 算法的收敛过程与迭代次数之间的关系。从图 3.4 可以发现，SIRQV 算法只需要不到 5000 次迭代即可非常接近全局最优解，由于采用了“步步不差”的搜索策略，该算法的收敛过程很平滑。

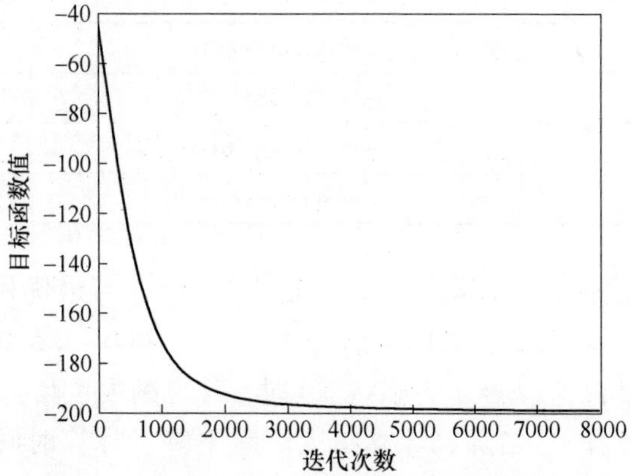

图 3.3 SIRQV 算法的收敛过程

图 3.4 所示为当 $n=200$，$L=2$，$E_0=0.01$，$N=1000$，$G=8000$ 时 SIRQV 算法的计算时间与迭代次数之间的关系。从图 3.4 可以发现，在迭代过程中，SIRQV 算法的计算时间与迭代次数成线性关系，说明算法的收敛过程很快。

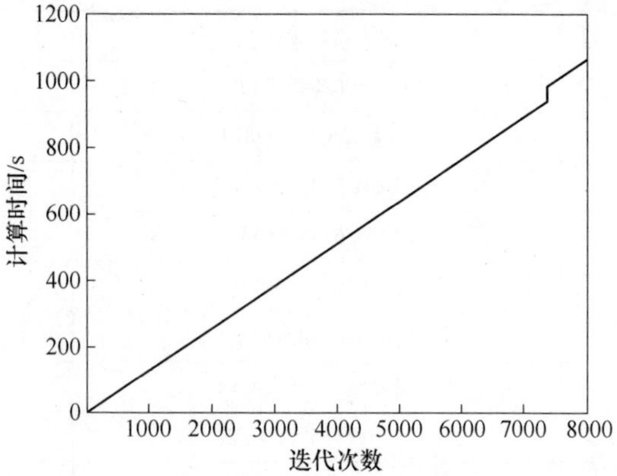

图 3.4 计算时间与迭代次数之间的关系

综上所述，SIRQV 算法只需较少次数的迭代，即可非常接近和发现全局最优解，计算时间与迭代次数成线形关系；算法的“步步不差”的搜索策略可确保整个收敛过程既平稳又快捷。

3.4.2 SIRQV 算法与其他群智能优化算法的比较

为了验证 SIRQV 算法的有效性，现选取 16 个著名的基准函数优化问题，见表 3.8。这些基准函数优化问题是 $f_0(\boldsymbol{X}) \sim f_{15}(\boldsymbol{X})$，其中包括 BUMP 函数优化问题 $f_{15}(\boldsymbol{X})$。$f_0(\boldsymbol{X}) \sim f_{15}(\boldsymbol{X})$ 形态极度复杂，能对算法的性能进行全面测试。这些函数优化问题的数学模型见文献［3］。$f_0(\boldsymbol{X}) \sim f_{14}(\boldsymbol{X})$ 中的绝大部分存在大量局部

最优解，它们用于测试 SIRQV 算法发现极其复杂函数优化问题最优解的能力；BUMP 函数 $f_{15}(\boldsymbol{X})$ 是一个公认的极难求最优解的函数优化问题，它用于测试 SIRQV 算法发现极难求解的函数优化问题的最优解的能力。

表 3.8 16 个基准函数优化问题

基准函数优化问题		每个变量取值区间	理论全局最优解（x_i，$i=1, 2, \cdots, n$）	理论最优目标函数值
$f_0(\boldsymbol{X})$	Michalewicz	[0, π]	未知	未知
$f_1(\boldsymbol{X})$	Rosenbrock	[-5, 5]	1	0
$f_2(\boldsymbol{X})$	Ackley	[-600, 600]	0	0
$f_3(\boldsymbol{X})$	Schaffer	[-100, 100]	0	-1
$f_4(\boldsymbol{X})$	Rastrigin	[-600, 600]	0	0
$f_5(\boldsymbol{X})$	Griewank	[-600, 600]	0	0
$f_6(\boldsymbol{X})$	Schwefel Problem 2. 26	[-500, 500]	-420. 9687	-418. 9829n
$f_7(\boldsymbol{X})$	Schwefel Problem 1. 2	[-100, 100]	0	0
$f_8(\boldsymbol{X})$	Schwefel Problem 2. 21	[-100, 100]	0	0
$f_9(\boldsymbol{X})$	Schwefel Problem 2. 22	[-100, 100]	0	0
$f_{10}(\boldsymbol{X})$	Sphere Model	[-100, 100]	0	0
$f_{11}(\boldsymbol{X})$	Quartic	[-1. 28, 1. 28]	0	随机数
$f_{12}(\boldsymbol{X})$	Step	[-100, 100]	0	0
$f_{13}(\boldsymbol{X})$	Penalized Function1	[-50, 50]	-1	0
$f_{14}(\boldsymbol{X})$	Penalized Function2	[-50, 50]	1	0
$f_{15}(\boldsymbol{X})$	BUMP	(0, 10]	未知	未知

3.4.2.1 用 SIRQV 算法求解基准函数优化问题

首先，用 SIRQV 算法求解 16 个基准函数优化问题，其结果见表 3.9。计算时，SIRQV 算法的取值为 $n=50$，$E_0=0.01$，$L=2$，$N=1500$，$G=8000$。

表 3.9 SIRQV 算法的求解结果

基准函数优化问题	最优目标函数值	计算时间/s
$f_0(\boldsymbol{X})$	-49. 6248299873357	327
$f_1(\boldsymbol{X})$	46. 6467968513137	427
$f_2(\boldsymbol{X})$	9. 74391372032812E-08	197
$f_3(\boldsymbol{X})$	-0. 77230679135533	185
$f_4(\boldsymbol{X})$	8. 43860806232222E-08	75

续表 3.9

基准函数优化问题	最优目标函数值	计算时间/s
$f_5(\boldsymbol{X})$	9.81787414055992E-08	60
$f_6(\boldsymbol{X})$	-20949.1443636217	55
$f_7(\boldsymbol{X})$	9.16956602762809E-08	106
$f_8(\boldsymbol{X})$	7.73229002952555E-03	492
$f_9(\boldsymbol{X})$	9.86509962958245E-08	55
$f_{10}(\boldsymbol{X})$	9.30063608980149E-08	46
$f_{11}(\boldsymbol{X})$	-24.3182618221565	107
$f_{12}(\boldsymbol{X})$	0	18
$f_{13}(\boldsymbol{X})$	7.81032517442293E-08	56
$f_{14}(\boldsymbol{X})$	7.82496371989235E-08	72
$f_{15}(\boldsymbol{X})$	-0.769332688094694	1486

3.4.2.2　用其他群智能优化算法求解基准函数优化问题

为了获得 SIRQV 算法与其他智能优化算法的性能对比，选取 8 个求解函数优化问题的常用群智能优化算法，即遗传算法（GA）、蚁群算法（ACA）、鱼群算法（AFSA）、粒子群算法（PSO）、生物地理学算法（BBO）、差分进化算法（DE）、免疫算法（AIA）和进化策略算法（ES）。计算时，这些算法的参数取值见表 3.10 所示。这些参数的确定来自文献，在表 3.10 中已指明。

表 3.10　8 个群智能优化算法的参数取值

智能优化算法	参 数 取 值
GA[1]	参见表 2.9
ACA[2]	参见表 2.9
PSO[3]	参见表 2.9
AFSA[4]	参见表 2.9
BBO[5]	参见表 2.9
AIA[8]	交换概率 = 0.17，变异概率 = 0.015，接种概率 = 0.12，疫苗更新概率 = 0.16
DE[6]	参见表 2.9
ES[7]	每代产生的后代数 $\lambda = 500$，标准差 $\sigma = 1.2$

每个群智能优化算法的种群数为 1500，精英保持数为 2，最大运行次数 $G = 8000$；每个基准函数优化问题的变量数 $n = 50$。对于表 3.8 的每个基准函数优化问题，采用表 3.10 的参数取值，获得的最优目标函数值见表 3.11。

表 3.11　在 SIRQV 计算时间内 8 个群智能优化算法的求解结果

基准函数	GA	ACA	PSO	AFSA	BBO	AIA	DE	ES
$f_0(\boldsymbol{X})$	-34.1409	-16.3037	-32.7388	-13.1317	-41.5321	-36.2427	-26.0072	-15.2901
$f_1(\boldsymbol{X})$	3.9626E4	1.1619E6	49.26848	2.6392E6	1283.4919	2.7126E4	34.1801	2.1177E6
$f_2(\boldsymbol{X})$	21.0544	21.0889	20.0014	21.2304	20.0000	21.2537	20.6789	21.15403
$f_3(\boldsymbol{X})$	-0.5006	-0.5001	-0.6267	-0.5000	-0.5010	-0.7236	-0.9218	-0.5000
$f_4(\boldsymbol{X})$	2.6637E10	2.7536E11	28310.4613	6.3226E11	1.6249E7	2.5718E10	3546.7035	6.2384E11
$f_5(\boldsymbol{X})$	183.3339	631.2239	0.3809	824.6553	2.8191	101.3746	3.8617E-05	806.4085
$f_6(\boldsymbol{X})$	-1.0286E4	-0.7134E4	-1.1168E4	-0.3976E4	-2.0859E4	-1.0374E4	-1.1136E4	-0.4553E4
$f_7(\boldsymbol{X})$	5.3239E6	4.1973E7	0.4583E4	6.8920E7	3.9142E4	4.1294E6	3.2804E-04	7.1322E7
$f_8(\boldsymbol{X})$	30.7238	70.6692	6.3092	84.2344	9.0545	23.4267	7.6489E-03(251)	85.0486
$f_9(\boldsymbol{X})$	9.5489E10	0.2049E4	181.7638	1.9816E35	13.7069	7.2464E9	6.9879E-03	2.4313E29
$f_{10}(\boldsymbol{X})$	1.6564E4	6.8996E4	0.1823	1.1108E5	661.8267	1.2244E4	1.7098E-04	1.03415E5
$f_{11}(\boldsymbol{X})$	1.9594E4	129.4535	-22.9763	235.4053	-0.5200	1.8103E4	-18.6438	129.9261
$f_{12}(\boldsymbol{X})$	44791	75089	83	105733	11387	31452	39	100731
$f_{13}(\boldsymbol{X})$	3.0026E7	2.6231E8	2.6766	7.4654E8	33.1455	2.4327E7	5.7922E-03	7.7371E8
$f_{14}(\boldsymbol{X})$	2.6499E7	3.5780E8	268.1976	7.2331E8	268.0691	1.7337E7	0.4507E4	7.4334E8
$f_{15}(\boldsymbol{X})$	-0.4299	-0.2107	-0.3274	-0.15938	-0.8013	-0.5357	-0.83013(558)	-0.1678

表 3.11 中的数据是按下列方法得到的：对于每个基准函数优化问题，分别用 8 个群智能优化算法对其进行求解，但计算时间不超过表 3.9 的 SIRQV 算法的计算时间。若一个算法在 SIRQV 算法的计算时间内未能获得全局最优解，则记录其实际获得的目标函数值；若一个算法用少于 SIRQV 算法的计算时间就能获得同样或更高精度的全局最优解，则记录其实际获得的目标函数值和实际所用的计算时间。例如，对于 Schwefel Problem 2.21 函数优化问题，SIRQV 算法花了 492s 才获得全局最优目标函数值 7.73229002952555E-03，但 DE 算法只花 251s 就能获得最优目标函数值 7.6489E-03，在表 3.11 中后者记录为 7.6489E-03(251)。

为了评估 SIRQV 算法与 8 个群智能优化算法的性能，采用下列方法进行打分：对于每个基准函数优化问题，性能最好的算法记 9 分，性能最差的算法记 1 分。一个算法的性能差异定义如下：

（1）在相同的计算时间内，一个算法获得的最优解离理论全局最优解越近，其性能越好，得分也越高。

（2）一个算法获得全局最优解所花的时间越少，其性能越好，得分也越高。

根据上述两个规则，基于表 3. 9 和表 3. 11，SIRQV 算法和 8 个群智能优化算法求解每个基准函数优化问题的得分见表 3. 12。

表 3. 12 SIRQV 算法和 8 个群智能优化算法求解每个基准函数优化问题的得分

基准函数	SIRQV	GA	ACA	PSO	AFSA	BBO	AIA	DE	ES
$f_0(\boldsymbol{X})$	9	5	4	7	2	8	1	6	3
$f_1(\boldsymbol{X})$	9	4	3	7	1	6	5	8	2
$f_2(\boldsymbol{X})$	9	6	3	5	1	8	7	4	2
$f_3(\boldsymbol{X})$	8	6	4	6	1	5	7	9	1
$f_4(\boldsymbol{X})$	9	4	3	7	1	6	5	8	2
$f_5(\boldsymbol{X})$	9	4	3	7	1	6	5	8	2
$f_6(\boldsymbol{X})$	9	4	3	7	1	8	5	6	2
$f_7(\boldsymbol{X})$	9	4	3	7	2	6	5	8	1
$f_8(\boldsymbol{X})$	8	4	3	7	2	6	5	9	1
$f_9(\boldsymbol{X})$	9	3	5	6	1	7	4	8	2
$f_{10}(\boldsymbol{X})$	9	4	34	7	1	6	5	8	2
$f_{11}(\boldsymbol{X})$	9	3	5	7	1	6	4	8	2
$f_{12}(\boldsymbol{X})$	9	3	5	7	1	6	4	8	2
$f_{13}(\boldsymbol{X})$	9	4	3	7	2	6	5	8	1
$f_{14}(\boldsymbol{X})$	9	4	3	7	2	8	5	6	1
$f_{15}(\boldsymbol{X})$	7	5	3	4	1	8	6	9	2
总分	140	67	87	105	21	106	78	121	28
平均分	8. 75	4. 1875	5. 4375	6. 5625	1. 3125	6. 625	4. 875	7. 5625	1. 75

从表 3. 12 可以看出，SIRQV 算法和 8 个群智能优化算法的性能排序如下：

SIRQV > DE > BBO > PSO > ACA > AIA > GA > ES > AFSA

SIRQV 算法求解每个基准函数优化问题的平均得分为 8. 75 分。

3. 5 本章小结

SIRQV 算法具有如下优点：

(1) SIRQV 算法中相关的算子是通过利用 SIRQV 传染病模型进行构造的，完全不需要与要求解的实际优化问题相关，因此 SIRQV 算法具有通用的算子。

(2) 因 SIRQV 传染病模型不需要病理知识的支持，故 SIRQV 算法也不需要病理知识的支持，该特点有利于 SIRQV 算法的研究与改进。

(3) SIRQV 算法利用 13 个转移从多种角度实现个体之间的交换信息，个体间信息交换充分，既促使了个体加速向最优解移动，又避免了个体陷入局部最优的概率，同时又扩大了搜索范围。

（4）因病毒每次攻击的是个体的很少部分特征，当处于不同状态的个体交换特征信息时，只涉及很少一部分特征参与运算，个体的绝大部分特征不参与运算；尽管如此，但其 IPI 指数仍能得到很好改善。由于被处理的特征数大幅减少，所以当求解复杂优化问题，特别是高维优化问题时，收敛速度可得到大幅提升。

（5）演化时，体质强壮的个体能继续生长，而体质虚弱的个体却停止生长，该特征可确保 SIRQV 算法具有全局收敛性。

参 考 文 献

[1] Holland. Adaptation in Natural and Artificial Systems [M]. Ann Arbor: University of Michigan Press, 1975; MIT Press, 1992.

[2] Colorni A, Dorigo M. Distributed optimization by ant colonies [C]. Proceedings of the 1st Europe Conference on Artificial Life, 1991, 134~142.

[3] 崔志华，曾建潮．微粒群优化算法［M］．北京：科学出版社，2011.

[4] 李晓磊，邵之江，钱积．一种基于动物自治体的寻优模式：鱼群算法［J］．系统工程理论与实践，2002，22（11）：32~38.

[5] Simon D. Biogeography-based Optimization [J]. IEEE Transactions: Evolutionary Computation, 2008, 12 (6): 702~713.

[6] Price K, Storn R. Differential evolution [J]. Dr. Dobb's Journal, 1997, 22 (4): 18~20, 22, 24, 78.

[7] Beyer H. The Theory of Evolution Strategies [M]. New York: Springer, 2001.

[8] 李茂军，罗安，童调生．人工免疫算法及其应用研究［J］．控制理论与应用，2004，21（2）：153~158.

[9] 王翔，董晓马，阎瑞霞，等．改进 DE/EDA 算法在求解难约束优化问题中的应用研究［J］．计算机应用研究，2010，27（11）：4114~4117.

[10] Kermack W O, Mckendrick A G. Contributions to the mathematical theory of epidemics [C] // Proceedings of the Royal Society of London, 1927, A115: 700~721.

[11] Kermack W O, Mckendrick A G. Contributions to the mathematical theory of epidemics [C] // Proceedings of the Royal Society of London, 1932, A138: 55~83.

[12] 马知恩，周义仓，王稳地．传染病动力学的数学建模与研究［M］．北京：科学出版社，2004.

[13] Hennein S S. Smallpox and Its Eradication [J]. Journal of Epidemiology & Community Health, 1988, 260 (4): 559~560.

[14] Hethcote H W. Oscillations in an endemic model for pertussis [J]. Canadian Appl Math Quart, 1998 (6): 61~88.

[15] Hethcote H W. The mathematics of infectious diseases [J]. SIAM Rev, 2000, 42: 599~645.

[16] Arino J, Connell Mccluskey C, van den Driessche P. Global results for an epidemic model with vaccination that exhibits backward bifurcation. SIAM J Appl Math, 2003, 64: 260~276.

[17] Summary of probable SARS cases with onset of illness from 1 November 2002 to 31 July 2003, WHO Retrieved on 2008. 10. 31.

[18] 杨伟．传染病动力学的一些数学模型及其分析［D］．上海：复旦大学，2010.

[19] Feng Z, Thieme H. Recurrent outbreaks of childhood diseases revisited: The impact of isolation [J]. Math Biosci, 1995, 128: 93~130.

[20] Hethcote H., Ma Z., Liao S., Effect of quarantine of six endemic models for infectious diseases [J]. Math Biosci, 2002, 180: 141~160.

[21] Xiao D., Ruan S., Global analysis of an epidemic model with nonmonotone incidence rate [J]. Math Biosci, 2007, 208: 419~429.

[22] 黄光球，赵魏娟，陆秋琴．求解大规模优化问题的可全局收敛蝙蝠算法［J］．计算机应用研究，2013，30（5）：1323~1328.

4 SEIRS 传染病动力学优化算法

4.1 引言

传染病是严重危害人类健康的一类疾病。对传染病传播特性研究，具有里程碑意义的工作是 1927 年 Kermack 和 Mckendrick[1~11] 的仓室建模方法，该方法一直沿用至今，并发展成为一种专门的理论：传染病动力学。传染病动力学是利用非线性动力学方法建立传染病传播数学模型，这些数学模型不是从病理知识的角度考虑传染病，而是按照一般传染病传播机理通过数量关系描述传染病的传播过程，分析感染个体数的变化规律，揭示传染病的发展性态[12]。近年来，国内外传染病动力学的研究进展迅速，大量的传染病动力学模型被用于分析各种各样的传染病问题[13]。从传染病的传播机理来看，这些模型涉及接触传播[14]、垂直传播[15]、虫媒传播[16]等不同传染方式；是否考虑传染病的潜伏期[17]、对病人的隔离、因病或因接种而获得的免疫力[14,16,18]以及免疫力的丧失[19]等因素；是否可以忽略因病死亡率、不同种群之间的交叉感染[20]、种群自身不同的增长规律以及种群的年龄结构[21]、在空间迁移或扩散[22]等因素。从数学模型的结构来看，常见的传染病模型有：基于常微分方程的传染病模型[14~22]，这类模型是传染病动力学中成果最为丰富的一类；基于偏微分方程的传染病模型[23,24]，这类模型考虑到年龄对于种群增长规律与传染病流行规律来说是一个重要的因素，而且认为年龄是连续分布的；当认为年龄是离散的情况时，就得到了用差分方程描述的传染病模型[25,26]；具有脉冲的传染病模型[27]，这类模型主要考虑了具有脉冲出生、脉冲接种以及其他人为控制等因素[13]。

SEIRS 传染病模型是描述人群在传染病作用下其动态行为在易感（susceptible）、潜伏（exposed）、发病（infective）和治愈（removed）等状态之间进行随机转换的一种非线性数学模型。由于 SEIRS 传染病模型对个体之间传染病的流行规律具有很好的描述，该特征非常有利于描述优化问题式（1.1）的众多试探解之间的信息交换，因此将该模型用于复杂函数优化问题的求解将具有独到的优势。基于该思路，本章应用 SEIRS 传染病模型提出了一种新型函数优化方法，即 SEIRS 算法。本章着重解决了如下 4 个问题：

（1）如何将 SEIRS 传染病模型转化为能求解复杂优化问题的 SEIRS 函数优化算法。

（2）如何使得 SEIRS 算法中的算子能充分反映个体之间的相互作用关系，以便体现 SEIRS 传染病模型的思想。

（3）如何证明 SEIRS 算法的全局收敛性。

（4）如何确定 SEIRS 算法最佳参数设置。

4.2　基于 SEIRS 传染病模型的函数优化算法设计

4.2.1　SEIRS 传染病模型

由某生态系统中的个体可分成 4 类：S 类、E 类、I 类和 R 类。其中，R 类称为治愈（recover）类，即在生态系统内已染上传染病并被治愈且获得免疫能力的个体的全体。

为了快速求解优化问题式（1.1），对 SEIRS 模型的假设[13]进行一些简化，即：

假设 A　个体总数为 $N(t)=S(t)+E(t)+I(t)+R(t)$，其中，$S(t)$ 表示在时期 t 易感者的个体数；$E(t)$ 表示在时期 t 的潜伏者个体数，此时疾病具有传染性；$I(t)$ 表示时期 t 染病者的个体数，此时疾病更具有传染性；$R(t)$ 表示在时期 t 已治愈的个体数。

假设 B　初始条件 $(S(0), E(0), I(0), R(0))=(S^0, E^0, I^0, R^0) \in \mathbb{R}_+^4$，且模型中所含有的参数 u、b、ω_1、ω_2、α、β、γ 都是非负数，其中，$0 \leqslant u, b, \alpha, \beta, \gamma \leqslant 1$，$\omega_1 \geqslant 1$，$\omega_2 \geqslant 1$。

假设 C　不考虑种群的常数输入率（包括个体的出生率和迁入迁出率），也不考虑种群的出生率和死亡率，个体总数 $N(t)=N$ 为常数；ω_1 表示疾病的潜伏周期，即潜伏者经过时间 ω_1 后可能转化为染病者；ω_2 表示治愈者在经过周期 ω_2 后丧失免疫力，进而转化为易感者；β 表示个体与疾病的有效接触率；α 表示个体从潜伏状态转化为发病状态的比例；γ 表示染病者转化为治愈者的比例；b 表示个体的直接免疫率；u 表示个体从潜伏状态转化为免疫状态的比例。

假设 D　$\beta(E(t)+I(t))S(t)$ 表示个体染病后从易感者转化为潜伏者的比例；但是感染者进入潜伏期后要经过潜伏周期 ω_1 后才有可能转化为发病者，从而引入含有时滞的饱和传染率 $\alpha E(t-\omega_1)$ 来表示潜伏者经过潜伏周期 ω_1 后转化为染病者的比例。

假设 E　根据治愈者在一段时间内具有免疫力，引入免疫丧失率 $\gamma I(t-\omega_2)$ 表示治愈者在经过免疫周期 ω_2 后转化为易感者的比例。

上述假设 A～E 依据 SEIRS 传染病模型的假设 A～E 经简化而得。而 SEIRS 传染病模型的假设 A～E 是依据著名的 KM 假设[10～12]并考虑具有潜伏期的 SEIRS 传染病特性而得，文献［13］对此已进行详细描述，本章不再赘述。根据简化后的假设 A～E，建立如图 4.1 所示的 SEIRS 传染病仓室结构。

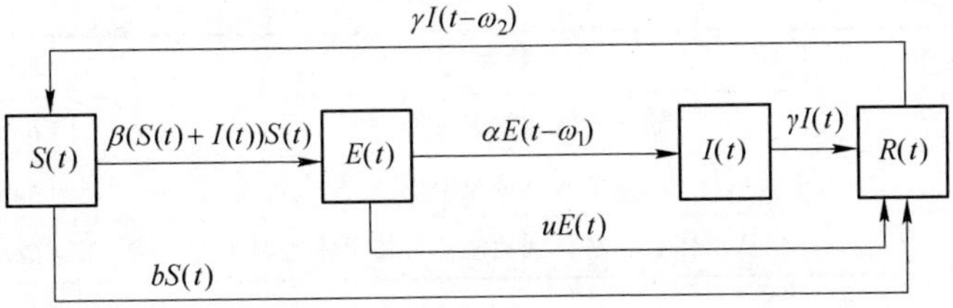

图 4.1　SEIRS 传染病仓室结构

$$\begin{cases}\dfrac{\mathrm{d}S}{\mathrm{d}t}=-bS(t)-\beta(E(t)+I(t))S(t)+\gamma I(t-\omega_2)\\ \dfrac{\mathrm{d}E}{\mathrm{d}t}=\beta(E(t)+I(t))S(t)-uE(t)-\alpha E(t-\omega_1)\\ \dfrac{\mathrm{d}I}{\mathrm{d}t}=\alpha E(t-\omega_1)-\gamma I(t)\\ \dfrac{\mathrm{d}R}{\mathrm{d}t}=\gamma I(t)+uE(t)+bS(t)-\gamma I(t-\omega_2)\end{cases}\tag{4.1}$$

假设生态系统中个体总数为 1 个单位；以 $S(t)$、$E(t)$、$I(t)$ 和 $R(t)$ 分别代表在时期 t 个体在 S 类、E 类、I 类和 R 类个体中所占的比例。对于该生态系统中的任意一个个体，$S(t)$、$E(t)$、$I(t)$ 和 $R(t)$ 就分别表示一个个体属于 S 类、E 类、I 类和 R 类的概率，或者说一个个体分别处于 S 状态、E 状态、I 状态和 R 状态的概率。

通常情况下参数 u、b、α、β、γ 的取值是随时间变化的，但 ω_1 和 ω_2 取值视为常数。由于将生态系统中的种群看成一个个体，因此可将式（4.1）应用到生态系统中的任一个体 i 上，并将式（4.1）改写成如下离散递推形式：

$$\begin{cases}S_i(t)=(1-b^t)S_i(t-1)-\beta^t[E_i(t-1)+I_i(t-1)]S_i(t-1)+\gamma^t I_i(t-1-\omega_2)\\ E_i(t)=(1-u^t)E_i(t-1)+\beta^t[E_i(t-1)+I_i(t-1)]S_i(t-1)-\alpha^t E_i(t-1-\omega_1)\\ I_i(t)=(1-\gamma^t)I_i(t-1)+\alpha^t E_i(t-1-\omega_1)\\ R_i(t)=1-S_i(t)-E_i(t)-I_i(t)\end{cases}\tag{4.2}$$

式(4.2)中用到了 $N(t)=S(t)+E(t)+I(t)+R(t)=1$。在时期 t，式(4.2)中各参数的取值方法见表 4.1。

表 4.1　SEIRS 传染病模型的参数取值方法

参数名	参数含义	取值方法
β^t	疾病有效接触率	$\beta^t=Rand(0,\ 1)$
α^t	从潜伏状态转入疾病状态的个体比例	$\alpha^t=Rand(0,\ 1)$

续表 4.1

参数名	参数含义	取值方法
γ^t	感染者转为治愈者的比例	$\gamma^t = Rand(0, 1)$
b^t	个人直接免疫率	$b^t = Rand(0, 1)$
u^t	从潜伏状态转移到免疫状态的个体比例	$u^t = Rand(0, 1)$

表 4.1 的含义是，每个时期，每个参数的取值均在给定取值区间 [0, 1] 内随机产生。例如，在时期 t，对于疾病的有效接触率 β^t，计算时取 $\beta^t = Rand(0, 1)$。其他参数的取值方法类似。采用上述随机方法确定 SEIRS 传染病动力学模型中的各参数，既可大幅减少参数输入个数，又可使模型更能表达实际情况，因为不同时期这些参数都是变化的。

4.2.2　算法场景设计

假设在某个生态系统存在 N 个个体，这些个体用编号表示就是 1，2，…，N。每个个体均由 n 个特征来表征，即对个体 i 来说，其表征特征均为（x_{i1}，x_{i2}，…，x_{in}）。该生态系统存在一种传染病，该传染病会在个体之间传染。该传染病攻击的是个体的部分特征。其传染病的传播规律如下：

（1）处于易感状态的个体若与已染上该传染病的其他个体作有效接触，就会染上该传染病。

（2）染上传染病的个体的体内病毒首先进入潜伏状态，潜伏状态会持续一段时间，该时间段称为潜伏期；处于潜伏状态的病毒不会使个体发病，但若这些个体与其他个体作有效接触，则会将病毒传染给其他个体。

（3）当某个体的体内病毒潜伏期结束后，该个体就开始发病，即进入发病状态；若处于发病状态的个体与其他个体作有效接触，则会将病毒传染给其他个体。

（4）处于发病状态的个体，能以一定的概率治愈；治愈后的个体在一定期限内可以获得免疫能力，即使它们与已染上该传染病的其他个体作有效接触，也不会重新染病；但当个体的免疫期限结束后，这些个体又会重新染病。

（5）处于易感状态或潜伏状态的个体，可以通过接受疫苗注射的方法获得免疫能力，但该免疫能力持续一段时间后仍会消失。

将上述场景映射到对优化问题式（1.1）全局最优解的搜索过程中，含义如下：

优化问题式（1.1）的解（搜索）空间与生态系统相对应，该生态系统中一个个体对应于优化问题式（1.1）的一个试探解，N 个个体对应的试探解集就是 $\{\boldsymbol{X}_1, \boldsymbol{X}_2, \cdots, \boldsymbol{X}_N\}$。个体 i（$i=1, 2, \cdots, N$）的一个特征对应于优化问题试探

解 $\boldsymbol{X}_i$ 的一个变量，即个体 i 的特征 j 与试探解 $\boldsymbol{X}_i$ 的变量 x_{ij} 相对应，所以个体 i 的特征数与试探解 $\boldsymbol{X}_i$ 的变量数相同，都为 n。因此，个体 i 与试探解 $\boldsymbol{X}_i$ 是等价概念。个体的体质强弱用体质指数 IPI 来表示，IPI 指数对应于优化问题式（1.1）的目标函数值。对于优化问题式（1.1），个体 i 的 IPI 指数计算方法如式（2.5）所示。

在时期 t，随机产生生态系统中种群的 β^t、α^t、γ^t、b^t、u^t，采用 SEIRS 传染病模型分别计算个体 i 的易感概率 $S_i(t)$、潜伏概率 $E_i(t)$、染病概率 $I_i(t)$ 和治愈概率 $R_i(t)$。个体 i 在时期 t 处于 S 状态、E 状态、I 状态和 R 状态 4 个状态中的哪个状态，分别由 $S_i(t)$、$E_i(t)$、$I_i(t)$ 和 $R_i(t)$ 中的最大者确定。表 4.2 中所列情况符合图 4.1 描述的个体的传染病的状态转换情形。

表 4.2 SEIRS 传染病模型的合法状态转换

时间 t-1 时的状态	时间 t 时的状态	持续周期	状态转移	算子
S	S	1	S→S	S-S
S	E	1	S→E	S-E
S	R	1	S→R	S-R
E	E	1	E→E	E-E
E	I	ω_1	E→I	E-I(ω)
E	R	1	E→R	E-R
I	I	1	I→I	I-I
I	R	1	I→R	I-R
R	R	1	R→R	R-R
R	S	ω_2	R→S	R-S(ω)

4.2.3 演化算子设计

在时期 t，生态系统的 N 个个体的状态值为 $\boldsymbol{X}_1(t)$，$\boldsymbol{X}_2(t)$，…，$\boldsymbol{X}_N(t)$，下面给出 S-S、S-E、S-R、E-E、E-I(ω)、E-R、I-I、I-R、R-R 和 R-S(ω) 等算子的设计方法。

从易感、潜伏、发病和治愈的个体中分别随机挑选出 L 个个体，（$L \geqslant 1$），这些个体分别形成易感者集合 $C_{\mathrm{S}}^t = \{\boldsymbol{X}_{i_1}(t), \boldsymbol{X}_{i_2}(t), \cdots, \boldsymbol{X}_{i_L}(t)\}$、潜伏者集合 $C_{\mathrm{E}}^t = \{\boldsymbol{X}_{i_1}(t), \boldsymbol{X}_{i_2}(t), \cdots, \boldsymbol{X}_{i_L}(t)\}$、染病者集合 $C_{\mathrm{I}}^t = \{\boldsymbol{X}_{i_1}(t), \boldsymbol{X}_{i_2}(t), \cdots, \boldsymbol{X}_{i_L}(t)\}$ 和治愈者集合 $C_{\mathrm{R}}^t = \{\boldsymbol{X}_{i_1}(t), \boldsymbol{X}_{i_2}(t), \cdots, \boldsymbol{X}_{i_L}(t)\}$。

从易感、潜伏、发病和治愈的个体中分别随机挑选出 L 个个体，$(L\geqslant 1)$，这些个体的 IPI 指数要高于当前个体 i 的 IPI 指数，分别形成优良易感者集合 $C_{PS}^t=\{\boldsymbol{X}_{i_1}(t),\boldsymbol{X}_{i_2}(t),\cdots,\boldsymbol{X}_{i_L}(t)\}$、优良潜伏者集合 $C_{PE}^t=\{\boldsymbol{X}_{i_1}(t),\boldsymbol{X}_{i_2}(t),\cdots,\boldsymbol{X}_{i_L}(t)\}$、优良染病者集合 $C_{PI}^t=\{\boldsymbol{X}_{i_1}(t),\boldsymbol{X}_{i_2}(t),\cdots,\boldsymbol{X}_{i_L}(t)\}$ 和优良治愈者集合 $C_{PR}^t=\{\boldsymbol{X}_{i_1}(t),\boldsymbol{X}_{i_2}(t),\cdots,\boldsymbol{X}_{i_L}(t)\}$。

（1）S-S 算子。让集合 C_S^{t-1} 中的 M_I 个易感个体的特征 j 及其状态值之加权和与 M_E 个易感个体的特征 j 及其状态值之加权和的差值作为个体 i 对应特征 j 的状态值。即：

$$\begin{cases}v_{ij}(t)=\sum_{k=1}^{M_I}\alpha_k x_{i_kj}(t-1)-\sum_{k=1}^{M_E}\beta_k x_{i_kj}(t-1), & |C_S^{t-1}|>0\\ v_{ij}(t)=x_{ij}(t-1),\ SEIRS_i(t)=SEIRS_i(t-1), & |C_S^{t-1}|=0\end{cases}\tag{4.3}$$

式中，$\boldsymbol{V}_i(t)=(v_{i1}(t),v_{i2}(t),\cdots,v_{in}(t))$，$\boldsymbol{X}_{i_k}(t-1)=(x_{i_k1}(t-1),x_{i_k2}(t-1),\cdots,x_{i_kn}(t-1))$，$v_{ij}(t)$ 和 $x_{i_kj}(t-1)$ 分别为时期 t 和时期 $t-1$ 个体 i 的特征 j 的状态值；$\forall i_k,i_s\in\{i_1,i_2,\cdots,i_L\}$，$i_k\neq i_s\neq i$；$\alpha_k$、$\beta_k$ 为常数，$0<\alpha_k,\beta_k<1$，计算时取 $\alpha_k=Rand(0,1)$，$\beta_k=Rand(0,1)$；M_I 和 M_E 为参与信息交换的活跃个体数，$M_I>M_E$，$M_I\geqslant 2$，$M_E\geqslant 1$，$L=M_I+M_E$；$SEIRS_i(t)$ 表示个体 i 在时期 t 所处的状态，该状态是 S、E、I 和 R 这 4 个状态中的某一个。

因个体 i 的特征的状态值计算没有利用已处于其他状态的个体的特征，故个体 i 的状态不会发生变化；采用其他易感个体特征的状态值之加权和的差值来计算个体 i 的特征的状态值，可以增加个体 i 与其他个体的差异，以此提升个体 i 在新旧状态之间差异度，导致个体 i 的活跃度增强。

（2）S-E 算子。让集合 $C_E^{t-1}\cup C_I^{t-1}$ 中的 L 个已处于潜伏状态或已发病的个体的特征 j 及其平均状态值传染给易感的个体 i 的对应特征 j，使其感染上传染病。即：

$$\begin{cases}v_{ij}(t)=\dfrac{1}{|C_E^{t-1}\cup C_I^{t-1}|}\sum_{k\in C_E^{t-1}\cup C_I^{t-1}}x_{kj}(t-1), & |C_E^{t-1}\cup C_I^{t-1}|>0\\ v_{ij}(t)=x_{ij}(t-1),\ SEIRS_i(t)=SEIRS_i(t-1), & |C_E^{t-1}\cup C_I^{t-1}|=0\end{cases}\tag{4.4}$$

（3）S-R 算子。让集合 C_R^{t-1} 中的 L 个已治愈且获得免疫的个体的特征 j 及其平均状态值分别传给易感的个体 i 的对应特征 j，使其获得免疫。即：

$$\begin{cases}v_{ij}(t)=\dfrac{1}{|C_R^{t-1}|}\sum_{k\in C_R^{t-1}}x_{kj}(t-1), & |C_R^{t-1}|>0\\ v_{ij}(t)=x_{ij}(t-1),\ SEIRS_i(t)=SEIRS_i(t-1), & |C_R^{t-1}|=0\end{cases}\tag{4.5}$$

（4）E-I(ω) 算子。让集合 C_I^{t-1} 中的 L 个已发病的个体的特征 j 及其平均状态值传染给已处于潜伏状态的个体 i 的对应特征 j，使其发病，即：

$$\begin{cases} v_{ij}(t) = \dfrac{1}{|C_{\mathrm{I}}^{t-1}|}\sum\limits_{k \in C_{\mathrm{I}}^{t-1}} x_{kj}(t-1), & |C_{\mathrm{I}}^{t-1}| > 0 \\ v_{ij}(t) = x_{ij}(t-1),\ SEIRS_i(t) = SEIRS_i(t-1), & |C_{\mathrm{I}}^{t-1}| = 0 \end{cases} \tag{4.6}$$

尽管 E→I 的状态转换需要延迟 ω 个时期才发生，但时期 t 个体 i 被病毒攻击的特征的状态值只与时期 t-1 的状态值相关。因为当个体 i 被病毒攻击后，尽管若干时期后才发病，但是在发病前的 ω 个时期内其自身状况仍不断变化。

（5）E-E 算子。让集合 C_{PE}^{t-1}中的 L 个其 IPI 指数高于个体 i 的已处于潜伏状态的个体的特征 j 及其平均状态值传给已处于潜伏状态的个体 i 的对应特征 j，使其体质增强。即：

$$\begin{cases} v_{ij}(t) = \dfrac{1}{|C_{\mathrm{PE}}^{t-1}|}\sum\limits_{k \in C_{\mathrm{PE}}^{t-1}} x_{kj}(t-1), & |C_{\mathrm{PE}}^{t-1}| > 0 \\ v_{ij}(t) = x_{ij}(t-1),\ SEIRS_i(t) = SEIRS_i(t-1), & |C_{\mathrm{PE}}^{t-1}| = 0 \end{cases} \tag{4.7}$$

（6）E-R 算子。让集合 C_{PR}^{t-1}中的 L 个已治愈且获得免疫的个体的特征 j 及其平均状态值或者是让 M_I 个已治愈且获得免疫个体的特征 j 及其状态值之加权和与 M_E 个已治愈且获得免疫的个体的特征 j 及其状态值之加权和的差值作为个体 i 对应特征 j 的状态值，不但使其治愈且获得免疫，而且使其活跃度提高。即：

$$\begin{cases} \left.\begin{aligned} & v_{ij}(t) = \dfrac{1}{|C_{\mathrm{PR}}^{t-1}|}\sum\limits_{k \in C_{\mathrm{PR}}^{t-1}} x_{kj}(t-1),\ Rand(0,1) < 0.5 \\ & v_{ij}(t) = \sum_{k=1}^{M_I} \alpha_k x_{i_k j}(t-1) - \sum_{k=1}^{M_E} \beta_k x_{i_k j}(t-1),\ \text{否则} \end{aligned}\right\}, & |C_{\mathrm{PR}}^{t-1}| > 0 \\ v_{ij}(t) = x_{ij}(t-1),\ SEIRS_i(t) = SEIRS_i(t-1), & |C_{\mathrm{PR}}^{t-1}| = 0 \end{cases} \tag{4.8}$$

式（4.8）不但集成了 S-S 算子和 E-E 算子的特性，而且避免了与 S-R 算子的雷同。

（7）I-I 算子。让集合 C_{PI}^{t-1}中的 L 个 IPI 指数高于个体 i 的已发病个体的特征 j 及其平均状态值传给已发病的个体 i 的对应特征 j，使其体质增强。即：

$$\begin{cases} v_{ij}(t) = \dfrac{1}{|C_{\mathrm{PI}}^{t-1}|}\sum\limits_{k \in C_{\mathrm{PI}}^{t-1}} x_{kj}(t-1), & |C_{\mathrm{PI}}^{t-1}| > 0 \\ v_{ij}(t) = x_{ij}(t-1),\ SEIRS_i(t) = SEIRS_i(t-1), & |C_{\mathrm{PI}}^{t-1}| = 0 \end{cases} \tag{4.9}$$

（8）I-R 算子。让集合 C_{R}^{t-1} 中的 L 个已治愈且获得免疫的个体的特征 j 及其平均状态值或者是让 M_I 个已治愈且获得免疫个体的特征 j 及其状态值之加权和与 M_E 个已治愈且获得免疫的个体的特征 j 及其状态值之加权和的差值传给已处于发病状态的个体 i 的对应特征 j，不但使其治愈获得免疫，而且其活跃度提高。即：

$$\begin{cases} \left. \begin{aligned} & v_{ij}(t) = \frac{1}{|C_{\mathrm{R}}^{t-1}|} \sum_{k \in C_{\mathrm{R}}^{t-1}} x_{kj}(t-1),\ Rand(0,\ 1) < 0.5 \\ & v_{ij}(t) = \sum_{k=1}^{M_I} \alpha_k x_{i_kj}(t-1) - \sum_{k=1}^{M_E} \beta_k x_{i_kj}(t-1),\ 否则 \end{aligned} \right\},\ |C_{\mathrm{R}}^{t-1}| > 0 \\ v_{ij}(t) = x_{ij}(t-1),\ SEIRS_i(t) = SEIRS_i(t-1),\ |C_{\mathrm{R}}^{t-1}| = 0 \end{cases} \tag{4.10}$$

式（4.10）不但集成了 S-S 算子和 S-R 算子的特性，而且避免了与 S-R 算子的雷同。

（9）R-R 算子。让集合 C_{PR}^{t-1} 中的 L 个 IPI 指数高于个体 i 的已治愈且获得免疫的个体的特征 j 及其平均状态值传给已治愈且获得免疫的个体 i 的对应特征 j，使其体质增强。即：

$$\begin{cases} v_{ij}(t) = \frac{1}{|C_{\mathrm{PR}}^{t-1}|} \sum_{k \in C_{\mathrm{PR}}^{t-1}} x_{kj}(t-1),\ |C_{\mathrm{PR}}^{t-1}| > 0 \\ v_{ij}(t) = x_{ij}(t-1),\ SEIRS_i(t) = SEIRS_i(t-1),\ |C_{\mathrm{PR}}^{t-1}| = 0 \end{cases} \tag{4.11}$$

（10）R-S(ω) 算子。让集合 C_{S}^{t-1} 中的 L 个易感个体的特征 j 及其平均状态值分别传给已治愈且获得免疫的个体 i 的对应特征 j，使其免疫消失。即：

$$\begin{cases} v_{ij}(t) = \frac{1}{|C_{\mathrm{S}}^{t-1}|} \sum_{k \in C_{\mathrm{S}}^{t-1}} x_{kj}(t-1),\ |C_{\mathrm{S}}^{t-1}| > 0 \\ v_{ij}(t) = x_{ij}(t-1),\ SEIRS_i(t) = SEIRS_i(t-1),\ |C_{\mathrm{S}}^{t-1}| = 0 \end{cases} \tag{4.12}$$

尽管 R→S 的状态转换需要延迟 ω 个时期才发生，但时期 t 个体 i 被病毒攻击的特征的状态值只与时期 $t-1$ 的状态值相关，其理由同 E-I（ω）算子。

（11）生长算子。将新一代个体与相应的前代个体进行比较，将较优者更新进入下一代个体中，将较差者不作改变地保留成原状态。对于最小化优化问题式（1.1），其生长算子可以描述为：

$$\boldsymbol{X}_i(t) = \begin{cases} \boldsymbol{V}_i(t), & IPI(\boldsymbol{V}_i(t)) > IPI(\boldsymbol{X}_i(t)) \\ \boldsymbol{X}_i(t-1), & 其他 \end{cases} \tag{4.13}$$

式中，$i=1,\ 2,\ \cdots,\ N$；函数 $IPI(\boldsymbol{V}_i(t))$ 和 $IPI(\boldsymbol{X}_i(t))$ 按式（2.5）计算。

显然，算子（1）~（10）是依据 SEIRS 传染病模型的特性构造出来的，它们是描述该模型运行过程的特有算子。因此，这些算子仅与 SEIRS 传染病模型相关，是本章首次提出的。若传染病模型不同，则相关算子的构造方法必将不同。SEIRS 算法通过利用 S-S、S-E、S-R、E-E、E-I(ω)、E-R、I-I、I-R、R-R 和 R-S(ω) 等算子来使个体之间交换信息。IPI 指数高的个体通过 E-E、I-I、R-R 等算子向 IPI 指数低的个体传递强壮特征信息，使得 IPI 指数低的个体能向好的方向发展；S-E、S-R、E-I(ω)、R-S(ω) 算子能使处于不同状态的个体获得其他个体的平均特征信息，从而降低个体陷入局部最优的概率；S-S 算子能使个体的活跃度提高，从而扩大搜索范围；E-R 和 I-R 算子既具有 S-S 算子的特征又具有 S-E、S-R、E-I(ω) 和 R-S(ω) 算子的特征。

4.2.4 SEIRS 算法构造方法

算法1 SEIRS 算法。

(1) 初始化。1) 令时期 $t=0$，按表 4.3 初始化本算法中涉及的所有参数；2) 初始 N 个个体：$\boldsymbol{X}_1(0)$，$\boldsymbol{X}_2(0)$，…，$\boldsymbol{X}_N(0)$。

表 4.3 参数的取值方法

参数名称	变量符号名	取 值 方 法
最大进化周期数	G	最大迭代时期数 G 的取值依据是为了防止迭代过程不满足收敛条件时出现无限迭代，一般取 $G=8000\sim30000$
最优解的最低误差要求	ε	$\varepsilon>0$，ε 越小，所获得的最优解的精度越高，但计算时间越长；取值范围为 $\varepsilon=10^{-5}\sim10^{-10}$
变量数	n	由实际优化问题确定
个体数	N	尽管 N 取较大值可扩大搜索空间，但算法总时间复杂度与 N 成正比，因此，N 不能取得太大，该参数的取值无需太高的精确性，只需要依据具体的优化问题和计算机的速度而定，取值范围为 $N=100\sim2000$
在 E-R、I-R 和 S-S 算子中参与信息交换的活跃个体数量	M_I，M_E	$M_I\geqslant2$，$M_E\geqslant1$，$M_I>M_E$，一般 $M_I=2$，$M_E=1$
参与信息交换的个体数	L	$L\geqslant1$，一般 $L=2$ 或 3
个体特征被病毒攻击的最大概率	E_0	$0<E_0<1$，一般 $E_0=1/200\sim1/20$
疾病的潜伏期	ω_1	$\omega_1\geqslant1$，当 $\omega_1>1$，保存状态 S、E、I 和 R 的空间复杂度是 O (2 (G+1) N)。为了降低空间复杂度，令 $\omega_1=1$。此时，空间复杂度降为 O (4N) 以保存状态 S、E、I 和 R
免疫的有效性	ω_2	$\omega_2\geqslant1$，为了降低空间复杂度，令 $\omega_2=1$
其他未列参数		由算法自动随机选取

(2) 产生4个随机数：$a_1^i=Rand$ (0, 1)，$a_2^i=Rand$ (0, 1)，$a_3^i=Rand$ (0, 1)，$a_4^i=Rand$ (0, 1)；计算 $S_i(0)=\dfrac{a_1^i}{(\sum_{j=1}^{4}a_j^i)}$，$E_i(0)=\dfrac{a_2^i}{(\sum_{j=1}^{4}a_j^i)}$，$I_i(0)=\dfrac{a_3^i}{(\sum_{j=1}^{4}a_j^i)}$，

$R_i(0)=1-S_i(0)-E_i(0)-I_i(0)$，$i=1, 2, \cdots, N$。

(3) 计算个体 i 的 S、E、I、R 状态，$SEIRS_i(0)=GetSEIRS\{S_i(0), E_i(0), I_i(0), R_i(0)\}$，$i=1, 2, \cdots, N$。/ * 函数 GetSEIRS( )用于确定个体 i 将处于何种状态 * /。

(4) 记录个体 i 的状态首次变化时间：$SCT(i)=0$，$i=1, 2, \cdots, N$。

(5) 执行下列操作：

```
FOR t=1 TO G/ * 其中 G 为最大演化时期数 * /
  β^t =Rand(0,1),α^t =Rand(0,1),γ^t =Rand(0,1),u^t =Rand(0,1),b^t =Rand(0,1);
  FOR i=1 TO N
      利用式(4.2)计算 S_i(t)、E_i(t)、I_i(t)和 R_i(t);
      计算 SEIRS_i(t)= GetSEIRS{S_i(t),E_i(t),I_i(t),R_i(t)};
      令 p=Rand(0,1);/ * p 为个体的特征被攻击的实际概率 * /
      FOR j=1 TO n
          IF p≤E_0 THEN/ * E_0 为个体特征被病毒攻击的最大概率 * /
              IF SEIRS_i(t-1)= S THEN
                  IF SEIRS_i(t)= S THEN
                      按式(4.3)描述的 S-S 算子计算 v_ij(t);
                  ElSE IF SEIRS_i(t)= E THEN
                      按式(4.4)描述的 S-E 算子计算 v_ij(t);
                      记录个体 i 的状态变化时间:SCT(i)= t;
                  ELSE IF SEIRS_i(t)= R THEN
                      按式(4.5)描述的 S-R 算子计算 v_ij(t);
                      记录个体 i 的状态变化时间:SCT(i)= t;
                  ELSE
                      v_ij(t)= x_ij(t-1),SEIRS_i(t)= SEIRS_i(t-1);
                  ELSE IF
              ELSE IF SEIRS_i(t-1)= E THEN
                  IF SEIRS_i(t)=I AND t-SCT(i)≥ω_1 THEN / * 延迟 ω_1 个时期才发病 * /
                      按式(4.6)描述的 E-I 算子计算 v_ij(t);
                      记录个体 i 的状态变化时间:SCT(i)= t;
                  ELSE IF SEIRS_i(t)= E THEN
                      按式(4.7)描述的 E-E 算子计算 v_ij(t);
                  ELSE IF SEIRS_i(t)= R THEN
                      按式(4.8)描述的 E-R 算子计算 v_ij(t);
                      记录个体 i 的状态变化时间:SCT(i)= t;
                  ELSE
                      v_ij(t)= x_ij(t-1),SEIRS_i(t)= SEIRS_i(t-1);
                  END IF
```

```
            ELSE IF SEIRS_i(t-1) = I THEN
                IF SEIRS_i(t) = I THEN
                    按式(4.9)描述的 I-I 算子计算 v_ij(t);
                ELSE IF SEIRS_i(t) = R THEN
                    按式(4.10)描述的 I-R 算子计算 v_ij(t);
                    记录个体 i 的状态变化时间:SCT(i) = t;
                ELSE
                    v_ij(t) = x_ij(t-1), SEIRS_i(t) = SEIRS_i(t-1);
                END IF
            ELSE IF SEIRS_i(t-1) = R THEN
                IF SEIRS_i(t) = R THEN
                    按式(4.11)描述的 R-R 算子计算 v_ij(t);
                ELSE IF SEIRS_i(t) = S AND t-SCT(i) ≥ ω_2 THEN /* 延迟 ω_2 个时期才丧失免疫力 */
                    按式(4.12)描述的 R-S 算子计算 v_ij(t);
                    记录个体 i 的状态变化时间:SCT(i) = t;
                ELSE
                    v_ij(t) = x_ij(t-1), SEIRS_i(t) = SEIRS_i(t-1);
                END IF
            END IF
        ELSE
            v_ij(t) = x_ij(t-1), SEIRS_i(t) = SEIRS_i(t-1);
        END IF
    END FOR
    按式(4.13)计算生长算子;
  END FOR
  IF 新得到的全局最优解与最近一次已保存的当前全局最优解之间的误差满足最低要求 ε THEN
    转步骤(6);
  END IF
  保存新得到的全局最优解;
END FOR
```

(6) 结束。

函数 *GetSEIRS* (p_S, p_E, p_I, p_R) 的定义如下:

```
FUNCTION GetSEIRS(p_S, p_E, p_I, p_R) /* p_S、p_E、p_I、p_R 分别表示状态 S、E、I、R 出现的概率 */
  IF p_S = max{p_S, p_E, p_I, p_R} THEN /* max{p_S, p_E, p_I, p_R} 表示在概率 p_S、p_E、p_I、p_R 中取最大值 */
    RETURN S; /* 返回状态 S */
  ELSE IF p_E = max{p_S, p_E, p_I, p_R} THEN
```

```
        RETURN E;/ * 返回状态 E * /
    ELSE IF p_I = max{p_S, p_E, p_I, p_R} THEN
        RETURN I;/ * 返回状态 I * /
    EISE IF p_R = max{p_S, p_E, p_I, p_R} THEN
        RETURN R;/ * 返回状态 R * /
    END IF
END FUNCTION
```

4.2.5 SEIRS 算法的特性

SEIRS 算法的特性如下：

(1) 演化过程具有 Markov 特性。从 S-S、S-E、S-R、E-E、E-I (ω)、E-R、I-I、I-R、R-R 和 R-S (ω) 等算子的定可知，任何一个试探解的新一代的生成只与该试探解的当前状态有关，而与该试探解以前是如何演变到当前状态的历程无关。

(2) 从生长算子的定义便知，演化过程具有“步步不差”特性。

4.2.6 时间复杂度

SEIRS 算法的时间复杂度计算过程见表 4.4，其时间复杂度与演化时期 G、个体规模 N、变量个数 n 以及各算子的时间复杂度以及其他辅助操作相关。

表 4.4 SEIRS 算法的时间复杂度

操 作	时间复杂度	最多循环次数
初始化	$O\ (3n+7(n+1)\ N+n^2N)$	1
计算 $S_i(t)$、$E_i(t)$、$I_i(t)$、$R_i(t)$、$SEIRS_i(t)$	$O(7)$	$(G+5)\ N$
S-S、S-E、S-R、E-E、E-I (ω) 及 E-R 算子	$O((N+4L+6)nE_0/16)$	$(G+5)(N+7)$
I-I、I-R、R-R 及 R-S(ω) 算子	$O((N+4L+6)nE_0/12)$	$(G+5)(N+7)$
状态保持	$O((1-17E_0/24)n)$	$(G+5)(N+7)$
目标函数计算	$O(n)\ -O(n^2)$	$(G+5)(N+7)$
生长算子	$O(3n)$	$(G+5)(N+7)$
结果输出	$O(n)$	1

4.3 SEIRS 算法的全局收敛性

定理 4.1 SIRQV 算法具有全局收敛性。

定理 4.1 的证明方法可参见文献 [28]，本章不再赘述。

4.4 实例研究与对比分析

依据表 4.3，选取参数 $G=8000\sim30000$，$\varepsilon=10^{-7}$，$n=30\sim100$，$N=100\sim2000$，$\omega_1=1$，$\omega_2=1$，$L=1\sim11$，$E_0=0.001\sim1$，$M_I=2$，$M_E=1$ 进行研究。

4.4.1 SEIRS 算法的参数选取与性能研究

首先以 Ackley 函数优化问题 f_0（$\boldsymbol{X}$）为例测试 SEIRS 算法的性能，并确定相关重要参数的选定方法，这些重要参数包括个体数 N、参与特征信息交换的个体数 L 和个体特征被病毒攻击的最大概率 E_0。

Ackley 函数在搜索空间中存在大量局部极小值点，当 $x_i=0$（$i=1, 2, \cdots, n$）时达到全局最小值 0。当 $n=2$ 时，该函数的图形如图 4.2 所示，对于高维 Ackley 函数，其局部极小值的分布情况更是无法想象。

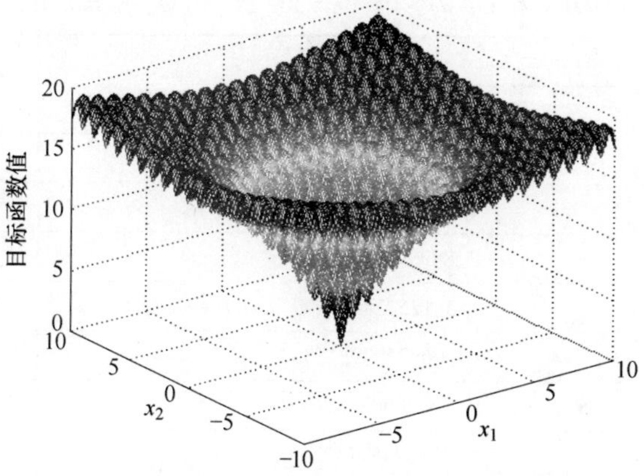

图 4.2 当 $n=2$ 时 Ackley 函数的三维图形

表 4.5 显示了最优目标函数值（用 *OOFV* 表示）、个体数 N 与计算时间（用 *CT* 表示）之间的关系。从表 4.5 可以看到，当个体数目增加时，SEIRS 算法的计算时间也随之增加，最优目标函数值的准确度也增加；当个体数 $N\geqslant2000$ 时，计算时间增加较快。因此，当优化问题的维数不太高时，SEIRS 算法的最佳个体数为 $N=200\sim1000$；否则，$N=1000\sim3000$。

表 4.5 N，CT 和 $OOFV$ 之间的关系（$n=30$，$E_0=0.01$，$L=2$，$G=8000$）

N	*OOFV*	*CT*/s
100	1.19049340578455	2
200	0	6
300	0	10
500	4.44089209850063E−15	15

续表 4.5

N	$OOFV$	CT/s
800	0	24
1000	0	61
1500	0	110
2000	2.22044604925031E-15	140
2500	6.66133814775094E-15	377
3000	2.22044604925031E-15	385

表 4.6 描述了最优目标函数值 $OOFV$、参与特征信息交换的个体数 L 与计算时间 CT 的关系。从表 4.6 可以看出，当 $L=2$，3 时，最优目标函数值的精度最高。因此，SEIRS 算法中参与信息交换的个体数 $L=2$ 或 3 较合适。

表 4.6　L 对 $OOFV$ 和 CT 的影响（$n=30$，$N=1000$，$E_0=0.01$，$G=16000$）

L	$OOFV$	CT/s
1	16.6740344726413	24
2	2.22044604923E-15	48
3	1.77635683941E-14	139
4	3.88999412162E-05	137
5	5.125174749149	269
7	4.06425209344363	237
9	3.70096003051E-03	243
11	4.42927557737E-03	233

表 4.7 描述了个体特征被病毒攻击的最大概率 E_0 与最优目标函数值 $OOFV$ 以及计算时间 CT 之间的关系。从表 4.7 可以看出，当 $E_0=1/1000\sim1/500$ 时，计算精度很高，但计算时间较长；当 $E_0=1/200\sim1/20$ 时，计算精度也高，但计算时间很短；当 $E_0\geqslant1/10$ 时，随着 E_0 增加，计算精度严重下降，计算时间也急剧增加。因此，当 $E_0=1/200\sim1/20$ 时 SEIRS 算法的性能最佳。当 $E_0=1/200\sim1/20$ 时，意味着优化问题最多只有 1/200~1/20 的变量参与计算，SEIRS 算法消耗的时间低于 E_0 取其他值时的计算时间，但算法仍能获得很高精度的最优解。

表 4.7　E_0 与 $OOFV$ 和 CT 之间的关系（$n=30$，$L=2$，$N=1000$，$G=30000$）

E_0	$OOFV$	CT/s
1/1000	2.2204460493E-15	304
1/500	2.2204460493E-15	128

续表 4.7

E_0	*OOFV*	*CT*/s
1/200	2.2204460493E-15	66
1/100	2.2204460493E-15	43
1/20	8.8817841971E-15	63
1/10	19.2039866984786	61
1/5	20.0000047301926	73
1/2	20.0268436073644	312
3/4	20.0426922193462	786
1	20.1566747376691	1241

由于生态系统中种群的 β^t、α^t、γ^t、u^t、b^t 是随时间波动的，因此，不同时刻的计算，SEIRS 算法获得的最优目标函数值是在理论最优目标函数值附近波动。因此，为了增加最优目标函数值的准确性，应针对每组参数设置让 SEIRS 算法多运行几次，取其中的最小值即可。

图 4.3 所示为当 $n=100$，$L=2$，$E_0=0.01$，$N=300$，$G=8000$ 时 SEIRS 算法的收敛过程与迭代次数之间的关系。从图 4.3 可以看出，SEIRS 算法只需要不到 4000 次迭代即可非常接近全局最优解，由于采用了“步步不差”的搜索策略，该算法的收敛过程很平滑。

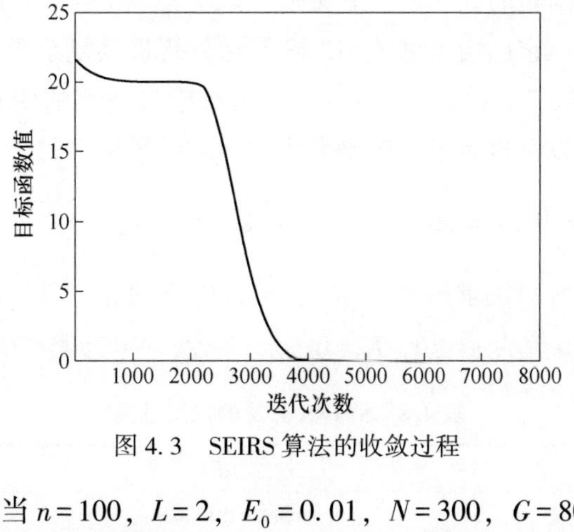

图 4.3 SEIRS 算法的收敛过程

图 4.4 所示为当 $n=100$，$L=2$，$E_0=0.01$，$N=300$，$G=8000$ 时 SEIRS 算法的计算时间与目标函数之间的关系。从图 4.4 可以看出，在迭代过程中，SEIRS 算法的计算时间与迭代次数成线性关系，说明算法的收敛过程很快。

综上陈述，SEIRS 算法只需较少次数的迭代，即可非常接近和发现全局最优解，计算时间与迭代次数成线形关系；算法的“步步不差”的搜索策略可确保

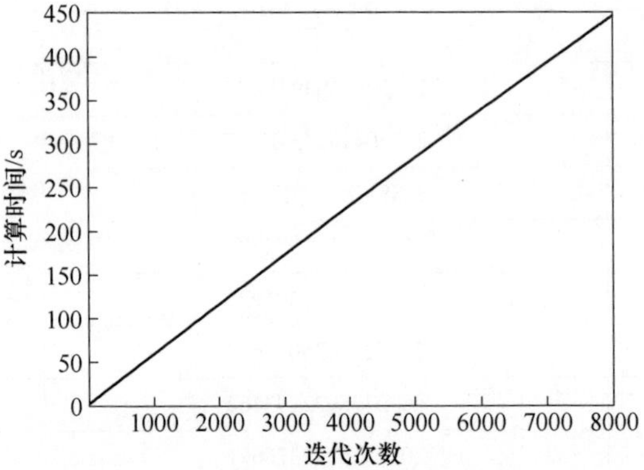

图 4.4　SEIRS 算法中计算时间与迭代次数之间的关系

整个收敛过程即平稳又快捷。

4.4.2　SEIRS 算法与其他群智能优化算法的比较

为了验证 SEIRS 算法的有效性，现选取 16 个著名的基准函数优化问题。这些基准函数优化问题与表 3.8 中的函数 $f_2(\boldsymbol{X})$，$f_1(\boldsymbol{X})$，$f_0(\boldsymbol{X})$，$f_3(\boldsymbol{X})$ ~ $f_{15}(\boldsymbol{X})$ 形成一一对应关系。这些基准函数优化问题是 $f_0(\boldsymbol{X})$ ~ $f_{15}(\boldsymbol{X})$，其中包括 BUMP 函数优化问题 $f_{15}(\boldsymbol{X})$。$f_0(\boldsymbol{X})$ ~ $f_{15}(\boldsymbol{X})$ 形态极度复杂，能对算法的性能进行全面测试。这些函数优化问题的数学模型见文献［4］。$f_0(\boldsymbol{X})$ ~ $f_{14}(\boldsymbol{X})$ 中的绝大部分存在大量局部最优解，它们用于测试 SEIRS 算法发现极其复杂函数优化问题最优解的能力；BUMP 函数 $f_{15}(\boldsymbol{X})$ 是一个公认的极难求最优解的函数优化问题，它用于测试 SEIRS 算法发现极难求解的函数优化问题的最优解的能力。

4.4.2.1　用 SEIRS 算法求解基准函数优化问题

首先，用 SEIRS 算法求解 16 个基准函数优化问题，其结果见表 4.8。计算时，SEIRS 算法的取值为 $n=50$，$E_0=0.01$，$L=2$，$N=1500$，$G=8000$。

表 4.8　SEIRS 算法的求解结果

基准函数	*OOFV*	*CT*/s
$f_0(\boldsymbol{X})$	4.44089209850063E−15	82
$f_1(\boldsymbol{X})$	4.1997865367516	1297
$f_2(\boldsymbol{X})$	−49.6248308817956	442
$f_3(\boldsymbol{X})$	−0.873009477395737	204
$f_4(\boldsymbol{X})$	9.01394970019127E−08	110

续表 4.8

基准函数	*OOFV*	*CT*/s
$f_5(\boldsymbol{X})$	7.25468647352944E-08	95
$f_6(\boldsymbol{X})$	-20949.1443636217	97
$f_7(\boldsymbol{X})$	8.73993814307974E-08	157
$f_8(\boldsymbol{X})$	1.74723307291667E-02	604
$f_9(\boldsymbol{X})$	9.74695388602414E-08	96
$f_{10}(\boldsymbol{X})$	9.08724002225276E-08	78
$f_{11}(\boldsymbol{X})$	-24.4851983368229	328
$f_{12}(\boldsymbol{X})$	0	26
$f_{13}(\boldsymbol{X})$	9.25965508248715E-08	82
$f_{14}(\boldsymbol{X})$	9.70663731432088E-08	107
$f_{15}(\boldsymbol{X})$	-0.718839276349323	624

4.4.2.2 用其他群智能优化算法求解基准函数优化问题

为了获得 SEIRS 算法与其他智能优化算法的性能对比，选取 8 个求解函数优化问题的常用群智能优化算法，即遗传算法（GA）、蚁群算法（ACA）、鱼群算法（AFSA）、粒子群算法（PSO）、生物地理学算法（BBO）、差分进化算法（DE）、免疫算法（AIA）和进化策略算法（ES）。计算时，这些算法的参数取值见表 3.10。

每个群智能优化算法的种群数为 1500，精英保持数为 2，最大运行次数 $G=8000$；每个基准函数优化问题的变量数 $n=50$。对于表 4.8 的每个基准函数优化问题，采用表 4.10 的参数取值，所获得的最优目标函数值见表 4.9。

表 4.9 在 SEIRS 计算时间内 8 个群智能优化算法的求解结果

基准函数	GA	ACA	PSO	AFSA	BBO	AIA	DE①	ES
$f_0(\boldsymbol{X})$	21.0544	21.0889	20.0014	21.2304	20.0000	21.2537	20.6789(82)	21.15403
$f_1(\boldsymbol{X})$	39626.3709	1.1619E6	49.26848	2.6392E6	1283.4919	27126.4734	34.1801(1297)	2.1177E6
$f_2(\boldsymbol{X})$	-34.1409	-16.3037	-32.7388	-13.1317	-41.5321	-36.2427	-26.0072(442)	-15.2901
$f_3(\boldsymbol{X})$	-0.5006	-0.5001	-0.6267	-0.5000	-0.5010	-0.7236	-0.9628(204)	-0.5000
$f_4(\boldsymbol{X})$	2.6637E10	2.7536E11	28310.4613	6.3226E11	1.6249E7	2.5718E10	3546.7035(110)	6.2384E11
$f_5(\boldsymbol{X})$	183.3339	631.2239	0.3809	824.6553	2.8191	101.3746	6.6426E-08(77)	806.4085
$f_6(\boldsymbol{X})$	-10285.7083	-7133.5254	-11167.8237	-3976.4170	-20859.1868	-10373.5135	-11136.1065(97)	-4553.1611
$f_7(\boldsymbol{X})$	5.3239E6	4.1973E7	4582.7473	6.8920E7	39141.8245	4.1294E6	6.8533E-08(144)	7.1322E7

续表 4.9

基准函数	GA	ACA	PSO	AFSA	BBO	AIA	DE[①]	ES
$f_8(\boldsymbol{X})$	30.7238	70.6692	6.3092	84.2344	9.0545	23.4267	7.6294E-02(183)	85.0486
$f_9(\boldsymbol{X})$	9.5489E10	2049.0684	181.7638	1.9816E35	13.7069	7.2464E9	2.2109E-08(87)	2.4313E29
$f_{10}(\boldsymbol{X})$	1.6564E4	6.8996E4	0.1823	1.1108E5	661.8267	12243.5274	7.1577E-08(65)	1.03415E5
$f_{11}(\boldsymbol{X})$	19593.7897	129.4535	-22.9763	235.4053	-0.5200	18103.2793	-18.6438(328)	129.9261
$f_{12}(\boldsymbol{X})$	44791	75089	83	105733	11387	31452	0(26)	100731
$f_{13}(\boldsymbol{X})$	3.0026E7	2.6231E8	2.6766	7.4654E8	33.1455	2.4327E7	5.7922E-03(82)	7.7371E8
$f_{14}(\boldsymbol{X})$	2.6499E7	3.5780E8	268.1976	7.2331E8	268.0691	1.7337E7	4506.7035(107)	7.4334E8
$f_{15}(\boldsymbol{X})$	-0.4299	-0.2107	-0.3274	-0.15938	-0.8013	-0.5357	-0.83013(558)	-0.1678

①在 DE 列中，每个单元格中的数据形成 $a(b)$，其中 a 是目标函数值；b 是计算时间。例如，20.6789（82）表示 20.6789 为目标函数值，82 为单位为 s 的计算时间，即 82s。

表 4.9 中的数据是按下列方法得到的：对于每个基准函数优化问题，分别用 8 个群智能优化算法对其进行求解，但计算时间不超过表 4.8 所示的 SEIRS 算法的计算时间。若一个算法在 SEIRS 算法的计算时间内未能获得全局最优解，则记录其实际获得的目标函数值；若一个算法用少于 SEIRS 算法的计算时间就能获得同样或更高精度的全局最优解，则记录其实际获得的目标函数值和实际所用的计算时间。例如，对于 Griewank 函数优化问题，SEIRS 算法花了 95s 才获得全局最优目标函数值 7.25468647352944E-08，但 DE 算法只花 77s 就能获得最优目标函数值 6.6426E-08，在表 4.9 中后者记录为 6.6426E-08（77）。

为了评估 SEIRS 算法与 8 个群智能优化算法的性能，采用下列方法进行打分：对于每个基准函数优化问题，性能最好的算法记 9 分，性能最差的算法记 1 分。一个算法的性能差异定义如下：

（1）在相同的计算时间内，一个算法获得的最优解离理论全局最优解越近，其性能越好，得分也越高。

（2）一个算法获得全局最优解所花的时间越少，其性能越好，得分也越高。

根据上述两个规则，基于表 4.8 和表 4.9，SEIRS 算法和 8 个群智能优化算法求解每个基准函数优化问题的得分见表 4.10。

表 4.10　SEIRS 算法和 8 个群智能优化算法求解每个基准函数优化问题的得分

基准函数	SEIRS	GA	ACA	PSO	AFSA	BBO	AIA	DE	ES
$f_0(\boldsymbol{X})$	9	5	4	7	2	8	1	6	3
$f_1(\boldsymbol{X})$	9	4	3	7	1	6	5	8	2
$f_2(\boldsymbol{X})$	9	6	3	5	1	8	7	4	2

续表 4.10

基准函数	SEIRS	GA	ACA	PSO	AFSA	BBO	AIA	DE	ES
$f_3(\boldsymbol{X})$	8	6	4	6	1	5	7	9	1
$f_4(\boldsymbol{X})$	9	4	3	7	1	6	5	8	2
$f_5(\boldsymbol{X})$	8	4	3	7	1	6	5	9	2
$f_6(\boldsymbol{X})$	9	4	3	7	1	8	5	6	2
$f_7(\boldsymbol{X})$	8	4	3	7	2	6	5	9	1
$f_8(\boldsymbol{X})$	8	4	3	7	2	6	5	9	1
$f_9(\boldsymbol{X})$	8	3	5	6	1	7	4	9	2
$f_{10}(\boldsymbol{X})$	8	4	34	7	1	6	5	9	2
$f_{11}(\boldsymbol{X})$	9	3	5	7	1	6	4	8	2
$f_{12}(\boldsymbol{X})$	9	3	5	7	1	6	4	9	2
$f_{13}(\boldsymbol{X})$	9	4	3	7	2	6	5	8	1
$f_{14}(\boldsymbol{X})$	9	4	3	7	2	8	5	6	1
$f_{15}(\boldsymbol{X})$	7	5	3	4	1	8	6	9	2
Sum of Scores	136	67	87	105	21	106	78	126	28
Average Scores	8.5	4.1875	5.4375	6.5625	1.3125	6.625	4.875	7.875	1.75

从表 4.10 可以看出，SEIRS 算法和 8 个群智能优化算法的性能排序如下：

SEIRS > DE > BBO > PSO > ACA > AIA > GA > ES > AFSA

SEIRS 算法求解每个基准函数优化问题的平均得分为 8.5 分。

4.5 本章小结

SEIRS 算法具有如下优点：

（1）SEIRS 算法中的 10 个相关算子是通过利用 SEIRS 传染病模型进行构造的，完全不需要与要求解的实际优化问题相关，因此 SEIRS 算法具有通用的算子。

（2）因 SEIRS 传染病模型不需要病理知识的支持，故 SEIRS 算法也不需要病理知识的支持，该特点有利于 SEIRS 算法的研究与改进。

（3）SEIRS 算法利用 10 个转移从多种角度实现个体之间的交换信息，个体间信息交换充分，既促使了个体加速向最优解移动，又避免了个体陷入局部最优的概率，同时还扩大了搜索范围。

（4）因病毒每次攻击的是个体的很少部分特征，当处于不同状态的个体交换特征信息时，只涉及很少一部分特征参与运算，个体的绝大部分特征不参与运算；尽管如此，但其 IPI 指数仍能得到很好改善。由于被处理的特征数大幅减少，所以当求解复杂优化问题，特别是高维优化问题时，收敛速度可得到大幅提升。

（5）演化时，体质强壮的个体能继续生长，而体质虚弱的个体停止生长，该特征可确保 SEIRS 算法具有全局收敛性。

SEIRS 算法的不足主要表现在如下几个方面：

（1）对 BUMP 问题求解的精度略低于 DE 算法和 BBO 算法。

（2）要输入的参数为略多。

（3）算法较复杂。

今后需要进一步扩展的地方有：

（1）如何在个体的特征中植入独立的病毒描述因子。

（2）如何将多种病毒纳入 SEIRS 算法中，并体现不同病毒发作的时滞差异。

（3）如何将连续接种和脉冲接种操作纳入 SEIRS 算法中。

参 考 文 献

[1] Holland J. Adaptation in Natural and Artificial Systems：An Introduction Analysis with Application to Biology，Control，and Artificial Intelligence ［M］．2nd ed. Cambridge：MIT Press，1992.

[2] Colorni A，Dorigo M. Distributed optimization by ant colonies ［C］//Proc of the 1st Europe Conf on Artificial Life. New York：Elsevier，1991：134～142.

[3] 王斌．一种基于离散微粒群优化的数字曲线的多边形近似算法［J］．计算机研究与发展，2010，47（11）：1886～1892.

[4] 崔志华，曾建潮．微粒群优化算法［M］．北京：科学出版社，2011.

[5] 李晓磊，邵之江，钱积新．一种基于动物自治体的寻优模式：鱼群算法［J］．系统工程理论与实践，2002，22（11）：32～38.

[6] Simon D. Biogeography－based optimization ［J］．IEEE Trans on Evolutionary Computation，2008，12（6）：702～713.

[7] Price K，Storn R. Differential evolution［J］．Dr Dobb’s Journal，1997，22（4）：18～20.

[8] 李茂军，罗安，童调生．人工免疫算法及其应用研究［J］．控制理论与应用，2004，21（2）：153～158.

[9] Mezura M E，Coello C. A simple multimembered evolution strategy to solve constrained optimization problems［J］．IEEE Trans on Evolutionary Computation，2005，9（2）：1～17.

[10] Kermack W O，Mckendrick A G. Contributions to the mathematical theory of epidemics ［C］// Proc of the Royal Society of London. London：Oxford University Press，1927：700～721.

[11] Kermack W O，Mckendrick A G. Contributions to the mathematical theory of epidemics ［C］// Proc of the Royal Society of London. London：Oxford University Press，1932：55～83.

[12] 马知恩，周义仓，王稳地．传染病动力学的数学建模与研究［M］．北京：科学出版

社，2004.

[13] 邹琴．两类时滞传染病模型的动力学研究［D］．赣州：赣南师范学院，2010.

[14] Bai Zhenguo, Zhou Yicang. Global dynamics of an SEIRS epidemic model with periodic vaccination and seasonal contact rate［J］. Nonlinear Analysis: Real World Applications, 2012, 13 (3): 1060~1068.

[15] Xue Ling, Scoglio C. The network level reproduction number for infectious diseases with both vertical and horizontal transmission［J］. Mathematical Biosciences, 2013, 243 (1): 67~80.

[16] Samsuzzoha M, Manmohan S, David L. A numerical study on an influenza epidemic model with vaccination and diffusion［J］. Applied Mathematics and Computation, 2012, 219 (1): 122~141.

[17] Xu Rui. Global stability of a delayed epidemic model with latent period and vaccination strategy［J］. Applied Mathematical Modelling, 2012, 36 (11): 5293~5300.

[18] Garba S M, Safi M A, Gumel A B. Cross-immunity-induced backward bifurcation for a model of transmission dynamics of two strains of influenza［J］. Nonlinear Analysis: Real World Applications, 2013, 14 (3): 1384~1403.

[19] Sahu G P, Dhar J. Analysis of an SVEIS epidemic model with partial temporary immunity and saturation incidence rate［J］. Applied Mathematical Modelling, 2012, 36 (3): 908~923.

[20] Hou Qiang, Jin Zhen, Ruan Shigui. Dynamics of rabies epidemics and the impact of control efforts in Guangdong Province, China［J］. Journal of Theoretical Biology, 2012, 300 (7): 39~47.

[21] Toshikazu K, Hisashi I. Endemic threshold results for an age-structured SIS epidemic model with periodic parameters［J］. Journal of Mathematical Analysis and Applications, 2013, 402 (2): 477~492.

[22] Song Mei, Ma Wanbiao, Yasuhiro T. Permanence of a delayed SIR epidemic model with density dependent with birth rate［J］. Journal of Computational and Applied Mathematics, 2007, 201 (2): 389~394.

[23] Busenberg S, Cooke K, Iannelli M. Endemic thresholds and stability in a class of age-structured epidemics［J］. Journal on Applied Mathematics. 1988, 48 (6): 1379~1395.

[24] Busenberg S N, Iannelli M, Thieme H R. Global behavior of an age-structured epidemic model［J］. Journal on Mathematical Analysis, 1991, 22 (4): 1065~1080.

[25] Allen J S. Some discrete-time SI, SIR and SIS epidemic models［J］. Mathematical Biosciences, 1994, 124 (1): 83~105.

[26] Innocenzo A D, Paladini F, Renna L. A numerical investigation of discrete oscillating epidemic models［J］. Physica A: Statistical Mechanics and its Applications, 2006, 364 (4): 497~512.

[27] Córdova L F, Robledo G, Pinto M, et al. Modeling pulse infectious events irrupting into a controlled context: A SIS disease with almost periodic parameters［J］. Applied Mathematical Modelling, 2012, 36 (3): 1323~1337.

[28] 黄光球，赵魏娟，陆秋琴．求解大规模优化问题的可全局收敛蝙蝠算法［J］．计算机应用研究，2013，30（5）：1323~1328.

5 鼠疫传染病优化算法

5.1 引言

采用群智能优化算法[1]求解具有大量局部最优解优化问题的全局最优解具有独到的优势。当采用此类算法求解一个优化问题时，同时启动很多试探解实施迭代计算，这种“群起而攻之”的方法可求解一些非常困难的多局部最优解优化问题。然而不幸的是，没有一种可求解所有类型优化问题的群智能优化算法[2]。迄今为止，人们已提出很多已被广泛应用的群智能优化算法，如遗传算法[3]、蚁群算法[4,5]、粒子群算法[6~8]、生物地理学算法[9]、差分进化算法[10,11]、蜂群算法[12]，等等。

在群智能优化算法中，每个试探解被比喻成具有生物特征的个体，于是，一些特殊生物活动场景被用来构造群智能优化算法[3,4,8,12]。然而，目前已提出的群智能优化算法所源于的生物活动场景都很简单，且其数学基础较弱，如遗传算法、蚁群算法、生物地理学算法、蜂群算法等，有的群智能优化算法甚至没有生物活动场景，如粒子群算法和差分进化算法等。如果一个群智能优化算法具有明确的较生动的生物活动场景，且该场景能够用数学理论精确描述，那么该场景极有利于构造群智能优化算法，因为该群智能优化算法将奠定在很好的数学基础之上，其性能易于被分析。本章提出的鼠疫传染病优化算法，简称 PIDO 算法，正是基于这样的生物活动场景。

鼠疫是鼠疫耶尔森菌借鼠蚤传播的烈性传染病[13]，致死率极高，人类历史上曾三次大流行，为广泛流行于野生啮齿动物间的一种自然疫源性疾病。为了控制鼠疫的危害，全世界付出了巨大的努力，构建了大量数学模型来研究鼠疫的传播机制。主要表现在以下 4 个方面：

（1）运用微分方程建立鼠间鼠疫和人间鼠疫的传播动力学模型，用于描述鼠疫的流行特征，分析模型中各参数与疫情发展变化的关系[14~17]。

（2）利用统计数学模型研究鼠疫疫源地的自然因素（如气候、温度、降雨量等）与鼠类密度、媒介密度、鼠疫感染率等参数的相关性及其滞后特征[18,19]。

（3）从生态适应性、繁殖、生长发育、血液生化、冬眠和自带病原谱等方面研究疫鼠的生物学特性，建立鼠疫动物模型，从而为致病机理揭示、疫苗效果评价及鼠疫治疗方案选择提供依据[20,21]。

（4）筛选与动物鼠疫流行相关性最大的监测指标，构建鼠疫疫源地鼠疫流行的预测预警模型，用于控制鼠疫的大规模爆发[22,23]。

在求解优化问题时，群智能优化算法采用的是启发式搜索策略，同时启动大量个体进行搜索。个体的行为以及个体之间的协同性变得十分重要。个体的行为可用算子来描述，个体之间的协同性就是群智能优化算法的逻辑结构。PIDO 算法是基于具有脉冲预防接种的时滞鼠疫传染病模型[13]构建的，其中的个体的生物学含义就是某个生态系统中的人类个体，个体之间的协同性由鼠疫传染病的传播机制体现，个体的行为由个体在易感、暴露、发病、治愈这 4 个状态之间的随机转换体现。

PIDO 算法采用与现有群智能算法不同的设计思路，提出了将脉冲预防接种的时滞鼠疫传染病模型转化为能求解一类大量局部最优解优化问题的方法，构造出的算子可以充分反映脉冲预防接种的时滞鼠疫传染病模型的相互作用关系，从而体现鼠疫传染病动力学理论的基本思想，该算法具有全局收敛性。

5.2 鼠疫传染病优化算法设计方法

5.2.1 PIDO 算法场景设计

假设在一个村庄 Z 中生活有 N 个村民，每个村民用编号表示为 1，2，…，N；每个村民均由 n 个特征来表征，一个特征等价于村民的某个器官，即对第 i 个村民来说，其用特征表示为（$x_{i,1}$，…，$x_{i,n}$），$i=1\sim N$；该村庄 Z 中流行鼠疫，村民通过与带鼠疫病毒的老鼠进行有效接触，如被老鼠咬、吃老鼠肉或误食被老鼠粪便污染的食物，就会传染上鼠疫，鼠疫会在村民中传播；鼠疫病毒攻击的是村民的某些器官；该村庄中未染上鼠疫的村民称为易感者，他们染上鼠疫后，不会立即发病，其体内的病毒进入潜伏期；体内鼠疫病毒处于潜伏期的村民称为暴露者，他们会将病毒传给与其有效接触的其他村民；潜伏期过后的暴露者会发病，这些村民称为发病者，他们更会将其体内的病毒传给与其有效接触的其他村民；发病者和暴露者可通过医学治疗被治愈；发病者和暴露者被治愈后称为治愈者；为了防止鼠疫病毒对村民们的危害，村民每隔一段时间接种一次疫苗，接种后的村民不会 100%成功获得免疫；成功获得免疫的村民在一段时间内自身不会染上鼠疫病毒；没有成功获得免疫的村民仍然是易感者；成功获得免疫的村民的免疫力在一段时间后会自动消失而丧失免疫力；没有实施免疫或丧失免疫力的村民会再次染上鼠疫病毒。在鼠疫病毒影响之下，该村庄中的每个村民的生长状态将在易感、暴露、发病、治愈这 4 个状态之间转换。这种转换映射到优化问题式（1.1）的 H，相当于每个试探解在 H 中从一个位置跳转到另一个位置，于是达到了对 H 随机搜索的目的。每个村民的体质强壮程度由该村民的特征决定，体质强壮的村民能继续生长，体质虚弱的村民则停止生长。

把上述场景投射到对优化问题式（1.1）的全局最优解的搜索中，其含义如下：

优化问题的 H 与村庄 Z 相对应，该村庄中一个村民对应于优化问题式（1.1）的一个试探解，N 个村民对应的试探解集合就是 $X=\{\boldsymbol{X}_1, \cdots, \boldsymbol{X}_N\}$，$\boldsymbol{X}_i=(x_{i,1}, \cdots, x_{i,n})$，$i=1\sim N$。村民 i 的一个特征 j 对应于试探解 $\boldsymbol{X}_i$ 的一个变量 $x_{i,j}$。因此，村民 i 与试探解 $\boldsymbol{X}_i$ 是等价的。村民的体质强弱用指数 HHI 来表示，村民 i 的 HHI 指数按式（2.5）计算。

5.2.2 具有脉冲预防接种的时滞鼠疫传染病模型

为论述方便，把在一个村庄生活的村民分成 4 类：

（1）易感者（S 类）。即所有未染鼠疫的村民，若 S 类村民有效接触带鼠疫病毒的村民，就可能染上鼠疫。

（2）暴露者（E 类）。即已染上鼠疫病毒但还未发病的村民，他们是潜在发病者。

（3）发病者（I 类）。即已染上鼠疫病毒且已发病的村民，I 类村民有效接触 S 类村民，就可能把病毒传给 S 类村民。

（4）治愈者（R 类）。即 E 类或 I 类村民的治愈者，这群村民暂时不会得病，但经过一段时间后，若有效接触 E 类或 I 类病的村民，还会重新染病。

具有脉冲预防接种的时滞鼠疫传染病模型[13]如式（5.1）所示：

$$
\begin{cases}
\left.\begin{array}{l}
\dfrac{\mathrm{d}S(t)}{\mathrm{d}t}=\mu-\beta I(t)(1+vI(t)+\mu)S(t)- \\
\qquad q\mu I(t) \\
\dfrac{\mathrm{d}I(t)}{\mathrm{d}t}=-\beta e^{-\mu\tau}I(t-\tau)[1+vI(t-\tau) \\
\qquad S(t-\tau)]+q\mu e^{-\mu\tau}I(t-\tau)- \\
\qquad (r+\mu)I(t) \\
\dfrac{\mathrm{d}R(t)}{\mathrm{d}t}=rI(t)-\mu R(t) \\
E(t)=1-S(t)-I(t)-R(t)
\end{array}\right\}, \quad t\neq kT \\
\left.\begin{array}{l}
S(t^+)=S(t)-b\mu(S(t)+E(t)+R(t))- \\
\qquad bp\mu I(t) \\
E(t^+)=E(t) \\
I(t^+)=I(t) \\
R(t^+)=R(t)+b\mu(S(t)+E(t)+R(t))+ \\
\qquad bp\mu I(t)
\end{array}\right\}, \quad t=kT
\end{cases}
\tag{5.1}
$$

式中，t 为时期；$R(t)$、$I(t)$、$E(t)$、$S(t)$ 分别为时期 t 属于 R 类、I 类、E 类、S 类人群的比例，$R(t)\geqslant 0$，$I(t)\geqslant 0$，$E(t)\geqslant 0$，$S(t)\geqslant 0$，$R(t)+I(t)+E(t)+S(t)=1$；其他参数见表 5.1。表中，INT(w) 表示将实数 w 按四舍五入取整。

表 5.1 参数含义与取值方法[13]

参数名称	参数含义	取值限制条件	取值方法
μ	出生率	$\mu>0$	$\mu^t=Rand\ (0.15,\ 0.35)$
β	线性传染率	$\beta>0$	$\beta^t=Rand\ (0.15,\ 0.35)$
ν	非线性传染率	$\nu\geqslant 0$	$\nu^t=Rand\ (0.015,\ 0.085)$
q	垂直传染率	$q>0$	$q^t=Rand\ (0.15,\ 0.35)$
p	水平传染率	$p>0$	$p^t=Rand\ (0.15,\ 0.35)$
r	治愈率	$r>0$	$r^t=Rand\ (0.15,\ 0.35)$
b	免疫成功率	$b>0$	$b^t=Rand\ (0.15,\ 0.35)$
τ	潜伏期	$\tau>0$	$\tau_i=\mathrm{INT}(Rand(1,\ 4))$，$i=1\sim N$
V	免疫有效期	$V>0$	$V_i=\mathrm{INT}(Rand(1,\ 4))-1$，$i=1\sim N$
T	接种周期	k 为正整数，$k=1,\ 2,\ \cdots$	

时期 t，因任意一个人只可处于 R 类、I 类、E 类、S 类中的某个类，故 $R(t)$、$I(t)$、$E(t)$、$S(t)$ 实际上是一个人属于 R 类、I 类、E 类、S 类的概率；当一个人属于 R 类、I 类、E 类、S 类时，就表示一个人处于 R 状态、I 状态、E 状态或 S 状态。

因此，可以将式（5.1）应用于人群的任何一个人，即：

$$\begin{cases}\left.\begin{array}{l}\dfrac{\mathrm{d}S_i(t)}{\mathrm{d}t}=\mu-[\beta I_i(t)(1+vI_i(t))+\mu]S_i(t)-q\mu I_i(t)\\ \dfrac{\mathrm{d}I_i(t)}{\mathrm{d}t}=-\beta e^{-\mu\tau_i}I_i(t-\tau)[1+vI_i(t-\tau)S_i(t-\tau)]+\\ \qquad q\mu e^{-\mu\tau_i}I_i(t-\tau)-(r+\mu)I_i(t)\\ \dfrac{\mathrm{d}R_i(t)}{\mathrm{d}t}=rI_i(t)-\mu R_i(t)\\ E_i(t)=1-S_i(t)-I_i(t)-R_i(t)\end{array}\right\},\ t\neq kT\\ \left.\begin{array}{l}S_i(t^+)=S_i(t)-b\mu(S_i(t)+E_i(t)+R_i(t))-bp\mu I_i(t)\\ E_i(t^+)=E_i(t)\\ I_i(t^+)=I_i(t)\\ R_i(t^+)=R_i(t)+b\mu(S_i(t)+E_i(t)+R_i(t))+bp\mu I_i(t)\end{array}\right\},\ t=kT\end{cases}\tag{5.2}$$

式中，$i=1\sim N$。式（5.2）用于计算时期 t 每个人处于 R 状态、I 状态、E 状态和 S 状态的概率。

记时期 t 参数 b、r、p、q、ν、β、μ 的取值分别为 b^t、r^t、p^t、q^t、ν^t、β^t、μ^t，为计算方便，将式（5.2）改为递推离散表达式，即：

$$\begin{cases} S_i(t+1) = S_i(t) + \mu^t - \beta^t I_i(t)\left[1 + v^t I_i(t)\right] \\ \qquad S_i(t) - \mu^t S_i(t) - q^t \mu^t I_i(t) \\ I_i(t+1) = I_i(t) + - \beta e^{-\mu^t \tau_i} I_i(t-\tau_i)\left[1 + v^t I_i\right. \\ \qquad \left.(t-\tau_i) S_i(t-\tau_i)\right] + q^t \mu^t e^{-\mu^t \tau_i} I_i(t-\tau_i) - , \quad t \neq kT \\ \qquad (r^t + \mu^t) I_i(t) \\ R_i(t+1) = R_i(t) + r^t I_i(t) - \mu^t R_i(t) \\ E_i(t+1) = 1 - S_i(t+1) - I_i(t+1) - R_i(t+1) \end{cases} \tag{5.3}$$

$$\begin{cases} S_i(t+1) = S_i(t) - b^t \mu^t (S_i(t) + E_i(t) + R_i(t)) - \\ \qquad b^t p^t \mu^t I_i(t) \\ E_i(t+1) = E_i(t) \\ I_i(t+1) = I_i(t) \\ R_i(t+1) = R_i(t) + b^t \mu^t (S_i(t) + E_i(t) + R_i(t)) + \\ \qquad b^t p^t \mu^t I_i(t) \end{cases}, \quad t = kT \tag{5.4}$$

式（5.3）和式（5.4）中，$i=1\sim N$；$R_i(t)$、$I_i(t)$、$E_i(t)$、$S_i(t)$ 分别为时期 t 个体 i 属于 R 类、I 类、E 类、S 类人群的概率，$R_i(t) \geqslant 0$，$I_i(t) \geqslant 0$，$E_i(t) \geqslant 0$，$S_i(t) \geqslant 0$，$R_i(t) + I_i(t) + E_i(t) + S_i(t) = 1$；参数 b^t、r^t、p^t、q^t、ν^t、β^t、μ^t，τ_i 的取值方法见表 5.1。

时期 t，随机产生村民的 b^t、r^t、p^t、q^t、ν^t、β^t、μ^t，τ_i，采用式（5.3）和式（5.4）计算村民 i 的 $R_i(t)$、$I_i(t)$、$E_i(t)$ 和 $S_i(t)$。村民 i 在时期 t 处于 R 态、I 状态、E 状态和 S 状态 4 个状态之中的哪一个状态，由 $R_i(t)$、$I_i(t)$、$E_i(t)$ 和 $S_i(t)$ 构成的概率分布决定，即 $R_i(t)$、$I_i(t)$、$E_i(t)$ 和 $S_i(t)$ 中的哪个值越大，其所对应的状态被选中的概率也越大。表 5.2 给出了鼠疫病毒在村民中传播的情形。

表 5.2 鼠疫病毒传播的合法状态转换

时期 t-1	时期 t	合法状态转换	算子名称
S	S	S→S	S-S
	E	S→E	S-E
E	E	E→E	E-E
	I	E→I	E-I
	R	E→R	E-R
I	I	I→I	I-I
	R	I→R	I-R
R	R	R→R	R-R
	S	R→S	R-S

表 5.2 的 9 种合法状态转换可用图 5.1 来表示，图中的每条弧对应一个算子。表5.2 的 9 种合法状态转换可用 9 个算子描述：S-S、S-E、E-E、E-I、E-R、I-I、I-R、R-R、R-S。

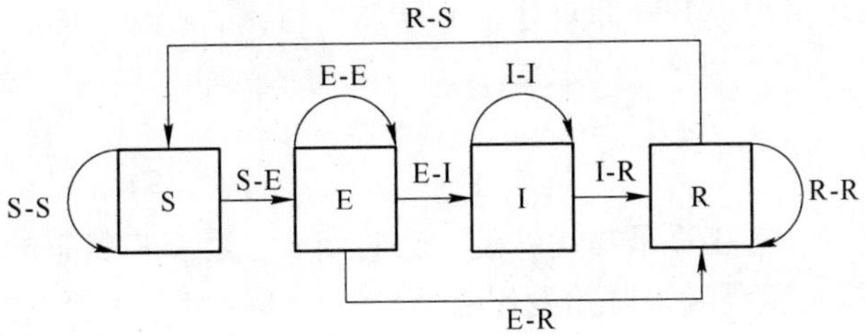

图 5.1 9 种合法状态转换

5.2.3 特征集合的生成方法

(1) 优势村民集 PS^s 的产生方法。从处于状态 s 的村民中随机选出 L 个村民，这些村民的 HHI 指数比当前村民 i 高，组成优势村民集 PS^s，$s \in \{R, I, E, S\}$；L 称为施加影响村民数。

(2) 类别村民集 CS^s 的产生方法。从处于状态 s 的村民中随机选出 L 个村民，组成类别村民集 CS^s，$s \in \{R, I, E, S\}$。

5.2.4 PIDO 演化算子设计方法

(1) S-S 算子。S-S 算子描述的是，在时期 t 处于 S 状态的村民，在时期 t+1 仍未染上传染病的情形。对于处于易感状态 S 的村民 i，有：

$$v_{i,j}(t+1)=\begin{cases}\sum_{s\in PS^{S}}\alpha_s x_{s,j}(t), & |PS^{S}|>0\\ x_{i,j}(t), & |PS^{S}|=0\end{cases} \tag{5.5}$$

式中，$v_{i,j}(t+1)$、$x_{s,j}(t)$ 分别为时期 $t+1$ 和时期 t 村民 i 的特征 j 的状态值；α_s 为常数，$\alpha_s=Rand$（0.3，0.7）。

（2）S-E 算子。S-E 算子描述的是，在时期 t 处于 S 状态的村民，在时期 $t+1$ 通过与已处于 E 状态或 I 状态的村民作有效接触后染上鼠疫病毒的情形。让 L 个已处于 E 状态或 I 状态的村民的随机选择的特征 j 的状态值经处理后传给处于 S 状态的村民 i 的对应特征 j，使其染上鼠疫病毒，即成为暴露者。即对处于 S 状态的村民 i 来说，有：

$$v_{i,j}(t+1)=\begin{cases}\sum_{s\in CS^{E}\cup CS^{I}}\alpha_s x_{s,j}(t), & |CS^{E}\cup CS^{I}|>0\\ x_{i,j}(t), & |CS^{E}\cup CS^{I}|=0\end{cases} \tag{5.6}$$

（3）E-E 算子。E-E 算子描述的是，在时期 t 已处于 E 状态的村民，在时期 $t+1$ 因潜伏期未满而还处于潜伏期的情形。让 L 个处于 E 状态但其 HHI 指数高于当前村民 i 的村民的特征 j 的状态值经处理后传给处于 E 状态的村民 i 的对应特征 j，使其 HHI 指数提升，即对处于 E 状态的村民 i 来说，有：

$$v_{i,j}(t+1)=\begin{cases}\sum_{s\in PS^{E}}\alpha_s x_{s,j}(t), & |PS^{E}|>0\\ x_{i,j}(t), & |PS^{E}|=0\end{cases} \tag{5.7}$$

（4）E-I 算子。E-I 算子描述的是，在时期 t 已处于 E 状态的村民，在时期 $t+1$ 因潜伏期已满，鼠疫病毒开始发作的情形。让 L 个处于 I 状态的村民的特征 j 的状态值经处理后传给已处于 E 状态的村民 i 的对应特征 j，使其发病。即对处于 E 状态的村民 i 来说，有：

$$v_{i,j}(t+1)=\begin{cases}\sum_{s\in CS^{I}}\alpha_s x_{s,j}(t), & |CS^{I}|>0\\ x_{i,j}(t), & |CS^{I}|=0\end{cases} \tag{5.8}$$

（5）E-R 算子。E-R 算子描述的是，在时期 t 已处于 E 状态的村民，在时期 $t+1$ 通过治疗使其痊愈的情形。让 L 个处于 R 状态的村民的特征 j 的状态值经处理后传给已处于 E 状态的村民 i 的对应特征 j，使其痊愈，即对处于 E 状态的村民 i 来说，有：

$$v_{i,j}(t+1)=\begin{cases}\sum_{s\in CS^{R}}\alpha_s x_{s,j}(t), & |CS^{R}|>0\\ x_{i,j}(t), & |CS^{R}|=0\end{cases} \tag{5.9}$$

（6）I-I 算子。I-I 算子描述的是，在时期 t 已处于 I 状态的村民，在时期 $t+1$ 仍处于 I 状态的情形。让 L 个处于 I 状态但其 HHI 指数高于当前村民 i 的村民的

特征 j 的状态值经处理后传给处于 I 状态的村民 i 的对应特征 j，使其 HHI 指数升高。即对处于 I 状态的村民 i 来说，有：

$$v_{i,j}(t+1)=\begin{cases}\sum_{s\in PS^{I}}\alpha_s x_{s,j}(t), & |PS^{I}|>0\\ x_{i,j}(t), & |PS^{I}|=0\end{cases} \tag{5.10}$$

(7) I-R 算子。I-R 算子描述的是，在时期 t 处于 I 状态的村民，在时期 $t+1$ 通过治疗使其痊愈的情形。让 L 个处于 R 状态的村民的特征 j 的状态值经处理后传给当前村民 i 的对应特征 j，使其痊愈。即对处于 I 状态的村民 i 来说，有：

$$v_{i,j}(t+1)=\begin{cases}\sum_{s\in CS^{R}}\alpha_s x_{s,j}(t), & |CS^{R}|>0\\ x_{i,j}(t), & |CS^{R}|=0\end{cases} \tag{5.11}$$

(8) R-R 算子。R-R 算子描述的是，在时期 t 已处于 R 状态的村民，在时期 $t+1$ 仍处于 R 状态的情形。让 L 个处于 R 状态但其 HHI 指数高于当前村民 i 的村民的特征 j 的状态值经处理后传给处于 R 状态的村民 i 的对应特征 j，使其 HHI 指数升高。即对处于 R 状态的村民 i 来说，有：

$$v_{i,j}(t+1)=\begin{cases}\sum_{s\in PS^{R}}\alpha_s x_{s,j}(t), & |PS^{R}|>0\\ x_{i,j}(t), & |PS^{R}|=0\end{cases} \tag{5.12}$$

(9) R-S 算子。R-S 算子描述的是，在时期 t 处于 R 状态的村民，在时期 $t+1$ 因免疫力消失而转为 S 状态的情形。让 L 个处于 S 状态的村民的特征 j 的状态值经处理后传给当前村民 i 的对应特征 j，使其转为 S 状态。即对处于 R 状态的村民 i 来说，有：

$$v_{i,j}(t+1)=\begin{cases}\sum_{s\in CS^{S}}\alpha_s x_{s,j}(t), & |CS^{S}|>0\\ x_{i,j}(t), & |CS^{S}|=0\end{cases} \tag{5.13}$$

(10) 生长算子。该算子描述的是村民的生长，即：

$$\boldsymbol{X}_i(t+1)=\begin{cases}\boldsymbol{V}_i(t+1), & \text{若 } HHI(\boldsymbol{V}_i(t+1))>HHI(\boldsymbol{X}_i(t))\\ \boldsymbol{X}_i(t), & \text{其他}\end{cases} \tag{5.14}$$

式中，$i=1\sim N$；$\boldsymbol{X}_i(t)=(x_{i,1}(t), x_{i,2}(t), \cdots, x_{i,n}(t))$；$\boldsymbol{V}_i(t+1)=(v_{i,1}(t+1), v_{i,2}(t+1), \cdots, v_{i,n}(t+1))$；$HHI(\boldsymbol{X}_i(t))$、$HHI(\boldsymbol{V}_i(t+1))$ 按式 (5.5) 进行计算。

5.2.5 PIDO 算法的构造

(1) 初始化：1) 令 $t=0$；演化时期数 $G=8000\sim60000$，误差要求 $\varepsilon=10^{-5}\sim10^{-10}$，$N=50\sim500$，村民接种疫苗成功的概率 $Q_0=0.5\sim0.9$，村民受影响概率 $E_0=1/1000\sim1/100$，$L=3\sim6$，$T=3\sim10$；2) 在 H 中随机选择 N 个村民所对应

的试探解$\{\boldsymbol{X}_1(0), \boldsymbol{X}_2(0), \cdots, \boldsymbol{X}_N(0)\}$；3）令$V(i)=0$，$i=1\sim N$；$V(i)=0$表示村民$i$疫苗接种未成功或未接种；$V(i)>0$表示村民$i$疫苗接种成功；4）随机选择全局最优解$\boldsymbol{Y}^*$初始值。

（2）$a_k^i = Rand(0, 1)$，$k=1\sim 4$；$S_0 = \left(\sum_{k=1}^{4} a_k^i\right)$，$S_i(0) = \dfrac{a_1^i}{S_0}$，$E_i(0) = \dfrac{a_2^i}{S_0}$，$I_i(0) = \dfrac{a_3^i}{S_0}$，$R_i(0) = 1 - S_i(0) - E_i(0) - I_i(0)$，$i = 1 \sim N$。

（3）计算村民i的R、I、E、S状态，$RIES_i(0) = RIES(S_i(0), E_i(0)、I_i(0)、R_i(0))$，$i=1\sim N$；其中$RIES_i(0)$为时期0村民$i$所处的状态；函数$SEIR(S_i(0)、E_i(0)、I_i(0)、R_i(0))$用于确定村民$i$将处于哪种状态。

```
FOR t=0 TO G
  按表5.1给出的方法计算参数 b^t、r^t、p^t、q^t、ν^t、β^t、μ^t；
  对于所有 s∈{R, I, E, S}，生成特征集 PS^s、CS^s；
  FOR i=1 TO N
    τ_i=INT (Rand (1, 4)), V_i=INT (Rand (1, 4))-1;
    IF T 不能整除 t THEN
      按式（5.3）计算 R_i (t+1)、I_i (t+1)、E_i (t+1) 和 S_i (t+1)；
    ELSE
      q_0=Rand (0, 1)
      IF q_0≤Q_0 THEN
        按式（5.4）计算 R_i (t+1)、I_i (t+1)、E_i (t+1) 和 S_i (t+1)；
        V(i) =t+1;
      ELSE
        按式（5.3）计算 R_i (t+1)、I_i (t+1)、E_i (t+1) 和 S_i (t+1)；
      END IF
    END IF
    FOR j=1 TO n
      p_0=Rand (0, 1)
      IF p_0≤E_0 THEN
        IF RIES_i (t) =S THEN
          IF RIES_i (t+1) =S THEN
            按式（5.5）执行 S-S 算子，得到 v_{i,j} (t+1)；
          ELSE IF RIES_i (t+1) =E AND V (i) =0 THEN
            LP(i) =t+1;
            按式（5.6）执行 S-E 算子，得到 v_{i,j} (t+1)；
          ELSE
            v_{i,j} (t+1) =x_{i,j} (t), RIES_i (t+1) =RIES_i (t);
```

```
            END IF
          ELSE IF RIES_i (t) = E THEN
            IF RIES_i (t+1) = E THEN
              按式（5.7）执行 E-E 算子，得到 v_{i,j} (t+1)；
            ELSE IF RIES_i (t+1) = I AND (t+1-LP (i)) >τ_i THEN
              按式（5.8）执行 E-I 算子，得到 v_{i,j} (t+1)；
            ELSE IF RIES_i (t+1) = R THEN
              按式（5.9）执行 E-R 算子，得到 v_{i,j} (t+1)；
            ELSE
              v_{i,j} (t+1) = x_{i,j} (t)，RIES_i (t+1) = RIES_i (t)；
            END IF
          ELSE IF RIES_i (t) = I THEN
            IF RIES_i (t+1) = I THEN
              按式（5.10）执行 I-I 算子，得到 v_{i,j} (t+1)；
            ELSE IF RIES_i (t+1) = R THEN
              按式（5.11）执行 I-R 算子，得到 v_{i,j} (t+1)；
          ELSE
            v_{i,j} (t+1) = x_{i,j} (t)，RIES_i (t+1) = RIES_i (t)；
        ELSE IF RIES_i (t) = R TNEN
          IF RIES_i (t+1) = R THEN
            按式（5.12）执行 R-R 算子，得到 v_{i,j} (t+1)；
          ELSE IF RIES_i (t+1) = S AND (t+1-V (i)) >V_i THEN
            V (i) = 0;
            按式（5.13）执行 R-S 算子，得到 v_{i,j} (t+1)；
          ELSE
            v_{i,j} (t+1) = x_{i,j} (t)，RIES_i (t+1) = RIES_i (t)；
          END IF
        ELSE
          v_{i,j} (t+1) = x_{i,j} (t)，RIES_i (t+1) = RIES_i (t)；
        END IF
      END FOR
      按式（5.14）执行生长算子，得到 X_i (t+1)；
    END FOR
    IF | X^{*t+1}-Y^* | <ε THEN
      转步骤（4）；
    END IF
    Y^* =X^{*t+1}；
  END FOR
```

（4）结束。

函数 RIES（p_S，p_E，p_I，p_R）的定义如下：

```
FUNCTION RIES (pS, pE, pI, pR) //pS、pE、pI、pR 分别为S、E、I、R 状态出现的概率
  w=Rand (0, 1);
  IF w≤pS THEN
    Return S;
  ELSE IF pS<w≤pS+pE THEN
    Return E;
  ELSE IF pS+pE<w≤pS+pE+pI THEN
    Return I;
  ELSE IF pS+pE+pI<w≤pS+pE+pI+pR THEN
    Return R;
  END IF
END FUNCTION
```

5.2.6 PIDO 算法的特点

（1）时间复杂度。PIDO 算法的时间复杂度计算过程见表 5.3。

表 5.3　PIDO 算法的时间复杂度计算过程

操　作	时间复杂度	最多循环次数
初始化	$O\left[4n+3nN+n(5+7N)+3N(n^2+4n+8)\right]$	1
算子：S-S、S-E、E-E、E-I、E-R、I-I、I-R、R-R、R-S	$O[(N+4L+6)nE_0/12]$	$(N+8)(G+6)$
状态保持	$4+3n$	$(N+8)(G+6)$
目标函数	$O(n^2)$	$(N+8)(G+6)$
生长算子	$O(4n)$	$(N+8)(G+6)$
结果输出	$O(n)$	1

（2）Markov 特性。从 S-S、S-E、E-E、E-I、E-R、I-I、I-R、R-R、R-S 等算子的定义式（5.5）~式（5.13）可知，任意一个在时期 $t+1$ 的新试探解 $\boldsymbol{X}(t+1)$ 的计算生成只与其在时期 t 的状态 $\boldsymbol{X}$（t）有关，而与其以前是如何演变到当前状态的历程无关，表明 PIDO 算法的演进过程具有 Markov 特性。

（3）从生长算子的定义式（5.14）知，时期 $t+1$ 任一村民的 HHI 指数永远不会低于其在时期 t 时的 HHI 指数，表明 PIDO 算法的演进过程具有“步步不差”特性。

5.3 PIDO 算法全局收敛性证明

定理 5.1　SIRQV 算法具有全局收敛性。

定理 5.1 的证明方法可参见文献［28］，本章不再赘述。

5.4 PIDO 算法性能分析

5.4.1 村民数量对 PIDO 算法性能的影响分析

下面以著名的 BUMP 优化问题和 Michalewicz 优化问题为例对 PIDO 算法在不同村民数量设置下的性能进行分析，这两个优化问题求解难度很大。

BUMP 优化问题：

$$\begin{cases} \min E_0(x) = -\dfrac{\left|\sum_{i=1}^{n}\cos^4(x_i) - 2\prod_{i=1}^{n}\cos^2(x_i)\right|}{\sqrt{\sum_{i=1}^{n} i x_i^2}} \\ s.t. \qquad \prod_{i=1}^{n} x_i \geq 0.75 \\ \qquad\qquad \sum_{i=1}^{n} x_i \leq 7.5n \\ \qquad\qquad 0 < x_i \leq 10 \end{cases}$$

Michalewicz 优化问题：

$$\min E_1(\boldsymbol{X}) = -\sum_{i=1}^{n}\sin(x_i)\left[\sin\left(\frac{i x_i^2}{\pi}\right)\right]^{2m}, \quad m = 15$$

利用 PIDO 算法求解 BUMP 优化问题和 Michalewicz 优化问题，计算结果见表 5.4。计算时，$G=10^7$，$\varepsilon=10^{-7}$，$Q_0=0.9$，$L=3$，$T=3$。

表 5.4 平均最优目标函数值、变量数、村民数 N、平均计算时间之间的关系

n	N	E_0	BUMP 优化问题		Michalewicz 优化问题	
			平均最优目标函数值	平均计算时间/s	平均最优目标函数值	平均计算时间/s
30	100	0.01	-0.805921702398989	803	-29.6287602733428	111
	200	0.01	-0.811803860997175	3099	-29.6288728527053	203
	300	0.01	-0.808967152931331	2145	-29.6288728527053	378
	400	0.01	-0.81326544529852	5885	-29.6288728527053	337
60	100	0.01	-0.828497052284337	1121	-59.6127504968013	173
	200	0.01	-0.825695986452382	3064	-59.6211351550895	749
	300	0.01	-0.824975160784894	3167	-59.6211351550895	639
	400	0.01	-0.82630892484198	4353	-59.6211351550895	952

续表 5.4

n	N	E_0	BUMP 优化问题		Michalewicz 优化问题	
			平均最优目标函数值	平均计算时间/s	平均最优目标函数值	平均计算时间/s
100	100	0.001	−0.835829276385310	2002	−99.6116305284151	551
	200	0.001	−0.835526006633228	2593	−99.6167497827205	1054
	300	0.001	−0.833598496113181	5294	−99.6181399415025	1705
300	50	0.001	−0.843502736111951	2623	−298.601193897901	2517
	100	0.001	−0.832157974288144	4826	−299.306641430893	3203
	200	0.001	−0.848444059472176	9993	−299.512019342636	7473
500	50	0.001	−0.825474180284424	4200	−495.287649208117	7346
	100	0.001	−0.834220912854081	7739	−497.759218642397	7096
	200	0.001	−0.823085092228722	13096	−498.673640415890	19243
800	50	0.001	−0.725698976408795	8090	−786.1528393167500	4124
		0.005	−0.783280147638154	6328	−782.634723873479	6924
	100	0.001	−0.730634978555911	14779	−786.056194612948	9495
		0.005	−0.796418652596291	14352	−788.491170606612	9111
	200	0.001	−0.722817309868546	38722	−785.077567188934	14949
		0.005	−0.817508286459523	28829	−791.492633231394	18546
1000	50	0.001	−0.736951632070110	10188	−983.373683650374	10143
		0.005	−0.745096997366226	8972	−988.308603748149	5805
	100	0.001	−0.726373443337946	18324	−976.184758296045	12885
		0.005	−0.761237730943738	20259	−977.959383020390	14192
	200	0.001	−0.713034651041028	31774	−976.270965340087	18256
		0.005	−0.802655145865843	37739	−983.158225093140	22457

从表 5.4 可以看到：

（1）当 N 增加时，消耗的平均计算时间大大增加。

（2）对于给定的 n，如果 N 增加，消耗的平均计算时间也大大增加，但平均最佳目标函数值的精度同时增加。

（3）对于给定的 n 和 N，如果 E_0 增加，平均最佳目标函数值的精度也增加，但是消耗的平均计算时间可能增加或减少。

因此，如果 $n>500$，$N=100\sim200$ 就足够了；如果 $n<500$，$N=200$ 就足够了。

5.4.2　与其他群智能算法的比较

本章采用国际上通用的智能优化算法测试包 CEC2013[25] 提供的 6 个基准函

数优化问题测试 PIDO 算法的性能，见表 5.5。该测试包括 28 个经过精心设计的基准函数优化问题。

表 5.5 6 个基准函数优化问题

基准函数编号	基准函数名称	理论全局最优解	全局最优目标函数值
F14	Schwefel's Function	未知	-3721.4764
F17	Lunacek bi-Ratrigin Function	$\boldsymbol{O}$	300.0000
F19	Rotated Expanded Griewank's plus Rosenbrock's Function	$\boldsymbol{O}$	500.0000
F21	Composition Function 1	$\boldsymbol{O}$	900.0000
F25	Composition Function 2	未知	1200.0000
F28	Composition Function 3	未知	-4756.7068
搜索范围 $[-100, 100]^n$			

表中 $\boldsymbol{O}$ 是可以任意设定的理论全局最优解。F14、F25、F28 的理论全局最优解目前尚未发现，表 5.5 中的全局最优目标函数值是本章算法发现的迄今为止最好的目标函数值。本章用 PIDO 算法求解表 5.5 中的 6 个函数优化问题，其参数是 $N=200$，$n=50$，$G=10^7$，$\varepsilon=10^{-7}$，$Q_0=0.9$，$E_0=0.01$，$L=3$，$T=3$。与 PIDO 算法进行比较的 7 个智能优化算法均是选自国际著名期刊近期刊登的算法，这些算法见表 5.6。这 7 个算法的终止运行条件为：进化代数 $G=10^7$ 或者最优解误差 $\varepsilon=10^{-7}$。

表 5.6 参与比较的智能优化算法的参数设置

智能优化算法	参 数 设 置
RC-GA[3]	$k_{\max}=100$，$pr=0.5$，$\varphi_0=0.5$，$\lambda=0.5$，$C_I=200$
DASA[4]	$b=10$；$m=38$；$\rho=0.24$；$s_+=0.025$，$s_-=0.015$；$\varepsilon=1.0\mathrm{e}{-16}$
NP-PSO[6]	$N=200$
MpBBO[9]	$k=100$，$elit=4$，$m_{\max}=0.01$，$R_m=\mathrm{round}\ (0.5k,\ k)$，$T=\{$LCR，ECR，ICR，ILCR，LCR$\}$，$E=I=1$
MDE-LiGO[10]	$N=200$；$p=10$，$SU=5$，$c=0.1$，$\mu_{C_r}=0.5$，$\mu_F=0.5$，$\mu_{B_r}=0.5$
SLADE[11]	$N=200$；$\theta_{\mathrm{CR}}=0.5$，$a=0.1$，$\mu_F=0.5$
ABC[12]	$Bees=200$，$Trys=200n$，$q=0.15$

表 5.6 中各参数的含义可参见相关文献。针对表 5.5 中列出的 6 个优化问题，用 PIDO 算法和表 5.6 列出的 7 个算法进行求解，每个算法均独立求解 51 次。表 5.7 给出了 8 个算法求得的最优目标函数值的平均值、标准差、中值、最小值、最大值、适应度评价次数。

表 5.7 8 个参与比较的算法求解表 5.5 所列优化问题时所得的最优解

基准优化问题		PIDO	RCGA	DASA	NP-PSO	MpBBO	MDE-LiGO	SLADE	ABC
F14	平均值	-3. 7215E+03	-3. 7215E+03	-3. 7215E+03	-3. 7215E+03	-8. 3741E+02	-3. 7215E+03	-3. 7215E+03	-3. 7215E+03
	中值	-3. 7215E+03	-3. 7215E+03	-3. 7215E+03	-3. 7215E+03	-8. 3741E+02	-3. 7215E+03	-3. 7215E+03	-3. 7215E+03
	标准差	1. 0706E-05	6. 9097E-06	3. 0665E-06	3. 1722E-06	3. 1917E-05	3. 0558E-06	3. 3215E-06	2. 8364E-06
	最小值	-3. 7215E+03	-3. 7215E+03	-3. 7215E+03	-3. 7215E+03	-8. 3741E+02	-3. 7215E+03	-3. 7215E+03	-3. 7215E+03
	最大值	-3. 7215E+03	-3. 7215E+03	-3. 7215E+03	-3. 7215E+03	-8. 3741E+02	-3. 7215E+03	-3. 7215E+03	-3. 7215E+03
	适应度评价次数	8. 7970E+03	1. 2235E+04	1. 6670E+06	1. 1474E+05	8. 7627E+05	1. 1235E+05	2. 0410E+05	1. 6808E+05
	排名 1	1	2	4	7	8	6	5	3
	排名 2	1	2	4	7	8	6	5	3
F17	平均值	3. 0000E+02	3. 0001E+02	3. 0000E+02	3. 0000E+02	3. 0202E+02	3. 0004E+02	3. 0001E+02	3. 0000E+02
	中值	3. 0000E+02	3. 0001E+02	3. 0000E+02	3. 0000E+02	3. 0202E+02	3. 0004E+02	3. 0001E+02	3. 0000E+02
	标准差	0. 0000E+00	1. 7941E-03	2. 7818E-03	2. 0716E-03	3. 0371E-03	2. 9969E-03	3. 0844E-03	0. 0000E+00
	最小值	3. 0000E+02	3. 0000E+02	3. 0000E+02	3. 0000E+02	3. 0202E+02	3. 0004E+02	3. 0000E+02	3. 0000E+02
	最大值	3. 0000E+02	3. 0001E+02	3. 0001E+02	3. 0001E+02	3. 0203E+02	3. 0005E+02	3. 0002E+02	3. 0000E+02
	适应度评价次数	1. 0010E+03	1. 1680E+04	8. 4965E+05	2. 4590E+05	7. 1024E+05	3. 3746E+05	9. 5568E+05	2. 9800E+02
	排名 1	1	5	4	3	8	7	6	1
	排名 2	2	5	4	3	8	7	6	1
F19	平均值	5. 1225E+02	9. 1841E+02	5. 5308E+02	1. 1316E+04	5. 3854E+02	5. 0215E+02	5. 0208E+02	5. 2823E+02
	中值	5. 1225E+02	9. 1841E+02	5. 5308E+02	1. 1319E+04	5. 3854E+02	5. 0215E+02	5. 0208E+02	5. 2823E+02
	标准差	2. 9365E-03	3. 3819E-03	3. 1507E-03	2. 8562E+02	2. 8454E-03	2. 9603E-03	3. 2766E-03	3. 1410E-03
	最小值	5. 1224E+02	9. 1840E+02	5. 5308E+02	1. 0667E+04	5. 3854E+02	5. 0215E+02	5. 0208E+02	5. 2823E+02
	最大值	5. 1226E+02	9. 1841E+02	5. 5309E+02	1. 1898E+04	5. 3855E+02	5. 0216E+02	5. 0209E+02	5. 2824E+02
	适应度评价次数	6. 8026E+07	8. 2627E+07	1. 1259E+07	2. 1342E+07	1. 4366E+07	1. 4229E+06	1. 0181E+07	6. 7003E+06
	排名 1	3	7	6	8	5	2	1	4
	排名 2	3	7	6	8	5	2	1	4
F21	平均值	9. 0000E+02	6. 1483E+03	9. 1404E+02	9. 0779E+02	9. 2156E+02	9. 0000E+02	9. 0000E+02	9. 0476E+02
	中值	9. 0000E+02	6. 1483E+03	9. 1404E+02	9. 0779E+02	9. 2156E+02	9. 0000E+02	9. 0000E+02	9. 0476E+02

续表 5.7

基准优化问题		PIDO	RCGA	DASA	NP-PSO	MpBBO	MDE-LiGO	SLADE	ABC
F21	标准差	0.0000E+00	2.7212E-02	3.4204E-03	2.6026E-03	3.1846E-03	0.0000E+00	0.0000E+00	2.9857E-03
	最小值	9.0000E+02	6.1482E+03	9.1404E+02	9.0779E+02	9.2155E+02	9.0000E+02	9.0000E+02	9.0475E+02
	最大值	9.0000E+02	6.1483E+03	9.1405E+02	9.0780E+02	9.2156E+02	9.0000E+02	9.0000E+02	9.0477E+02
	适应度评价次数	7.4438E+05	9.8056E+06	4.2765E+06	7.6363E+06	9.4355E+05	3.8044E+05	4.7933E+05	1.0341E+07
	排名 1	1	8	6	5	7	1	1	4
	排名 2	3	8	6	5	7	1	2	4
F25	平均值	1.2504E+03	1.2790E+03	1.2898E+03	1.2673E+03	1.2978E+03	1.2631E+03	1.2877E+03	1.2733E+03
	中值	1.2504E+03	1.2790E+03	1.2898E+03	1.2673E+03	1.2978E+03	1.2631E+03	1.2877E+03	1.2733E+03
	标准差	2.8962E-02	3.2833E-02	2.6722E-02	3.1492E-02	3.1191E-02	2.6698E-02	3.3033E-02	3.3282E-02
	最小值	1.2503E+03	1.2790E+03	1.2898E+03	1.2673E+03	1.2978E+03	1.2631E+03	1.2877E+03	1.2732E+03
	最大值	1.2505E+03	1.2791E+03	1.2899E+03	1.2674E+03	1.2979E+03	1.2632E+03	1.2878E+03	1.2734E+03
	适应度评价次数	2.0569E+06	2.4738E+05	2.9240E+03	3.3469E+05	3.6231E+05	4.4119E+05	2.4429E+05	7.9372E+05
	排名 1	1	5	7	3	8	2	6	4
	排名 2	1	5	7	3	8	2	6	4
F28	平均值	-4.7566E+03	7.8446E+03	3.9794E+03	-2.4928E+03	4.0285E+03	3.0674E+03	3.0333E+03	4.1228E+03
	中值	-4.7566E+03	7.8446E+03	3.9794E+03	-2.4928E+03	4.0285E+03	3.0674E+03	3.0333E+03	4.1228E+03
	标准差	2.8710E-02	3.2140E-02	3.2510E-02	3.0692E-05	2.6139E-02	3.0157E-02	3.4298E-02	3.1398E-02
	最小值	-4.7567E+03	7.8445E+03	3.9794E+03	-2.4928E+03	4.0284E+03	3.0673E+03	3.0333E+03	4.1227E+03
	最大值	-4.7566E+03	7.8446E+03	3.9795E+03	-2.4928E+03	4.0285E+03	3.0674E+03	3.0334E+03	4.1229E+03
	适应度评价次数	3.9892E+06	3.1518E+06	1.4406E+06	2.7234E+06	1.2795E+06	2.0201E+06	1.5469E+06	9.1752E+05
	排名 1	1	8	5	2	6	4	3	7
	排名 2	1	8	5	2	6	4	3	7
总排名 1		8	35	32	28	42	22	22	23
总排名 2		11	35	32	28	42	22	23	23
最终总排名 1		1	7	6	5	8	2	2	4
最终总排名 2		1	7	6	5	8	2	3	3

注：黑体字表示已达到全局理论最优解，例如黑体 3.0000E+02 表示为精确解 300，而非黑体 3.0000E+02 表示为非精确解，即可能是 300.0000135。

总排名 1 是这些算法基于平均最优目标函数值进行的排名，总排名 2 是这些算法基于平均最优目标函数值和适应度评价次数进行的排名；最终总排名 1 和最终总排名 2 分别是基于总排名 1 和总排名 2 所进行的排名。

非参数 Friedman 检验[26,27]是基于 PIDO 算法所得的结果与 7 个被比较算法所获得的结果之间进行的非参数检验。Friedman 检验的结果显示在表 5.8 中，其中显著性等于 1 表示 PIDO 算法的性能与被比较算法具有 99%的统计学差异，显著性等于 0 表示没有显著差异。在表 5.8 中，显著性等于 1 的案例数和显著性等于 0 的案例数分别表示 PIDO 算法与 7 种被比较算法显著不同和没有显著差异地求解基准函数优化问题的数目。

表 5.8　Friedman 检验结果比较（$\alpha=0.01$）

基准优化问题		PIDO 算法 vs.						
		RCGA	DASA	NP-PSO	MpBBO	MDE-LiGO	SLADE	ABC
F14	(Asymp. Sig.)	0.001	0	0	0	0	0	0
	显著性	1	1	1	1	1	1	1
F17	(Asymp. Sig.)	0	0	0	0	0	0	1
	显著性	1	1	1	1	1	1	0
F19	(Asymp. Sig.)	0	0	0	0	0	0	0
	显著性	1	1	1	1	1	1	1
F21	(Asymp. Sig.)	0	0	0	0	1	1	0
	显著性	1	1	1	1	0	0	1
F25	(Asymp. Sig.)	0	0	0	0	0	0	0
	显著性	1	1	1	1	1	1	1
F28	(Asymp. Sig.)	0	0	0	0	0	0	0
	显著性	1	1	1	1	1	1	1
显著性案例数=1		6	6	6	6	5	5	5
显著性案例数=0		0	0	0	0	1	1	1

从表 5.7 可以看出 PIDO、RCGA、DASA、NP-PSO、MpBBO、MDE-LiGO、SLADE、ABC 按平均最优目标函数值的精度进行排序所得的结果如下：

PIDO>SLADE=MDE-LiGO>ABC>NP-PSO>DASA>RCGA>MpBBO

按平均最优目标函数值和适应度评价次数进行排序所得的结果如下：

PIDO>MDE-LiGO>SLADE>ABC>NP-PSO>DASA>RCGA>MpBBO

从表 5.8 可以知道，PIDO 算法求解 6 个基准函数优化问题的显著性案例总数为 39，明显大于不显著性案例总数 3，表明 PIDO 算法的性能明显优于 7 个被比较算法。

图 5.2(a)~(f) 所示为 PIDO、RCGA、DASA、NP-PSO、MpBBO、MDE-LiGO、SLADE、ABC 算法求解表 5.5 的 6 个基准函数优化问题时的样本收敛曲线，其中的水平和垂直轴采用对数刻度。从表 5.7 可以看出，当用 PIDO 算法求

解 6 个基准函数优化问题时，均能发现质量最好的全局最优解。综合看来，PIDO 算法的综合性能要优于 7 个被比较算法，表明其求解精度高且计算速度快。

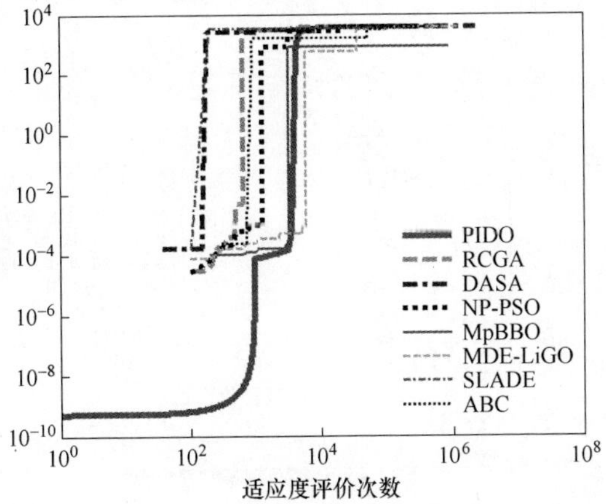

(a)

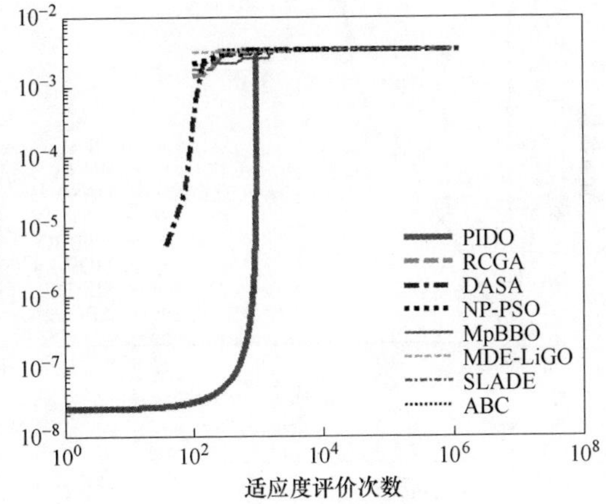

(b)

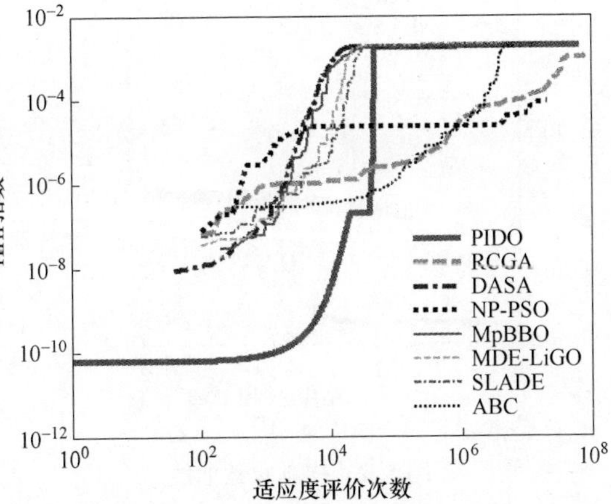

(c)

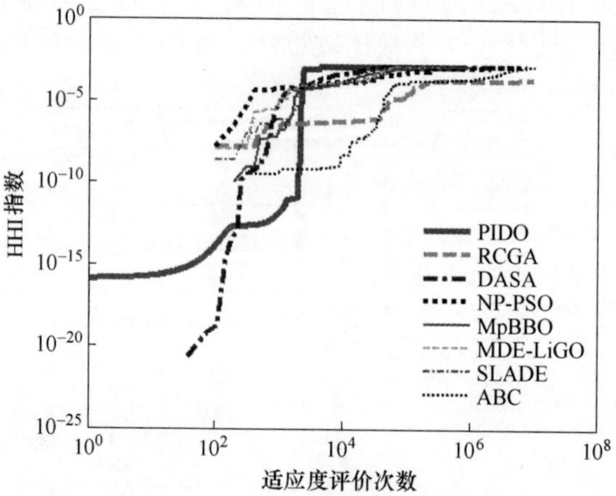

(d)

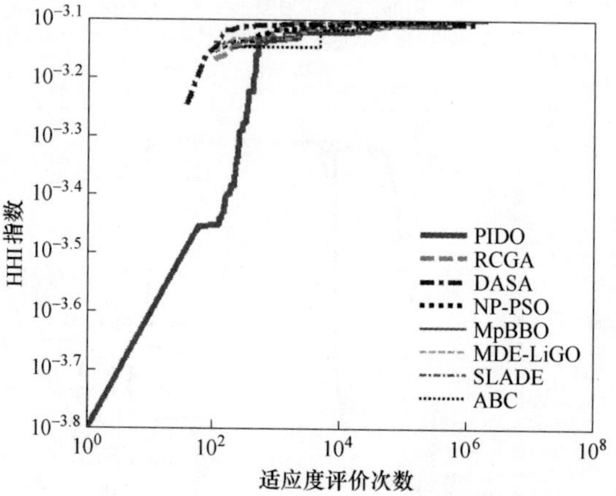

(e)

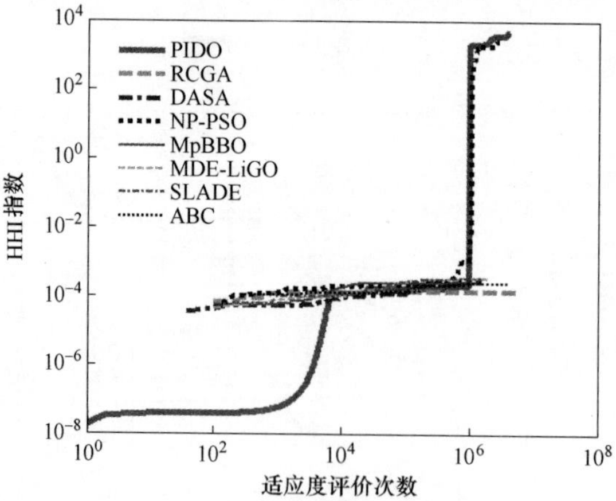

(f)

图 5.2　样本收敛曲线

(a) F14; (b) F17; (c) F19; (d) F21; (e) F25; (f) F28

5.4.3　局部寻优能力和全局寻优能力分析

本章采用文献［28］提出的方法对 PIDO 算法的局部和全局寻优能力的平衡性进行分析。其中穿透行为用于说明 PIDO 算法的全局寻优能力，而膨胀行为用于说明 PIDO 算法的局部寻优能力。

图 5.3 所示为当 PIDO 算法求解基准优化问题 F3[25]时，穿透和膨胀行为在时间间隔［0，694］和［0，966］内的协调关系。从图 5.3 可以看出，穿透行为在 0~120s 占优，而膨胀行为在之后 120s 占优。

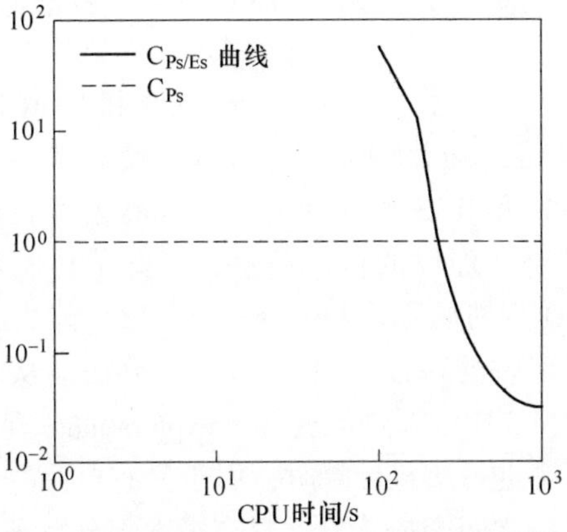

图 5.3　穿透行为和膨胀行为之间的协调性分析

图 5.4 所示为当采用 PIDO 算法求解 F3 时，在时间间隔［0，694］和［0，966］内膨胀和黏滞行为之间的协调性。从图 5.4 中可以看出，膨胀行为总是占优，黏滞行为根本不占优，但是膨胀行为的占优随着时间的流逝而减少；相反，黏滞行为出现的次数随时间增加。

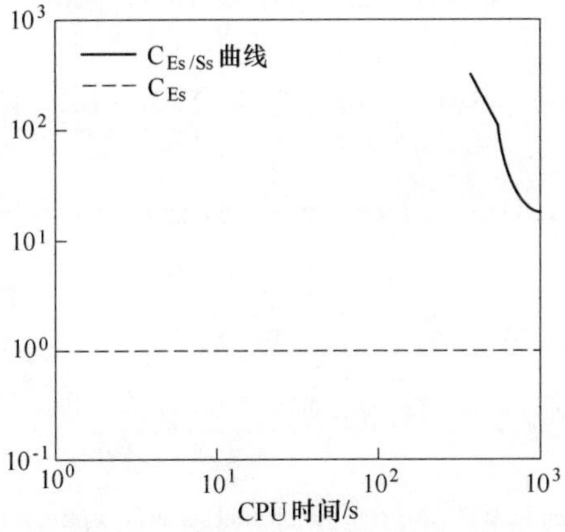

图 5.4　膨胀行为和黏滞行为之间的协调性分析

5.5　本章小结

PIDO 具有如下特点：

（1）PIDO 算法包括 S-S、S-E、E-E、E-I、E-R、I-I、I-R、R-R、R-S 等 9 个算子，这些算子可明显增加该算法的搜索能力。

（2）采用随机方法确定 PIDO 算法中的鼠疫传染病模型中的参数和各算子中的相关参数，既可使模型更能表达实际情况，又可大幅减少输入的参数个数。

（3）PIDO 算法中的算子 S-S、S-E、E-E、E-I、E-R、I-I、I-R、R-R、R-S是利用鼠疫传染病模型构造的，不需要与要求解的问题相关，因此 PIDO 算法具有通用性。

（4）在 PIDO 算法中，算子 S-S、E-E、I-I 和 R-R 能使 HHI 指数高的村民向 HHI 指数低的村民传递强壮特征信息，从而使后者能向好的方向发展；算子 S-E、E-I、E-R、I-R 和 R-S 既能使处于不同状态的村民之间交换信息，又能使村民获得其他村民经处理后的特征信息，降低了村民落入局部最优陷阱的几率，从而提升了 PIDO 算的局部求精（exploitation）能力；脉冲式预防接种拥有使村民跃出局部最优陷阱的特性。因此，PIDO 算法能从多个角度实现村民之间的信息交换，这对提升 PIDO 算法的搜寻（exploration）能力有意义。

（5）在 PIDO 算法进行演化计算时，由于只有村民的极少部分特征被鼠疫病毒攻击，因此每次村民之间交换信息，只有极少部分特征参与计算，所以当求解维数较高的优化问题时，PIDO 算法收敛速度可显著提升，PIDO 算法适于求解维数较高的优化问题。

（6）PIDO 算法的演化过程具有 Markov 特性和“步步不差”特性，从而确保该算法具有全局收敛性。

PIDO 算法未来的改进方向如下：

（1）利用鼠疫传染病动力学模型优化 PIDO 算法的相关参数，使得这些参数设置更合理。

（2）深入研究 S-S、S-E、E-E、E-I、E-R、I-I、I-R、R-R、R-S 等算子的动态特征。

（3）深入研究 PIDO 算法求解过程中村民们的动态特征。

参 考 文 献

［1］林诗洁，董晨，陈明志，等．新型群智能优化算法综述［J］．计算机工程与应用，2018，54（12）：1~9.

［2］Wolpert D H，Macready W G. No free lunch theorems for optimization［J］. IEEE Transactions on Evolutionary Computation，1997，1：67.

[3] Chuang Y C, Chen C T, Hwang C. A simple and efficient real-coded genetic algorithm for constrained optimization [J]. Applied Soft Computing, 2016, 38: 87~105.

[4] Peter Korošec, Jurij Šilc, Bogdan Filipic. The differential ant-stigmergy algorithm [J]. Information Sciences, 2012, 192: 82~97.

[5] 刘中强，游晓明，刘升．一种启发式动态信息素更新策略的蚁群算法［J］．计算机工程与应用，2018，54（20）：20~27.

[6] Zahra Beheshti, Siti Mariyam Shamsuddin. Non-parametric particle swarm optimization for global optimization [J]. Applied Soft Computing, 2015, 28: 345~359.

[7] 袁罗，葛洪伟，姜道银．基于健康度的自适应过滤粒子群算法［J］．计算机科学与探索，2018，12（2）：332~340.

[8] Aburomman A A, Reaz M B I. A novel SVM-kNN-PSO ensemble method for intrusion detection system [J]. Applied Soft Computing, 2016, 38 (C): 360~372.

[9] Al-Roomi A R, El-Hawary M E. Metropolis biogeography-based optimization [J]. Information Sciences, 2016, 360: 73~95.

[10] Mukherjee R, Debchoudhury S, Das S. Modified differential evolution with locality induced genetic operators for dynamic optimization [J]. European Journal of Operational Research, 2016, 253: 337~355.

[11] Zhao Z W, Yang J M, Hu Z Y, et al. A differential evolution algorithm with self-adaptive strategy and control parameters based on symmetric Latin hypercube design for unconstrained optimization problems [J]. European Journal of Operational Research, 2016, 250 (1): 30~45.

[12] Mernik M, Liu S H, Karaboga D, et al. On clarifying misconceptions when comparing variants of the Artificial Bee Colony Algorithm by offering a new implementation [J]. Information Sciences, 2015, 291: 115~127.

[13] 陈兰荪，孟新柱，焦建军．生物动力学［M］．北京：科学出版社，2009.

[14] 郭醉元，肖丹，李海涛，等．鼠疫传播动力学模型的构建研究［J］．现代生物医学进展，2012，12（20）：3838~3841.

[15] Grassly N C, Fraser C. Mathematical models of infectious disease transmission [J]. Nature Reviews Microbiology, 2008, 42 (2): 3181~3195.

[16] Monecke S, Monecke H, Monecke J. Modelling the black death: a historical case study and implications for the epidemiology of bubonic plague [J]. International Journal of Medical Microbiology, 2009, 45 (5): 2473~2486.

[17] Bjorn P Z, Hartmut D. The history of the plague and the research on the causative agent Yersinia pestis [J]. International Journal of Hygiene and Environmental Health, 2004, 39 (7): 2135~2145.

[18] 闫东，刘冠纯，兰晓宇，等．气象因素对河北省鼠疫疫源地长爪沙鼠种群密度的影响［J］．中华卫生杀虫药械，2017，23（02）：159~161.

[19] 许磊，李贵昌，司晓艳，等．长爪沙鼠鼠疫自然疫源地气候对鼠疫流行影响的非线性效应［J］．中国媒介生物学及控制杂志，2016，27（04）：321~325.

[20] 廖力夫，贺争鸣，侯岩岩，等．灰仓鼠生物学特征及其应用［J］．实验动物科学，

2016, 33 (03): 46~51.

[21] 毕玉晶, 杨瑞馥. 鼠疫动物模型: 经典与问题 [J]. 中国实验动物学报, 2011, 19 (02): 161~171.

[22] 周晓磊, 刘振才, 丛显斌, 等. 鼠疫预测预警研究进展 [J]. 中国地方病防治杂志, 2012, 27 (05): 336~338.

[23] 刘振才, 周晓磊, 张博宇, 等. 动物鼠疫预测模型及预警指标的建立 [J]. 中国地方病防治杂志, 2015, 30 (01): 1~3.

[24] Iisufescu M. Finite Markov Processes and Their Applications [M]. Wiley: Chichester, 1980.

[25] Liang J J, Qu B Y, Suganthan P N, et al. Problem definitions and evaluation criteria for the CEC 2013 special session on real-rarameter optimization [R]. Nanyang Technological University, Tech. Rep., 2013, Available in http: //www. ntu. edu. sg/home/epnsugan/ index _ files/ cec-2013/Definitions of CEC 13 benchmark suite 0117. pdf.

[26] Črepinšek M, Liu S H, Mernik M. Replication and comparison of computational experiments in applied evolutionary computing: Common pitfalls and guidelines to avoid them [J]. Applied Soft Computing, 2014, 19: 161~170.

[27] Joaquín Derrac, Salvador García, Daniel Molina, et al. A practical tutorial on the use of non-parametric statistical tests as a methodology for comparing evolutionary and swarm intelligence algorithms [J]. Swarm and Evolutionary Computation, 2011, 1: 3~18.

[28] 陆秋琴, 黄光球. 微生物动力学优化算法 [J/OL]. 计算机科学与探索: 1~20 [2018-11-21].

6 具有跨物种多级传播特征的包虫病优化算法

6.1 引言

工程中存在一类非线性优化问题，在此类问题的数学表达式中存在不可导的数学表达式，基于梯度的传统优化方法无法求解此类问题。为了求解此类问题，人们提出了启发式搜索方法[1]，群智能优化算法[2]就是其中的一种。因群智能优化算法对工程优化问题没有特殊要求，故具有广泛的适应性。近几年，群智能优化算法得到快速发展。

群智能优化算法是依据特定的生物进化场景构建出来的，其算子是依据个体间的相互作用构建的，其逻辑结构是依据生物进化场景的内涵构建的[3]。然而，目前提出的群智能优化算法依赖的生物进化场景均非常简单，因而依据此类场景设计出来的群智能算法的逻辑结构非常简单，获得的算子也非常少。例如，遗传算法[4]、蚁群算法[5]、蜂群算法[6]、布谷鸟算法[7]、蝙蝠算法[8]、粒子群算法[9]等。

随着互联网的高速发展，社会已进入大数据时代，人们遇到的问题变得越来越复杂，故需要提出高智能性的算法来解决这些复杂问题。对于群智能算法来说，如何增加群智能算法的智能特征，显然是需要解决的关键问题。解决该问题的一种策略是，精心选择出某种具有特殊性质的生物进化场景，巧妙解决目前群智能算法存在问题，即可设计出高智能性的群智能算法。

若一类生物进化场景具有丰富的演化内涵，其中个体之间的相互作用关系十分丰富，则依据此类生物进化场景就可以设计出具有算子众多、逻辑结构清晰的高智能性群智能优化算法。能够跨 3 个物种实施多级传播的包虫传染病攻击家犬、牛羊和人类的过程，就是这样一个场景。

包虫病是棘球蚴寄生在人体所致的一种人兽共患寄生虫病。我国有囊型和泡型包虫病两种，分别由棘球蚴和泡球蚴寄生在人体组织器官中所致。囊型包虫病呈世界性分布，畜牧业发达的国家和地区多见。我国包虫病高发流行区主要集中在高山草甸地区及气候寒冷、干旱少雨的牧区及半农半牧区，以新疆、青海、甘肃、宁夏、西藏、内蒙古、陕西、河北、山西和四川北部等地较为严重。包虫主要来源于动物的排泄物，没有什么有效的治疗方式，在西藏被视为西藏第一癌症。

由于包虫病可同时危害人类和家畜养殖业，近年来全世界研究人员对该传染病给予了高度关注，主要研究成果表现在以下几个方面：

(1) 包虫病流行病学分析。为了了解包虫病的流行病学特征，通过对包虫病病例进行流行病学特征调查研究，探讨病例可能的感染来源，为制定包虫病防控措施提供依据[10,11]。

(2) 包虫病免疫学研究。通过对家畜和人的包虫病免疫机理进行研究，为包虫病的防治和新型疫苗的生产提供科学参考[12]。

(3) 包虫病诊断方法研究。提出包虫病的诊断方法，为包虫病的治疗提供科学、快速和准确的依据[13,14]。

(4) 包虫病的治疗方法研究。从手术和药物等角度探讨包虫病的各种治疗方法[15,16]。

包虫病具有跨多物种传播特征，能够对人类造成很大痛苦，但在这悲惨的自然现象后面，却隐藏着一个性能优良的群智能优化算法，本章称其为包虫传染病优化算法（hydatid disease optimization），简称 HDO 算法。本章着重解决如下 5 个问题：

(1) 如何将包虫传染病模型转化为能求解复杂优化问题的 HDO 算法。

(2) 如何使得 HDO 算法中的算子能充分反映动物个体之间的相互作用关系，以便体现包虫传染病模型的思想。

(3) 如何证明 HDO 算法的全局收敛性。

(4) 如何确定 HDO 算法的最佳参数设置。

(5) 如何用 HDO 算法求解关联区域 VOCs 联防联控最优减排优化问题。

6.2 包虫传染病模型的优化算法设计

6.2.1 算法场景设计

在一个草原牧区生活有一群牧民，其数量有 N_3 名，其编号分别是 1，2，…，N_3；牧民们以饲养藏羊为生，藏羊的数量有 N_2 只，其编号分别是 1，2，…，N_2；与此同时，牧民们还饲养了一群狗用于控制和保护羊群，狗的数量有 N_1 只，其编号分别是 1，2，…，N_1。一条狗、一只羊或一名牧民统称为一个个体，每个个体均由 n 个特征（器官）来表征。令 u 表示个体类型，$u=1$ 表示狗类，$u=2$ 表示羊类，$u=3$ 表示牧民类，则对类型为 u 的个体 i 来说，其表征特征为$(x_{i,1}^u, x_{i,2}^u, \cdots, x_{i,N_u}^u)$，$u\in \{1, 2, 3\}$。

该草原牧区有一种称为棘球绦虫的寄生虫病在狗群中流行。棘球绦虫寄生于狗的小肠中，虫卵随狗的粪便排出。由于狗随羊群到处游动，其排泄的粪便广泛地污染了牧区的水源、土壤和草场。棘球绦虫虫卵在自然界有非常强的适应能力，它能在自然状态下保持持续感染力。羊在吃草、喝水的过程中，就会把附着在草叶上或水中的虫卵一同吃入体内。生活在羊胃中的虫卵会在胃酸的作用下大量繁殖，一部分虫卵会在羊的体内发育成包囊，另一部分虫卵会随羊的粪便又排泄到牧区的水源、土壤和草场中。

牧民不但与羊群有密切接触，而且与狗也有更加密切的接触。牧民与羊群密切接触或吃羊肉、喝羊血时，就会把虫卵吃入口中；狗有舔舐其肛门和身体的习惯，会把虫卵从肛门带到其身体上，牧民与狗密切接触时，就会把虫卵吃入口中；牧民喝被污染的水或吃被污染的食物时，更会将虫卵吃入口中。

生活在人胃中的棘球绦虫虫卵在胃酸的作用下加速繁殖，数量大增。一部分虫卵会随血液钻入人体的某些器官内，如肝、肺、脑中，然后发育成巨型包囊；另一部分虫卵会随人的粪便又排泄到牧区的水源、土壤和草场中。

棘球绦虫虫卵的传播特征是粪口传播，具有很强的传染能力，既能够在同物种类内传播，又能够跨物种传播。当狗、羊和牧民传染上包虫病后，一部分能够治愈，另一部分则死亡。棘球绦虫虫卵攻击的是狗、羊和牧民的部分特征（器官）。

将上述场景映射到对优化问题式（1.1）全局最优解的搜索过程中，含义如下所述。

优化问题式（1.1）的搜索空间与草原牧区相对应，该草原牧区中的一条狗、一只羊或一名牧民分别对应于优化问题式（1.1）的一个试探解，即对类型为 u 的 N_u 个个体所对应的试探解集就是$\{\boldsymbol{X}_1^u, \boldsymbol{X}_2^u, \cdots, \boldsymbol{X}_{N_u}^u\}$，且类型为 u 的个体 i 的特征 j 与试探解 $\boldsymbol{X}_{N_u}^u$ 的变量 $x_{i,j}^u$ 相对应（$u \in \{1, 2, 3\}$）。对于优化问题式(6.1)，类型为 u 的个体 i 的适应度 Fit 按下式计算：

$$Fit(\boldsymbol{X}_i^u) = \begin{cases} \dfrac{1}{1 + F(\boldsymbol{X}_i^u)}, & \text{若 } F(X_i^u) \geqslant 0 \\ 1 + |F(\boldsymbol{X}_i^u)|, & \text{若 } F(X_i^u) < 0 \end{cases}, \quad i = 1 \sim N_u, \ u \in \{1, 2, 3\} \tag{6.1}$$

6.2.2　可跨多物种多级传播的包虫传染病模型

在时期 t，对于类型为 u 的个体来说，共存在 5 种状态：易感（未感染虫卵）的个体，其在时期 t 的占比为 $S^u(t)$，处于此状态的个体用 S^u 表示；已暴露（已感染虫卵但未发病）的个体，其在时期 t 的占比为 $E^u(t)$，处于此状态的个体用 E^u 表示；已发病（感染虫卵后已发病）的个体，其在时期 t 的占比为 $I^u(t)$，处于此状态的个体用 I^u 表示；已治愈的个体，其在时期 t 的占比为 $R^u(t)$，处于此状态的个体用 R^u 表示；已死亡的个体，其在时期 t 的占比为 $D^u(t)$，处于此状态的个体用 D^u 表示。

为了简单起见，对上述场景进行一些简化：不考虑个体的自然死亡；当一个个体因染上包虫病而死亡后，立即就有一个新个体添加到该草原牧区中，从而确保各类个体的总数为常数；棘球绦虫虫卵可以在同一物种内传播；不同物种间的传播规律是：狗可以将虫卵传播给羊和牧民，羊只能将虫卵传播给牧民，牧民不会将虫卵传播给狗和羊。上述场景可采用传染病传播仓室模型[17,18]来描述，如图 6.1 所示。根据图 6.1，可以写出其相应的动力学方程组如下：

$$\begin{cases}\dot{S}^1 = -\beta_1(E^1 + I^1)S^1 + D^1 + \lambda_1 R^1 \\ \dot{E}^1 = \beta_1(E^1 + I^1)S^1 - \gamma_1 E^1 \\ \dot{I}^1 = \gamma_1 E^1 - \delta_1 I^1 - \theta_1 I^1 \\ \dot{R}^1 = \delta_1 I^1 - \lambda_1 R^1 \\ \dot{D}^1 = \theta_1 I^1 - D^1 \\ \dot{S}^2 = -\beta_2(E^2 + I^2 + E^1 + I^1)S^2 + D^2 + \lambda_2 R^2 \\ \dot{E}^2 = \beta_2(E^2 + I^2 + E^1 + I^1)S^2 - \gamma_2 E^2 \\ \dot{I}^2 = \gamma_2 E^2 - \delta_2 I^2 - \theta_2 I^2 \\ \dot{R}^2 = \delta_2 I^2 - \lambda_2 R^2 \\ \dot{D}^2 = \theta_2 I^2 - D^2 \\ \dot{S}^3 = -\beta_3(E^3 + I^3 + E^1 + I^1 + E^2 + I^2)S^3 + D^3 + \lambda_3 R^3 \\ \dot{E}^3 = \beta_3(E^3 + I^3 + E^1 + I^1 + E^2 + I^2)S^3 - \gamma_3 E^3 \\ \dot{I}^3 = \gamma_3 E^3 - \delta_3 I^3 - \theta_3 I^3 \\ \dot{R}^3 = \delta_3 I^3 - \lambda_3 R^3 \\ \dot{D}^3 = \theta_3 I^3 - D^3 \end{cases} \tag{6-2}$$

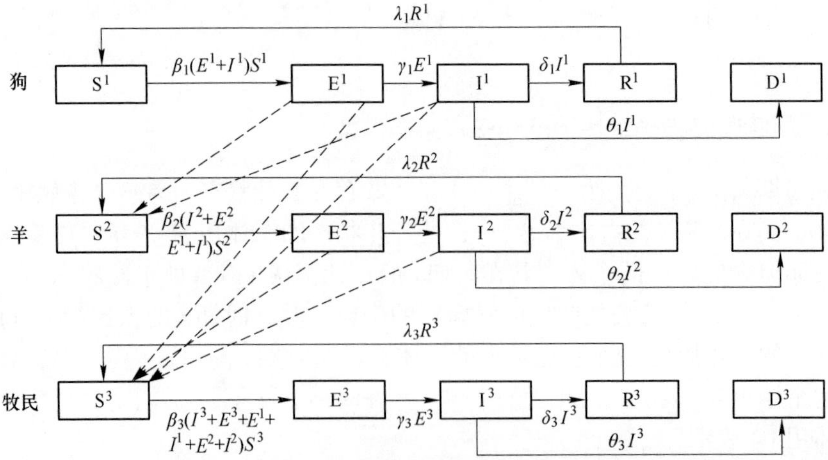

图 6.1　狗、羊与牧民相互作用的传染病传播流程

式（6.2）中，β_u 表示包虫病在类型为 u 的个体中的传染率，$0<\beta_u<1$；λ_u 表示类型为 u 的个体的复原率，$0<\lambda_u<1$；γ_u 表示类型为 u 的个体的发病率，$0<\gamma_u<1$；δ_u 表示类型为 u 的个体的治愈率，$0<\delta_u<1$；θ_u 表示类型为 u 的个体的死亡率，$0<\theta_u<1$。

在时期 t，对于类型为 u 的任意一个个体来说，$S^u(t)$、$E^u(t)$、$I^u(t)$、$R^u(t)$、$D^u(t)$ 分别表示该个体处于状态 S^u、E^u、I^u、R^u、D^u 的概率。必须指出，在同一时期，任意一个个体只能处在状态 S^u、E^u、I^u、R^u、D^u 中的某一个。通常情况下模型式（6.2）中的参数 β_u、γ_u、δ_u、λ_u、θ_u 的取值是随时间变化的，可将式（6.2）应用到类型为 u 的任意一个个体上，并将式（6.2）改写成如下离散递推形式，即有：

$$
\begin{cases}
\left.\begin{aligned}
&S_i^1(t+1)=S_i^1(t)-\beta_1(E_i^1(t)+I_i^1(t))S_i^1(t)+D_i^1(t)+\lambda_1R_i^1(t)\\
&E_i^1(t+1)=E_i^1(t)+\beta_1(E_i^1(t)+I_i^1(t))S_i^1(t)-\gamma_1E_i^1(t)\\
&I_i^1(t+1)=I_i^1(t)+\gamma_1E_i^1(t)-\delta_1I_i^1(t)-\theta_1I_i^1(t)\\
&R_i^1(t+1)=R_i^1(t)+\delta_1I_i^1(t)-\lambda_1R_i^1(t)\\
&D_i^1(t+1)=D_i^1(t)+\theta_1I_i^1(t)-D_i^1(t)
\end{aligned}\right\},\quad i=1\sim N_1\\
\left.\begin{aligned}
&S_i^2(t+1)=S_i^2(t)-\beta_2(E_i^2(t)+I_i^2(t)+E_i^1(t)+I_i^1(t))S_i^2(t)+\\
&\qquad D_i^2(t)+\lambda_2R_i^2(t)\\
&E_i^2(t+1)=E_i^2(t)+\beta_2(E_i^2(t)+I_i^2(t)+E_i^1(t)+I_i^1(t))S_i^2(t)-\\
&\qquad \gamma_2E_i^2(t)\\
&I_i^2(t+1)=I_i^2(t)+\gamma_2E_i^2(t)-\delta_2I_i^2(t)-\theta_2I_i^2(t)\\
&R_i^2(t+1)=R_i^2(t)+\delta_2I_i^2(t)-\lambda_2R_i^2(t)\\
&D_i^2(t+1)=D_i^2(t)+\theta_2I_i^2(t)-D_i^2(t)
\end{aligned}\right\},\quad i=1\sim N_2\\
\left.\begin{aligned}
&S_i^3(t+1)=S_i^3(t)-\beta_3(E_i^3(t)+I_i^3(t)+E_i^1(t)+I_i^1(t)+E_i^2(t)+\\
&\qquad I_i^2(t))S_i^3(t)+D_i^3(t)+\lambda_3R_i^3(t)\\
&E_i^3(t+1)=E_i^3(t)+\beta_3(E_i^3(t)+I_i^3(t)+E_i^1(t)+I_i^1(t)+E_i^2(t)+\\
&\qquad I_i^2(t))S_i^3(t)-\gamma_3E_i^3(t)\\
&I_i^3(t+1)=I_i^3(t)+\gamma_3E_i^3(t)-\delta_3I_i^3(t)-\theta_3I_i^3(t)\\
&R_i^3(t+1)=R_i^3(t)+\delta_3I_i^3(t)-\lambda_3R_i^3(t)\\
&D_i^3(t+1)=D_i^3(t)+\theta_3I_i^3(t)-D_i^3(t)
\end{aligned}\right\},\quad i=1\sim N_3
\end{cases}
\tag{6.3}
$$

6.2.3 个体演化状态识别

在时期 t，采用模型式（6.3）计算类型为 u 的个体 i 的易感概率 $S_i^u(t)$、暴

露概率 $E_i^u(t)$、发病概率 $I_i^1(t)$、治愈概率 $R_i^u(t)$ 和死亡概率 $D_i^u(t)$；类型为 u 的个体 i 在时期 t 处于状态 S^u、E^u、I^u、R^u、D^u 中的哪个状态，由它们之中的最大者确定。依据图 6.1，可以识别出所有合法的状态转移类型，如图 6.2 所示，图 6.2 中所描述的状态转移类型的含义及其所对应的算子见表 6.1。

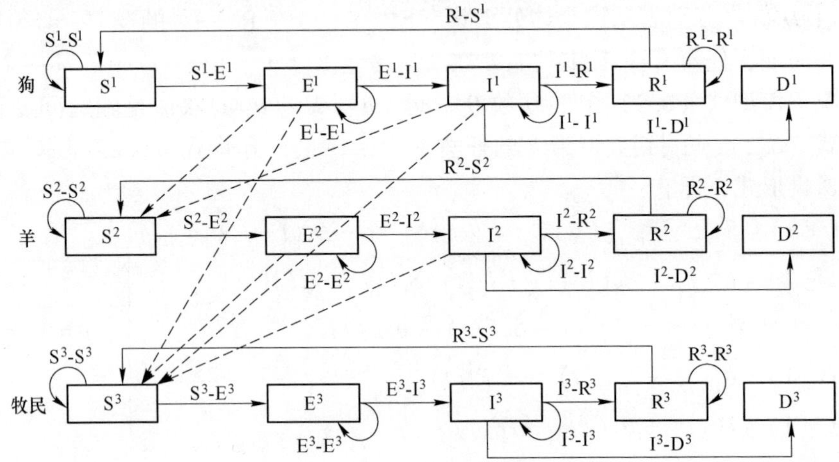

图 6.2　合法的状态转移类型

表 6.1　合法状态转换

个体类型	在时期 t 的状态	在时期 t+1 的状态	状态转换	算子
	S^u	S^u	$S^u \to S^u$	S^u-S^u
	S^u	E^u	$S^u \to E^u$	S^u-E^u
	E^u	E^u	$E^u \to E^u$	E^u-E^u
	E^u	I^u	$E^u \to I^u$	E^u-I^u
$u \in \{1, 2, 3\}$	I^u	I^u	$I^u \to I^u$	I^u-I^u
	I^u	R^u	$I^u \to R^u$	I^u-R^u
	I^u	D^u	$I^u \to D^u$	I^u-D^u
	R^u	R^u	$R^u \to R^u$	R^u-R^u
	R^u	S^u	$R^u \to S^u$	R^u-S^u

从表 6.1 可知，图 6.2 确定的算子有 3×9 = 27 个。如此众多的算子可大幅提升 HDO 算法的智能性。

6.2.4　演化算子设计

6.2.4.1　特征集合生成方法

设当前个体类型 $u \in \{1, 2, 3\}$，个体编号为 i，个体状态 $s \in \{S^u, E^u, I^u,$

R^u，D^u}，则：

（1）强壮个体集合 PS_s^u 的产生方法：从类型为 u 且处于状态 s 的个体中随机挑出 L 个个体，这些个体的适应度是类型为 u 的个体中最高的，形成强壮个体集合 PS_s^u；L 称为施加影响的个体数。

（2）普通个体集合 CS_s^u 的产生方法：从类型为 u 且处于状态 s 的个体中随机挑出 L 个个体，形成普通个体集合 CS_s^u。

（3）虚弱个体集合 WS_s^u 的产生方法：从类型为 u 且处于状态 s 的个体中随机挑出 L 个个体，这些个体的适应度是类型为 u 的个体中最小的，形成虚弱个体集合 WS_s^u。

6.2.4.2 状态转移算子设计方法

对图 6.2 进行分解，可得如图 6.3 所示的三种状态转移，存在下列 3 种情况。

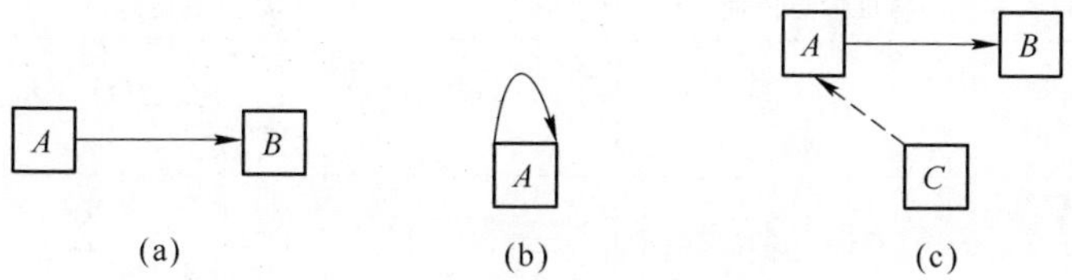

图 6.3 个体三种状态转移情形

（a）个体从状态 A 转移到状态 B；（b）个体在状态 A 未发生状态转移；
（c）在处于状态 C 的个体的作用下，个体从状态 A 转移到状态 B

（1）个体从时期 t 的状态 A 转移到时期 $t+1$ 的状态 B，如图 6.3（a）所示，其中 A、$B \in$ {S^u，E^u，I^u，R^u，D^u | $u=1$，2，3}，但 $A \neq B$。这时有如下两种情形：

1）当 $A \neq D^u$、$B \neq D^u$ 时，大量的个体状态转移都属于这种情况。例如 $S^u \to E^u$、$E^u \to I^u$ 等。为了实现图 6.3（a）所示的状态转移，可将已处于状态 B 的若干个体的某些特征的状态值经加工处理后传给处于状态 A 的当前个体的对应特征，从而使其具有处于状态 B 的个体的特征。例如，对于状态转移 $S^u \to E^u$，将已处于暴露状态（E^u）的若干个体的某些特征的状态值经加工处理后传给处于易感状态（S^u）的当前个体，即可使其感染上包虫病。此相当于已感染棘球绦虫虫卵但未发病的暴露个体将其带有虫卵的东西传给当前易感者，使其也感染上虫卵。其他转移的含义，可类似解释。

2）当 $A=I^u$、$B=D^u$ 时，即当前个体从时期 t 的发病状态 I^u 转移到时期 $t+1$ 的死亡状态 D^u，此时，可将适应度极低的虚弱个体用适应度较高的强壮个体来取代，从而实现虚弱个体的死亡。此情形可随机淘汰极差个体。

（2）当前个体在时期 t 处于某个状态 A 时，$A \in$ {S^u，E^u，I^u，R^u | $u=1$，2，

3}，在时期 t+1 没有发生状态转移，即相当于 $A \to A$，如图 6.3(b) 所示。图 6.2 中的每个节点包含了图 6.3(b) 所示的情形。例如，$S^u \to S^u$、$E^u \to E^u$、$I^u \to I^u$ 和 $R^u \to R^u$。注意，不存在 $D^u \to D^u$。

生物个体在生存竞争过程中总是尽量使自身强壮，以便更好地生存发展。为达到此目的，可将处于相同状态的若干个强壮个体的某些特征的状态值经加工处理后传给当前个体的对应特征，使得当前个体获得强壮个体的特征，从而向更好的方向发展。

(3) 在时期 t，当前个体在处于状态 C 的个体的作用下从状态 A 转移到状态 B，如图 6.3(c) 所示，其中 $A \in \{S^2, S^3\}$，$B \in \{E^2, E^3\}$，$C \in \{E^1 \cup I^1, E^2 \cup I^2\}$。例如，对于图 6.3(c) 中的节点 S^2，有 $S^2 \xrightarrow{E^1 \cup I^1 \cup E^2 \cup I^2} E^2$。

设当前个体类型 $u \in \{1, 2, 3\}$，个体编号为 i，则 HDO 算法中各个算子的数学表达式见表 6.2。

表 6.2　HDO 算法中各个算子的数学表达式

算子名称	特征信息传播方向	数学表达式
A-A 类算子，$A \in \{S^u, E^u, I^u, R^u\}$	$PS_A^u \to CS_A^u$	$v_{i,j}^u(t+1) = \sum_{k \in PS_A^u} [\alpha_k x_{k,j}^u(t) + \beta_k x_{k,j}^u(t)]$
S^1-E^1 算子	$CS_{E^1 \cup I^1}^1 \to CS_{S^1}^1$	$v_{i,j}^1(t+1) = \frac{1}{\lvert CS_{E^1 \cup I^1}^1 \rvert} \sum_{k \in CS_{E^1 \cup I^1}^1} x_{k,j}^1(t)$
S^2-E^2 算子	$CS_{E^1 \cup I^1 \cup E^2 \cup I^2}^2 \to CS_{S^2}^2$	$v_{i,j}^2(t+1) = \frac{1}{\lvert CS_{E^1 \cup I^1 \cup E^2 \cup I^2}^2 \rvert} \sum_{k \in CS_{E^1 \cup I^1 \cup E^2 \cup I^2}^2} x_{k,j}^{u(k)}(t)$
S^3-E^3 算子	$CS_{E^2 \cup I^2 \cup E^3 \cup I^3}^3 \to CS_{S^3}^3$	$v_{i,j}^3(t+1) = \frac{1}{\lvert CS_{E^2 \cup I^2 \cup E^3 \cup I^3}^3 \rvert} \sum_{k \in CS_{E^2 \cup I^2 \cup E^3 \cup I^3}^3} x_{k,j}^{u(k)}(t)$
A-B 类算子，A、$B \in \{S^u, E^u, I^u, R^u \mid u=1, 2, 3\}$，但 $A \neq B$	$CS_B^u \to CS_A^u$	$v_{i,j}^u(t+1) = \frac{1}{\lvert CS_B^u \rvert} \sum_{k \in CS_B^u} x_{k,j}^u(t)$
I^u-D^u 算子	$PS_{S^u}^u \to WS_{I^u}^u$	$\boldsymbol{X}_z^u(t+1) = \boldsymbol{X}_w^u(t)$　$z \in WS_{I^u}^u$，$w \in PS_{I^u}^u$

表 6.2 中，$\boldsymbol{V}_i^u(t+1) = (v_{i,1}^u(t+1), v_{i,2}^u(t+1), \cdots, v_{i,n}^u(t+1))$，$\boldsymbol{X}_{i_k}^u(t+1) = (x_{i_k,1}^u(t+1), x_{i_k,2}^u(t+1), \cdots, x_{i_k,n}^u(t+1))$，$v_{i,j}^u(t+1)$ 和 $x_{i_k j}^u(t)$ 分别为时期 t+1 和时期 t 类型为 u 的个体 i 的特征 j 的状态值；$u(k)$ 为个体 k 的类型；$\alpha_k = Rand(0.8, 0.9)$，$\beta_k = Rand(-0.5, 0.5)$；对于集合 Y，$\lvert Y \rvert$ 表示取集合 Y 的元素个数。

对于优化问题式 (1.1)，其生长算子可以描述为

$$\boldsymbol{X}_i^u(t+1) = \begin{cases} \boldsymbol{V}_i^u(t+1), & 若\ Fit(\boldsymbol{V}_i^u(t+1)) > Fit(\boldsymbol{X}_i^u(t)) \\ \boldsymbol{X}_i^u(t), & 其他 \end{cases} \tag{6.4}$$

式中，$i=1\sim N$，函数 $Fit(V_i^u(t+1))$ 和 $Fit(\boldsymbol{X}_i^u(t))$ 按式（6.1）计算。

6.2.5 HDO 算法构造方法

（1）初始化：1）令时期 $t=0$，按第 6.4 节介绍的方法设置本算法中的参数：演化时期数 G，全局最优解误差 ε，个体特征被包虫病攻击的最大概率 E_0，L，N_1、N_2、N_3；2）分别初始化个体：$\{\boldsymbol{X}_1^u(0),\ \boldsymbol{X}_2^u(0),\ \cdots,\ \boldsymbol{X}_{N_u}^u(0)\}$，$u\in\{1,2,3\}$；

（2）产生随机数：$a_{u,j}^i=Rand\ (0,\ 1)$，$j=1\sim5$；计算 $S_i^u(0)=\dfrac{a_{u,1}^i}{\sum_{j=1}^{5}a_{u,j}^i}$，

$E_i^u(0)=\dfrac{a_{u,2}^i}{\sum_{j=1}^{5}a_{u,j}^i}$，$I_i^u(0)=\dfrac{a_{u,3}^i}{\sum_{j=1}^{5}a_{u,j}^i}$，$R_i^u(0)=\dfrac{a_{u,4}^i}{\sum_{j=1}^{5}a_{u,j}^i}$，$D_i^u(0)=\dfrac{a_{u,5}^i}{\sum_{j=1}^{5}a_{u,j}^i}$，$i=1\sim N$，$u\in\{1,\ 2,\ 3\}$。

（3）计算类型为 u 的个体 i 的 S^u、E^u、I^u、R^u、D^u 状态，$SEIRD_i^u(0)=GetSEIRD\{S_i^u(0),\ E_i^u(0),\ I_i^u(0),\ R_i^u(0),\ D_i^u(0)\}$，$i=1\sim N$，$u\in\{1,\ 2,\ 3\}$；//函数 $GetSEIRD$（）用于确定类型为 u 的个体 i 将处于 S^u、E^u、I^u、R^u、D^u 状态中的哪一个状态。

（4）执行下列操作：

```
FOR t=1 TO G
    按第 6.4 节介绍的方法确定 β_u、γ_u、δ_u、λ_u、θ_u，u∈{1,2,3}；
    FOR u=1 TO 3
        FOR i=1 TO N_u
            利用式(6.3)计算 S_i^u(t)、E_i^u(t)、I_i^1(t)、R_i^u(t)和 D_i^u(t)；
            计算 SEIRD_i^u(t)=GetSEIRD(S_i^u(t),E_i^u(t),I_i^u(t),R_i^u(t),D_i^u(t))；
            FOR j=1 TO n
                令 p=Rand(0,1)；//p 为个体的特征被包虫病攻击的实际概率。
                IF p≤E_0 THEN
                    IF SEIRD_i^u(t-1)=S^u THEN
                        IF SEIRD_i^u(t)=S^u THEN
                            利用 S^u-S^u 算子计算 v_{i,j}^u(t)；
                            SEIRD_i^u(t)=S^u；
                        ELSE IF SEIRD_i^u(t)=E^u THEN
                            利用 S^u-E^u 算子计算 v_{i,j}^u(t)；
                            SEIRD_i^u(t)=E^u；
                        ELSE
                            v_{i,j}^u(t)=x_{i,j}^u(t-1)，SEIRD_i^u(t)=SEIRD_i^u(t-1)；
```

```
            END IF
        ELSE IF SEIRD_i^u(t-1) = E^u THEN
            IF SEIRD_i^u(t) = E^u THEN
                利用 E^u-E^u 算子计算 v_{i,j}^u(t);
                SEIRD_i^u(t) = E^u;
            ELSE IF SEIRD_i^u(t) = I^u THEN
                利用 E^u-I^u 算子计算 v_{i,j}^u(t);
                SID_i^u(t) = I^u;
            ELSE
                v_{i,j}^u(t) = x_{i,j}^u(t-1), SEIRD_i^u(t) = SEIRD_i^u(t-1);
            END IF
        ELSE IF SEIRD_i^u(t-1) = I^u THEN
            IF SEIRD_i^u(t) = I^u THEN
                利用 I^u-I^u 算子计算 v_{i,j}^u(t);
                SEIRD_i^u(t) = I^u;
            ELSE IF SEIRD_i^u(t) = R^u THEN
                利用 I^u-R^u 算子计算 v_{i,j}^u(t);
                SEIRD_i^u(t) = R^u;
            ELSE IF SEIRD_i^u(t) = D^u THEN
                利用 I^u-D^u 算子产生新个体 z;
                SEIRD_z^u(t) = I^u;
            ELSE
                v_{i,j}^u(t) = x_{i,j}^u(t-1), SEIRD_i^u(t) = SEIRD_i^u(t-1);
            END IF
        ELSE IF SEIRD_i^u(t-1) = R^u THEN
            IF SEIRD_i^u(t) = R^u THEN
                利用 R^u-R^u 算子计算 v_{i,j}^u(t);
                SEIRD_i^u(t) = R^u;
            ELSE IF SEIRD_i^u(t) = S^u THEN
                利用 R^u-S^u 算子计算 v_{i,j}^u(t);
                SEIRD_i^u(t) = S^u;
            ELSE
                v_{i,j}^u(t) = x_{i,j}^u(t-1), SEIRD_i^u(t) = SEIRD_i^u(t-1);
            END IF
        END IF
    ELSE
        v_{i,j}^u(t) = x_{i,j}^u(t-1), SEIRD_i^u(t) = SEIRD_i^u(t-1);
    END IF
```

```
            END FOR
            按式(6.4)计算生长算子;
        END FOR
    END FOR
    X(t)=min(X^1(t),X^2(t),X^3(t));//X^1(t),X^2(t),X^3(t)分别为狗、羊和牧民个体的当前全局最优解
    IF |X(t)-X^*(t)|≤ε THEN//X^*(t)为优化问题的当前全局最优解
        转步骤(5),
    END IF
    X^*(t)=X(t);
END FOR
```

（5）结束。

函数 *GetSEIRD*（p_S，p_E，p_I，p_R，p_D）的定义如下：

```
FUNCTION GetSID(p_S,p_E,p_I,p_R,p_D)//p_S,p_E,p_I,p_R,p_D 分别表示状态易感状态 S、暴露状态 E、发病状态 I、治愈状态 I、死亡状态 D 的概率
    p=Rand(0,1);
    IF p≤p_S THEN
        RETURN S;//返回易感状态 S;
    ELSE IF p_S<p≤p_S+p_E THEN
        RETURN E;//返回暴露状态 E;
    ELSE IF p_S+p_E<p≤p_S+p_E+p_I THEN
        RETURN I;//返回发病状态 I;
    ELSE IF p_S+p_E+p_I<p≤p_S+p_E+p_I+p_R THEN
        RETURN R;//返回治愈状态 R;
    ELSE
        RETURN D;//返回死亡状态 D;
    END IF
END FUNCTION
```

6.2.6 HDO 算法的特性

(1)HDO 算法演化过程具有 Markov 特性。从 S^u-S^u、S^u-E^u、E^u-E^u、E^u-I^u、I^u-I^u、I^u-R^u、I^u-D^u、R^u-R^u、R^u-S^u 的定义知,新一代试探解的产生只与该试探解的当前状态有关,而与该试探解以前是如何演变到当前状态的历程无关。

(2)HDO 算法演化过程具有"步步不差"特性。从生长算子的定义可知,新一代试探解的适应度不会劣于其老一代试探解的适应度。

6.2.7 时间复杂度

令 $N=(N_1+N_2+N_3)/3$,HDO 算法的时间复杂度计算过程见表 6.3。

表 6.3　HDO 算法的时间复杂度计算过程

操　作	时间复杂度	最多循环次数
初始化	$O(6n+8(n+1)N+3n^2N)$	1
计算 $S_i^u(t)$、$E_i^u(t)$、$I_i^u(t)$、$R_i^u(t)$、$D_i^u(t)$、$SEIRD_i^u(t)$	$O(7)$	$(G+N+18)N$
S^u-S^u、S^u-E^u、E^u-E^u、E^u-I^u、I^u-I^u、I^u-R^u、I^u-D^u、R^u-R^u、R^u-S^u	$O(27(N+4L+6)nE_0/20)$	$(G+N+18)(N+27)$
状态保持	$O((1-27E_0/30)n)$	$(G+N+18)(N+27)$
目标函数计算	$O(n)\sim O(n^2)$	$(G+N+18)(N+27)$
生长算子	$O(3n)$	$(G+N+18)(N+27)$
结果输出	$O(n)$	1

6.3　HDO 算法的收敛性分析

由 6.2.6 节知，HDO 算法具有 Markov 特性和"步步不差"特性，依据文献[8]可知，满足这两个特性的 HDO 算法具有全局收敛性，其相关证明可参见文献[8]，本章不再赘述。

6.4　HDO 算法的参数选择

HDO 算法参数包括两部分，一部分是包虫病传染病模型参数，该部分参数为算法内置参数，无需用户再进行设置；另一部分是算法运行控制参数，此类参数需要用户根据情况进行设置。

(1)包虫病传染病模型参数确定方法。包虫病传染病模型参数的选择依据是确保$S_i^u(t)$、$E_i^u(t)$、$I_i^u(t)$、$R_i^u(t)$、$D_i^u(t)$具有足够的随机性($u\in\{1,2,3\}$)。依据文献[17]介绍的参数取值方法并经随机化后，可得 $\beta_u=Rand(0.42,0.93)$，$\gamma_u=Rand(0.12,0.24)$，$\delta_u=Rand(0.31,0.57)$，$\lambda_u=Rand(0.32,0.53)$，$\theta_u=Rand(0.18,0.43)$，$u\in\{1,2,3\}$。应用此取值策略，任取 $S_i^1(t)$、$E_i^2(t)$、$I_i^3(t)$测试情况如图 6.4 所示。从图 6.4 可知，$S_i^1(t)$、$E_i^2(t)$、$I_i^3(t)$具有极好的随机性。参数β_u、γ_u、δ_u、λ_u、θ_u($u\in\{1,2,3\}$)的取值方法可作为算法内置参数进行设置，无须用户干预。

(2)算法运行控制参数设置方法。HDO 算法的运行控制参数有 G、ε、E_0、L、N_1、N_2、N_3。G 和 ε 是两个互补参数，只要满足一个即可，ε 由求解的工程问题决定，通常可取 $\varepsilon=10^{-5}\sim10^{-8}$；$G$ 可取充分大，不妨设 $G=10^8$。HDO 算法关键参数只有 E_0、L、N_1、N_2 和 N_3，可令 $N=N_1=N_2=N_3$。下面主要讨论关键参数 E_0、L、N 的取值方法。由于 BUMP 优化问题与本章所要求解的工程问题形态相似，且 BUMP 优化问题极难求解，故下面以 BUMP 优化问题为例来探明 E_0、L、N 的取值方法。BUMP 优化问题如下所示。

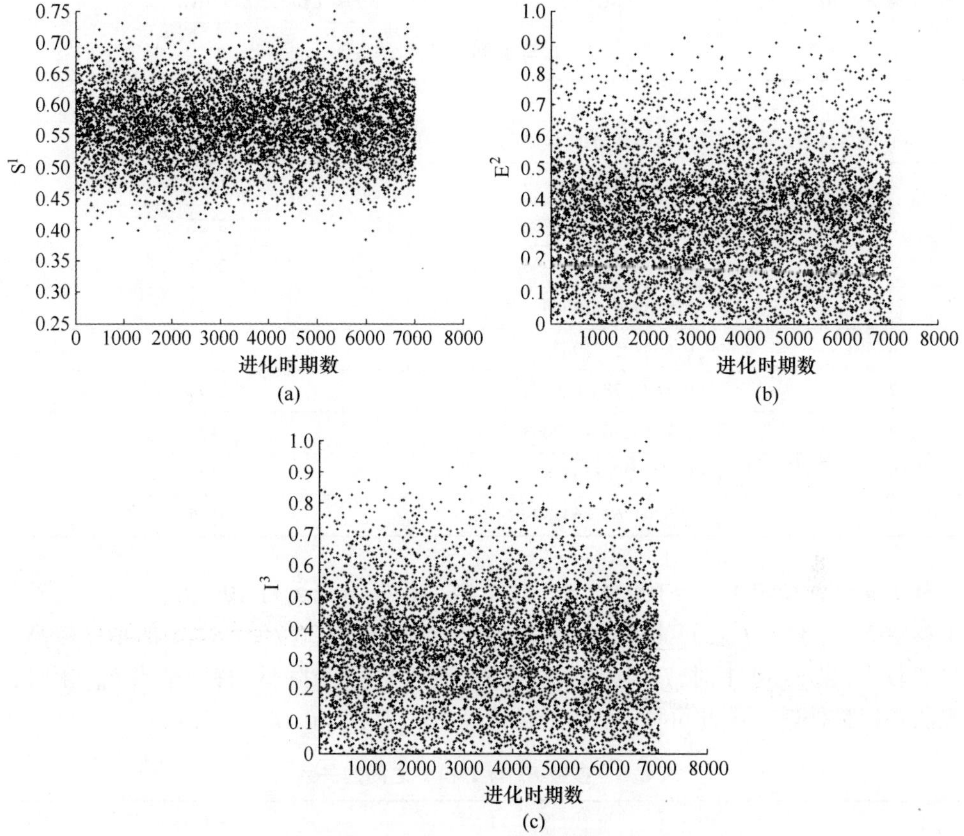

图 6.4 状态 S^1、E^2、I^3 出现的随机性

(a)状态 S^1 的随机性;(b)状态 E^2 的随机性;(c)状态 I^3 的随机性

$$
\begin{cases}
\min Y_0(x) = -\dfrac{\left|\sum\limits_{i=1}^{n}\cos^4(x_i) - 2\prod\limits_{i=1}^{n}\cos^2(x_i)\right|}{\sqrt{\sum\limits_{i=1}^{n} i x_i^2}} \\
\text{s.t.} \quad \prod\limits_{i=1}^{n} x_i \geqslant 0.75 \\
\qquad \sum\limits_{i=1}^{n} x_i \leqslant 7.5n \\
\qquad 0 < x_i \leqslant 10
\end{cases}
$$

设平均最优目标函数值用 Y 表示,平均 CPU 时间用 T 表示。当 L 取不同值时,采用 HDO 算法求解 BUMP 优化问题,令 $n=50$,$G=10^8$,$N=100$,$E_0=0.01$,运行 100 次,表 6.4 描述了 L 与 Y 和 T 之间的关系。结果表明,当 $L=3\sim7$ 时,Y 的精度

达到最高,而 T 增加较少。由此可见,$L=3\sim7$ 为 L 的最佳取值区间。

表 6.4 L 与 Y 和 T 之间的关系

L	Y	T/s
1	−0. 812536702678465	1725
2	−0. 822975438795479	1814
3	−0. 834532879543762	2235
4	−0. 833875437985436	2697
5	−0. 833980537906543	2742
6	−0. 833795437967541	2837
7	−0. 832437863635434	2994
8	−0. 824325664398063	3572
9	−0. 826727685347896	4143
10	−0. 820456478634879	5649

令 $n=50$,$G=10^8$,$N=100$,$E_0=0.01$,$L=3$,HDO 算法运行 100 次。表 6.5 描述了参数 E_0 与 Y 和 T 之间的关系。结果表明,当 $E_0=0.006\sim0.1$ 时,Y 的精度较高,且 T 较少;当 $E_0>0.1$ 时,T 增加很多,且 Y 的精度也大大降低;特别是当 $E_0=1$ 时,无法获得最佳解。由此可见,E_0 的最佳取值区间为 $E_0=0.006\sim0.1$。

表 6.5 参数 E_0 与 Y 和 T 之间的关系

E_0	Y	T/s
0. 001	−0. 74796435765436	4172
0. 002	−0. 75984358453267	3393
0. 004	−0. 799875432654327	2679
0. 006	−0. 839543786548765	2124
0. 008	−0. 834439865876547	2019
0. 01	−0. 834989543289536	1973
0. 02	−0. 834876543256753	1916
0. 04	−0. 834876854376895	2009
0. 06	−0. 834867543727523	2157
0. 08	−0. 834676543798546	2398
0. 1	−0. 834377465376543	2427
0. 2	−0. 811954638654375	3864
0. 4	−0. 808975439765347	3921
0. 6	−0. 796980543879436	4719
0. 8	−0. 728435865438765	5842
1	−0. 747954387964359	8757

令 $G=10^8$,$N=100$,$L=3$,HDO 算法运行 100 次。表 6.6 描述了 Y、n,N 和 T 之间的关系。从表 6.6 可以看到:

(1)当 n 增加时,T 大大增加;

(2)对于给定的 n,如果 N 增加,T 大大增加;

(3)对于给定的 n 和 N,如果 E_0 增加,Y 的精度会降低,但 T 增加。

因此,如果 $n>500$,$N=50\sim100$ 就足够了;如果 $n<500$,$N=100$ 就足够了。

表 6.6 E_0、Y、n、N 和 T 之间的关系

n	N	E_0	Y	T/s
30	50	0.01	−0.808789453897562	802
	100	0.01	−0.818754375432689	3215
	200	0.01	−0.817879453278543	4103
	300	0.01	−0.815897543279854	5412
60	50	0.01	−0.828769435276985	1035
	100	0.01	−0.829879532798543	2972
	200	0.01	−0.826768543276436	3113
	300	0.01	−0.826803658066785	4183
100	50	0.01	−0.835874365879654	1937
	100	0.01	−0.836897543789667	2279
	200	0.01	−0.835897543687964	4875
300	50	0.01	−0.846879638796264	2249
	100	0.01	−0.847897453287943	3672
	200	0.01	−0.845870435687643	8315
500	50	0.01	−0.835890543870607	3978
	100	0.01	−0.836908456387064	7617
	200	0.01	−0.832980543879066	10273
800	50	0.001	−0.834054327036542	8138
		0.01	−0.833089754378954	6437
	100	0.001	−0.833943853879643	13593
		0.01	−0.833805438704373	14129
	200	0.001	−0.833980689065467	36237
		0.01	−0.825879543287673	27559
1000	50	0.001	−0.834051870566233	9794
		0.01	−0.833540453804623	8294
	100	0.001	−0.833342170156339	17643
		0.01	−0.832795347953384	19462
	200	0.001	−0.833803248051075	30192
		0.01	−0.818973542185582	33574

6.5　应用实例研究

6.5.1　VOCs 最优减排模型

某个关联区域由 n 个区域组成,在气象因素作用下,每个区域排放的 VOCs(挥发性有机废气)一部分留存在本区域,另一部分会扩散到其他区域。关联区域 VOCs 联防联控减排方案的含义是,如何控制关联区域内每个区域的 VOCs 排放量,才能使关联区域内 VOCs 对大气环境的影响降到最低。假设 VOCs 减排工作已进行了 $t-1$ 期,在当前时期 t,VOCs 在 n 个区域的预测总产生量分别为 $Q_1(t)$, $Q_2(t),\cdots,Q_n(t)$;对区域 i 来说,其他某些区域迁入到区域 i 的 VOCs 分别为 $R_{1i}(t),R_{2i}(t),\cdots,R_{ni}(t),R_{ji}(t)\geqslant 0,j=1\sim n,i=1\sim n$;而从区域 i 迁出的 VOCs 分别为 $S_{i1}(t),S_{i2}(t),\cdots,S_{in}(t),S_{ij}(t)\geqslant 0,j=1\sim n,i=1\sim n$。在时期 t,n 个区域的减排量分别为 $x_1(t),x_2(t),\cdots,x_n(t)$,它们是待求的变量,$\{x_1(t),x_2(t),\cdots,x_n(t)\}$ 的一种取值方案构成一个时期 t 的减排方案。由于该减排方案既考虑到了前 $t-1$ 期的减排情况,又考虑了 n 个区域间的相互影响,因此该减排方案具有跨时间和跨空间的特征,是一种跨时空协同减排方案。关联区域 VOCs 联防联控最优减排模型如式(6.5)所示。

$$\max F(\boldsymbol{X}(t)) = O_1 f_1(\boldsymbol{X}(t)) + \sum_{m=2}^{4} O_m \sum_{i=1}^{n} \frac{f_{mi}(\boldsymbol{X}(t)) - \min\limits_{k=1\sim n}\{f_{mk}(\boldsymbol{X}(t))\}}{\max\limits_{k=1\sim n}\{f_{mk}(\boldsymbol{X}(t))\} - \min\limits_{k=1\sim n}\{f_{mk}(\boldsymbol{X}(t))\}}$$

$$\text{s.t.}\left\{\begin{array}{l} 0 \leqslant x_i(t) \leqslant Q_i(t) \\ x_i(t) \geqslant q_t \sum\limits_{s=1}^{t-1}\left[Q_i(s) + \sum\limits_{k=1}^{n}(R_{ki}(s) - S_{ik}(s)) - P_i(s)\right] \\ \left| \dfrac{\dfrac{\sum\limits_{j\in V_i}\left[Q_j(t) + \sum\limits_{k=1}^{n}(R_{kj}(t) - S_{jk}(t))\right]}{x_i(t) + \sum\limits_{j\in V_i}\left[Q_j(t) + \sum\limits_{k=1}^{n}(R_{kj}(t) - S_{jk}(t))\right]}}{\sum\limits_{i=1}^{n}\dfrac{\sum\limits_{j\in V_i}\left[Q_j(t) + \sum\limits_{k=1}^{n}(R_{kj}(t) - S_{jk}(t))\right]}{x_i(t) + \sum\limits_{j\in V_i}\left[Q_j(t) + \sum\limits_{k=1}^{n}(R_{kj}(t) - S_{jk}(t))\right]}} - \dfrac{1}{n} \right| \leqslant V_0 \end{array}\right\}, i = 1 \sim n \tag{6.5}$$

式中,减排总量控制目标 $f_1(\boldsymbol{X}(t)) = \dfrac{\sum\limits_{i=1}^{n} x_i(t)}{\sum\limits_{i=1}^{n}\left[Q_i(t) + \sum\limits_{k=1}^{n}(R_{ki}(t) - S_{ik}(t))\right]}$;减排任

务控制目标 $f_{2i}(x_i(t)) = \dfrac{x_i(t)}{Q_i(t) + \sum_{k=1}^{n}(R_{ki}(t) - S_{ki}(t))}$；政府补贴效用控制目标 $f_{3i}(x_i(t)) = w_i \exp\left[x_i(t) - Q_i(t) - \sum_{k=1}^{n}(R_{ki}(t) - S_{ik}(t))\right]$；总成本控制目标 $f_{4i}(x_i(t)) = -c_i(t)x_i(t)$；$\boldsymbol{X}(t) = (x_1(t), x_2(t), \cdots, x_n(t))$；$c_i(t)$ 为区域 i 的单位 VOCs 减排成本；$P_i(s)$ 为时期 s 区域 i 的 VOCs 实际减排量；V_i 为受区域 i 影响的其他区域集合；V_0 为受区域间相互影响的最大允许值，简称区域影响系数；w_i 为区域 i 的补贴系数，区域越重要，补贴系数越大；$O_1 \sim O_4$ 为 4 个目标函数的优先级，优先级次序要求满足 $O_1 > O_2 > O_3 > O_4$，因此可设 $O_1 = 1000, O_2 = 100, O_3 = 10, O_4 = 1$；$q_t$ 为前 $t-1$ 期未完成的减排量在时期 t 所分摊的比例，简称分摊比例。

计算时，减排方案 $\boldsymbol{X}(t)$ 也称为试探解；若减排方案 $\boldsymbol{X}(t)$ 不满足约束条件，则令 $f(\boldsymbol{X}(t)) = -\infty$，$f(\boldsymbol{X}(t)) \in \{f_1(\boldsymbol{X}(t)), f_2(\boldsymbol{X}(t)), f_3(\boldsymbol{X}(t)), f_4(\boldsymbol{X}(t))\}$。优化模型式(6.5)是一个非线性优化问题，传统的基于函数连续性和可导性的数学优化方法无法求解该优化模型。本章采用 HDO 算法对其进行求解。

6.5.2 优化模型求解过程

本章以西安市为例说明本章提出方法的使用过程。结合西安市各区县 2018 年 10~12 月 VOCs 排放情况制定 2019 年 1 月的 VOCs 最佳减排方案，说明算法 HDO 算法的使用方法。表 6.7 给出了该市 2018 年 10~12 月 VOCs 实际减排量，西安市区县数 $n = 13$。

表 6.7 2018 年 10~12 月各区县 VOCs 实际减排情况 （亿立方米）

区县	10 月	11 月	12 月
新城区	6.6162	5.5969	5.4833
碑林区	0.4600	0.4542	0.3792
莲湖区	7.4469	6.8250	6.1717
灞桥区	5.2314	4.7654	4.6692
未央区	15.9100	15.7025	14.2000
雁塔区	15.4017	13.0292	10.8762
阎良区	4.8807	4.8167	4.0208
临潼区	6.9979	6.3746	5.7654
长安区	9.1077	7.7046	7.5483
蓝田县	0.7200	0.7100	0.6425
周至县	0.4736	0.4675	0.3621
户县	1.6586	1.5108	1.2686
高陵县	12.6143	11.3731	9.4821

表6.8为该市2018年10~12月VOCs产生量。利用EViews8软件可以预测出该市各区县在2019年1月份的VOCs产生量，如表6.8的最后一列所示。

表6.8　2018年10~12月各区县VOCs产生量　　（亿立方米）

区县	10月	11月	12月	2019年1月预测值
新城区	17.0817	13.3385	13.0675	10.0038
碑林区	1.1746	0.9229	0.8985	0.8075
莲湖区	16.1971	15.9858	14.4558	11.9900
灞桥区	13.0169	11.0115	9.2471	8.2592
未央区	38.2085	35.0167	27.1421	24.2423
雁塔区	33.8692	28.6517	23.9169	21.4883
阎良区	11.7257	9.9193	10.4650	8.0115
临潼区	17.8169	16.3275	13.6300	10.4971
长安区	24.3983	17.6907	15.9986	15.4800
蓝田县	1.9100	1.7500	1.4615	1.2115
周至县	1.1371	1.0362	0.9369	0.7214
户县	4.3562	3.6846	3.6100	2.5664
高陵县	38.2833	32.3858	27.0346	20.8193

依据该市的气象规律，每年10~12月的气象特性较为相似。因此，依据该市各区县2018年10~12月的气象资料，采用HYSPLIT4模式软件计算出2018年10~12月各区县VOCs迁入和迁出量，见表6.9。表6.9最后一列是对2019年1月份各区县VOCs迁入和迁出百分比的预测值。从表6.9也可以确定出不同时期受某个区县影响的其他区县的集合。

表6.9　2018年10月~2019年1月各区县VOCs迁出百分比

区县	10月	11月	12月	2019年1月预测值
新城区	碑林区(23.7%)，莲湖区(22.3%)	未央区(23.5%)，灞桥区(32.7%)	碑林区(24.5%)，未央区(24.6%)	碑林区(22.7%)，莲湖区(24.3%)
碑林区	雁塔区(30.2%)，莲湖区(21.9%)	雁塔区(23.7%)，莲湖区(25.2%)	雁塔区(36.9%)，新城区(23.5%)	雁塔区(30.7%)，莲湖区(18.9%)
莲湖区	碑林区(37.6%)	碑林区(30.5%)，新城区(21.9%)，未央区(21.7%)	雁塔区(37.2%)，未央区(27.6%)	碑林区(31.7%)，未央区(22.6%)
灞桥区	临潼区(29.1%)，高陵区(23.7%)	蓝田区(34.5%)，长安区(31.2%)	雁塔区(21.6%)，新城区(18.4%)	未央区(23.9%)，新城区(21.5%)
未央区	莲湖区(31.7%)，新城区(25.9%)	新城区(24.8%)，灞桥区(30.7%)	灞桥区(41.5%)，新城区(32.2%)	灞桥区(35.5%)，高陵县(32.7%)

续表 6.9

区县	10 月	11 月	12 月	2019 年 1 月预测值
雁塔区	碑林区(25.2%),长安区(27.9%),莲湖区(22.7%)	碑林区(27.7%),莲湖区(28.2%),新城区(21.5%)	长安区(35.4%),灞桥区(29.5%)	长安区(35.7%),灞桥区(30.8%)
阎良区	临潼区(48.6%),高陵区(27.5%)	临潼区(45.7%)	临潼区(42.7%),高陵区(29.3%)	临潼区(51.7%)
临潼区	阎良区(48.9%),高陵区(27.9%)	灞桥区(47.8%)	灞桥区(43.7%),蓝田县(32.9%)	蓝田县(35.2%)
长安区	雁塔区(35.8%),户县(21.3%)	雁塔区(37.7%),户县(23.5%)	蓝田县(27.2%),灞桥区(23.8%)	雁塔区(24.5%),户县(22.9%)
蓝田县	临潼区(51.7%),灞桥区(37.2%)	灞桥区(41.3%),临潼区(42.2%)	长安区(47.5%)	灞桥区(32.3%),长安区(42.9%)
周至县	户县(27.7%)	户县(33.5%)	户县(37.2%)	户县(29.4%)
户县	周至县(31.5%),长安区(32.6%)	周至县(27.5%),长安区(27.9%)	周至县(37.2%),长安区(32.6%)	周至县(26.9%),长安区(37.2%)
高陵县	临潼区(28.9%),灞桥区(41.8%)	未央区(23.9%),灞桥区(32.9%)	未央区(29.7%),灞桥区(23.5%)	临潼区(41.3%),灞桥区(33.8%)

表 6.10 给出了该市各区县 VOCs 减排成本,表 6.11 给出了西安市各区县的减排补贴系数。前期未完成的减排量在当前时期所分摊的比例最低为 $q_t=7\%$;区域间相互影响的最大允许值 $V_0=5\%$。

表 6.10　各区县 VOCs 减排成本　　(百万元/亿立方米)

新城区	碑林区	莲湖区	灞桥区	未央区	雁塔区	阎良区	临潼区	长安区	蓝田县	周至县	户县	高陵县
0.5072	0.5696	0.5832	0.5464	0.7645	0.6615	0.9876	0.794	0.5344	0.732	0.629	0.5643	0.6588

表 6.11　各区县的减排补贴系数

新城区	碑林区	莲湖区	灞桥区	未央区	雁塔区	阎良区	临潼区	长安区	蓝田县	周至县	户县	高陵县
1.7	1.7	1.7	1.5	1.5	1.7	1.7	1.3	1.3	1.2	1.2	1.2	1.2

选择 7 种优化算法与 HDO 算法进行比较,这些算法包括 RCGA[4]、DASA[5]、NP-PSO[9]、MpBBO[19]、DE[20]、SaDE[21]和 ABC[6]。计算时,7 种优化算法的参数按表 6.12 进行初始化;HDO 算法的参数设置为:$G=10^8$,$N=100$,$L=3$,$E_0=0.01$。

表 6.12　7 种优化算法的参数

优化算法	参　数
RCGA	染色体数目 $N=100$，变异率 $=0.01$，父个体数量 $=0.5N$，$G=1.0\text{E}+8$
DASA	蚂蚁的数量 $m=37$，离散基数 $b=10$，信息素衰减率 $\rho=0.2$，全局规模增长因素 $s_{+}=0.02$，全局规模递减因素 $s_{-}=0.01$，变量的最大精度 $\varepsilon=1.0\text{E}-15$，$G=1.0\text{E}+8$
NP-PSO	$N=100$，$G=1.0\text{E}+10$
MpBBO	生境修正概率 $=1$，基因转移概率 $=[0,1]$，概率的数值积分步长 $=1$，每个岛屿的最大迁移和迁移率 $=1$，变异率 $=0.02$，$N=100$，精英 $=2$，$G=1.0\text{E}+8$
DE	权重因子 $F=0.5$，交叉常数 $CR=0.9$，$N=100$，$G=1.0\text{E}+8$
SaDE	加权因子区间 $=[0.45,0.55]$；交叉常数区间 $=[0.85,0.95]$，$N=100$，$G=1.0\text{E}+8$
ABC	工蜂或侦察蜂 $=100$，测试次数 $=100n$，$G=1.0\text{E}+8$

采用 HDO 算法和 7 个比较算法进行求解，每个算法共运行 50 次，得到 2019 年 1 月西安市各区县 VOCs 最佳减排方案平均值见表 6.13。

表 6.13　2019 年 1 月各区县 VOCs 最佳减排方案平均值　（亿立方米）

区县		HDO	RCGA	DASA	NP-PSO	MpBBO	DE	SaDE	ABC
新城区		9.71	8.24	8.83	7.65	7.94	9.12	9.41	8.53
碑林区		0.77	0.58	0.66	0.51	0.54	0.69	0.73	0.62
莲湖区		11.49	8.97	9.97	7.96	8.46	10.48	10.98	9.47
灞桥区		7.67	4.74	5.91	3.57	4.15	6.50	7.09	5.33
未央区		22.55	14.09	17.47	10.70	12.40	19.17	20.86	15.78
雁塔区		21.00	18.58	19.55	17.62	18.10	20.04	20.52	19.07
阎良区		7.22	3.27	4.85	1.69	2.48	5.64	6.43	4.06
临潼区		10.25	8.99	9.49	8.49	8.74	9.74	9.99	9.24
长安区		15.19	13.76	14.33	13.18	13.47	14.62	14.91	14.04
蓝田县		1.18	1.00	1.07	0.93	0.96	1.11	1.14	1.04
周至县		0.65	0.31	0.45	0.17	0.24	0.51	0.58	0.38
户县		2.42	1.66	1.96	1.36	1.51	2.12	2.27	1.81
高陵县		20.53	19.10	19.68	18.53	18.82	19.96	20.25	19.39
最优目标函数值	平均值	1603.25	1360.81	1457.84	1263.22	1312.08	1506.41	1554.80	1409.34
	标准差	1.4279E-4	1.5373E-4	1.4613E-4	3.2736E-4	2.7543E-4	3.2742E-5	2.7273E-4	3.7393E-4
	平均计算时间/s	43	66	253	243	102	87	79	74
	适应度计算次数	48769	502193	510307	523712	501538	354172	339579	513073

从表 6.13 可以看出,HDO 算法获得的目标函数值要优于其他 7 种算法。图 6.5 给出了各算法求解优化模型式(6.5)时的收敛曲线,从该图也可以看出,HDO 算法的收敛过程要明显快于其他 7 个参与比较的算法。

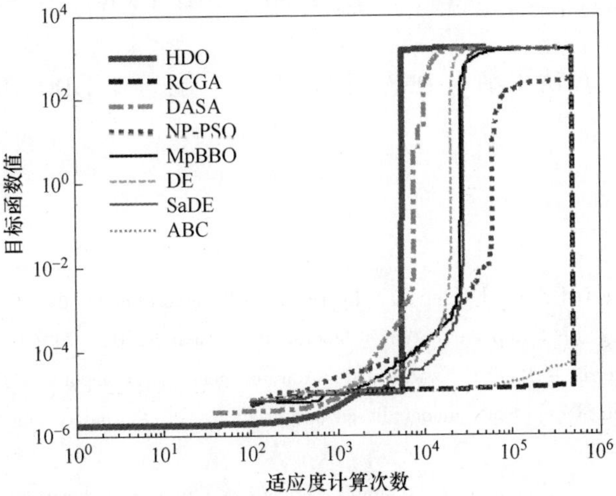

图 6.5 收敛曲线

6.6 本章小结

与其他算法相比,HDO 算法具有如下优点:

(1) HDO 算法中包括形态为 S^u-S^u、S^u-E^u、E^u-E^u、E^u-I^u、I^u-I^u、I^u-R^u、I^u-D^u、R^u-R^u、R^u-S^u 的 27 个算子,拥有 3 个不同物种的个体,可显著地提升算法的搜索能力。

(2) 在 HDO 算法中,S^u-S^u、E^u-E^u、I^u-I^u、R^u-R^u 算子可利用强壮个体的特征来改善虚弱个体的特征,从而提升算法的求精(exploitation)能力;S^u-E^u、E^u-I^u、I^u-R^u、R^u-S^u 算子可改良个体的适应度分布特征,从而提升算法的探索(exploration)能力;I^u-D^u 算子可使极虚弱个体得到有效清除,从而降低算法陷入局部陷阱的概率。

(3) HDO 算法利用包虫病病毒只攻击个体的极少部分特征这一优势获得每次只需要处理 $n/1000$~$n/100$ 个变量这一能力,故当求解复杂优化问题,特别是高维优化问题时,能够显著提升收敛速度。

(4) HDO 算法搜索过程具有 Markov 特性和“步步不差”特性,可确保 HDO 算法具有全局收敛性。

HDO 算法今后的改进方向:

(1) 已经发现,某些传染病能够跨不低于 4 个物种,可以利用 HDO 算法的设计思路,提出跨多物种的传染病优化算法。

(2)将 HDO 算法的状态数从当前的 S(易感)、E(暴露)、I(染病)、R(治愈)、D(死亡)等 5 个状态扩展到 S(易感)、E(暴露)、I(发病)、V(免疫)、R(治愈)、D(死亡)等 6 个状态,从而使 HDO 算法拥有更多的算子。

(3)深入分析 S^u-S^u、S^u-E^u、E^u-E^u、E^u-I^u、I^u-I^u、I^u-R^u、I^u-D^u、R^u-R^u、R^u-S^u 的性能。

(4)在 HDO 算法中纳入 DNA 机制、免疫机制,可使 HDO 算法的研究更加深入。

参考文献

[1] Hong S H, Zhang D F, Lau H C, et al. A hybrid heuristic algorithm for the 2D problem variable-sized bin packing[J]. European Journal of Operational Research, 2014, 238(1): 95~103.

[2] Hinchey M G, Sterritt R, Rouff C. Swarms and swarm intellgence[J]. Computer, 2007, 40(4): 111~113.

[3] Huang Guangqiu. SIS epidemic model-based optimization [J]. Journal of Computational Science, 2013, 5(1): 32~50.

[4] Chuang Y C, Chen C T, Hwang C. A simple and efficient real-coded genetic algorithm for constrained optimization[J]. Applied Soft Computing, 2016, 38(1): 87~105.

[5] Korošec P, Šilc J, Filipic B. The differential ant-stigmergy algorithm[J]. Information Sciences, 2012, 192(5): 82~97.

[6] Li G H, Cui L Z, Fu X H, et al. Artificial bee colony algorithm with gene recombination for numerical function optimization[J]. Applied Soft Computing, 2017, 52(7): 146~159.

[7] Yang Xinshe, Deb S. Multiobjective cuckoo search for design optimization [J]. Computers & Operations Research, 2013, 40 (6): 1616~1624.

[8] Huang Guangqiu, Zhao Weijuan, Lu Qiuqin. Bat algorithm with global convergence for solving large-scale optimization problem[J]. Application Research of Computers, 2013, 30(5): 1323~1328.

[9] Beheshti Z, Shamsuddin S M. Non-parametric particle swarm optimization for global optimization [J]. Applied Soft Computing, 2015, 28(5): 345~359.

[10] 孙小亮,刘双兰. 近十年甘肃省庆阳市人群包虫病流行病学分析[J]. 疾病预防控制通报, 2018, 33(04): 59~61.

[11] 张翠花,王得文. 家畜包虫病流行病学调查及综合防控报告[J]. 畜牧兽医杂志, 2018, 37(01): 42~43.

[12] 赵霞. 包虫病诊断与预防疫苗研究发展[J]. 中国畜禽种业, 2018, 14(11): 38.

[13] 杨建华,马淑梅,樊海宁. 超声造影在肝泡型包虫病中诊断及测量的价值分析[J]. 川北医学院学报, 2018, 33(04): 504~506.

[14] 王成程,韩国全,王利娜. 包虫病快速检测技术研究进展[J]. 食品安全质量检测学报, 2018, 9(07): 1484~1490.

[15] 曾静,叶建蔚,张静,等. 肝囊型包虫病非手术治疗方法的研究进展[J]. 现代生物医学进展, 2018, 18(19): 3790~3794.

[16]王永珍,韩秀敏,郭亚民．肝包虫病的诊断与治疗研究进展[J]．寄生虫病与感染性疾病，2018,16(01):47~51.

[17]杨伟．传染病动力学的一些数学模型及其分析[D]．上海:复旦大学,2010.

[18]Kermack W O,Mckendrick A G. Contributions to the mathematical theory of epidemics[C]// Proceedings of the Royal Society of London,1932,A138:55~83.

[19]Al-Roomi A R,El-Hawary M E. Metropolis biogeography-based optimization[J]. Information Sciences,2016,360(5):73~95.

[20]Zhao Z W,Yang J M,Hu Z Y,et al. A differential evolution algorithm with self-adaptive strategy and control parameters based on symmetric Latin hypercube design for unconstrained optimization problems[J]. European Journal of Operational Research,2016,250(1):30~45.

[21]Qin A K,Suganthan P N. Self-adaptive differential evolution algorithm for numerical optimization,[C]// Proceedings of the 2005 IEEE Congress on Evolutionary Computation,2005:1785~1791.

7 HIV 传染病动力学优化算法

7.1 引言

AIDS(艾滋病)是 1981 年在美国发现的,但始于中非至加勒比海地区,20 世纪 50 年代就已开始传播。AIDS 以惊人的传染速度和危及人类生命的严重性震动了人类。1984 年证实 AIDS 的致病因子是人类 T-亲淋巴性病毒 III(HTLV-III),也称为人类免疫缺陷病毒(HIV)。HIV 病毒能够在人类细胞中潜伏 9~15 年,即使处于潜伏期,HIV 病毒照样也能够在人群中传播。尽管 HIV 病毒特别可怕,但是 HIV 病毒的传播场景却能构造出一种性质优良的群智能优化算法[1~9],该场景能用 HIV 传染病动力学数学模型来描述[10~15]。本章据此提出一种新的群智能优化算法,称为 HIV 算法。

由于 HIV 传染病动力学模型能够很好地描述人群之间 HIV 病毒的传播规律,若把一个人看成是待求解优化问题的一个试探解、人群可遭 HIV 病毒攻击的器官(特征)看成是试探解中的变量,则该特点既有利于描述待求解优化问题的众多试探解之间的信息交换,又利于采用效率很高的部分变量处理策略。因此,将 HIV 传染病动力学模型用于优化问题的全局最优解求解将具有独到的优势。本章着重解决了如下 4 个问题:

(1)如何将 HIV 模型转化为求解优化问题全局最优解的 HIV 算法。

(2)如何使得 HIV 算子能充分体现个体之间的相互作用关系,以便体现 HIV 模型的精髓。

(3)如何证明 HIV 算法的全局收敛性。

(4)如何设置 HIV 算法的最佳关键参数。

7.2 HIV 传染病动力学优化算法构建原理

7.2.1 算法场景设计

假设某个城市 R 由 N 个居民组成,这 N 个居民的编号分别是 $1,\cdots,N$。每个居民均由 n 个特征来描述,一个特征等价于人体的一个器官,对居民 i 来说,其描述特征为$(x_{i,1},\cdots,x_{i,n})$,$i=1,\cdots,N$。HIV 病毒在该城市内的居民中传播,居民通过与 HIV 病人有效接触,就会染上 HIV 病毒;该病毒攻击的是人体的极少部分特征。未传染上 HIV 病毒的居民称为易感者(此类居民称 S 类居民,其所处的状态称为 S

状态),他们传染上该病毒后,不会立即发病,其体内的 HIV 病毒进入潜伏期,体内病毒处于潜伏期的居民称为暴露者(此类居民所处的状态称为 W 状态),暴露者分成两类:一类是未发病且有性交往活动(此类居民称 I 类居民,其所处的状态称为 I 状态),此类居民经过一段时间后发病而变成 AIDS 患者(此类居民称 A 类居民,其所处的状态称为 A 状态),最终因 AIDS 不治而死亡;另一类暴露者(此类居民称 Y 类居民,其所处的状态称为 Y 状态),他们未发病且失去性交往能力(此类居民称 Z 类居民,其所处的状态称为 Z 状态),此类居民最终自然死亡。一个人死亡,会立即出生一个新人,从而使得该城市的总居民数恒定。在该病毒作用下,每个居民的生长状态将在 S、I、A、Y 和 Z 这 5 个状态间随机转换。这种转换映射到优化问题式(1.1)的搜索空间 H,等价于每个试探解在 H 中从一个空间位置跳转到另一个空间位置,从而达到对 H 随机搜索的目的。

将上述居民活动场景映射到对优化问题式(1.1)的全局最优解的搜索中,其含义如下:

式(1.1)的搜索空间 H 与城市 R 等价,该城市中一个居民等价于式(7.1)的一个试探解,N 个居民对应的试探解集就是 $\boldsymbol{X}=\{\boldsymbol{X}_1,\cdots,\boldsymbol{X}_N\}$,$\boldsymbol{X}_i=(x_{i,1},\cdots,x_{i,n})$,$i=1,\cdots,N$。居民 i 的一个特征对应于试探解 $\boldsymbol{X}_i(\boldsymbol{X}_i\in\boldsymbol{X})$ 的一个变量,即居民 i 的特征 j 与试探解 $\boldsymbol{X}_i$ 的变量 $x_{i,j}$ 相对应,每个居民的特征数与每个试探解的变量数都为 n。因此,居民与试探解是等价概念。居民 i 的体质强弱用 HHI 指数来表示,计算方法为:

$$HHI(\boldsymbol{X}_i)=\begin{cases}\dfrac{1}{1+f(\boldsymbol{X}_i)}, 若 f(\boldsymbol{X}_i)>0\\ 1+|f(\boldsymbol{X}_i)|, 若 f(X_i)\leqslant 0\end{cases}, i=1\sim N \tag{7.1}$$

7.2.2 HIV 传染病动力学模型

假设:(1)城市 R 中的居民的增长数为常数 C;(2)时期 t,城市 R 中居民总数为 $N(t)$;(3)把总人口分成两部分:易感者(其数量记为 $S(t)$)和暴露者(其数量记为 $W(t)$);(4)暴露者又分成两类:I 类居民(其数量记为 $I(t)$),此类居民经过一定时间以后会发病变成 A 类居民(其数量记为 $A(t)$),Y 类居民(其数量记为 $Y(t)$),此类居民一直未发病最后变成 Z 类居民(其数量记为 $Z(t)$)。因此,HIV 病毒传染过程如图 7.1 所示。

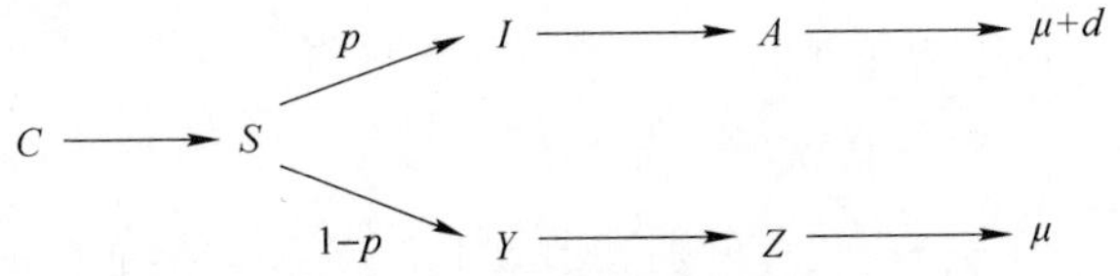

图 7.1 HIV 病毒传染过程

$$
\begin{cases}
\dfrac{dS(t)}{dt} = C - \lambda\sigma[N(t)]S(t)\dfrac{W(t)}{N(t)} - \mu S(t) \\
\dfrac{dI(t)}{dt} = \lambda p\sigma[N(t)]S(t)\dfrac{W(t)}{N(t)} - (\alpha_I + \mu)I(t) \\
\dfrac{dY(t)}{dt} = \lambda(1-p)\sigma[N(t)]S(t)\dfrac{W(t)}{N(t)} - (\alpha_Y + \mu)Y(t) \\
\dfrac{dA(t)}{dt} = \alpha_I I(t) - (d+\mu)A(t) \\
\dfrac{dZ(t)}{dt} = \alpha_Y Y(t) - \mu Z(t) \\
W(t) = I(t) + Y(t), N(t) = W(t) + S(t)
\end{cases}
\tag{7.2}
$$

式中,d 为 AIDS 患者死亡率,$d>0$;μ 为自然死亡率,$\mu>0$;$\sigma[N(t)]$为单位时间内平均配偶数,$\sigma[N(t)]>0$;λ 为每一对配偶传染 AIDS 的可能性,$\lambda>0$;p 为易感者变为 AIDS 发病者的概率,$p>0$;α_I 和 α_Y 分别为由 Y 类到 Z 类和由 I 类到 A 类的转换系数。

为了简化计算,在计算期限内,可以认为城市 R 中的总居民数 $N(t)$ 为常数 N。对式(7.2)每个两边同除以 N,并令 $W(t)=I(t)+Y(t)$,有:

$$
\begin{cases}
\dfrac{d\dfrac{S(t)}{N}}{dt} = \dfrac{C}{N} - \lambda\sigma[N]\dfrac{S(t)}{N}\dfrac{I(t)+Y(t)}{N} - \mu\dfrac{S(t)}{N} \\
\dfrac{d\dfrac{I(t)}{N}}{dt} = \lambda p\sigma[N]\dfrac{S(t)}{N}\dfrac{I(t)+Y(t)}{N} - (\alpha_I + \mu)\dfrac{I(t)}{N} \\
\dfrac{d\dfrac{Y(t)}{N}}{dt} = \lambda(1-p)\sigma[N]\dfrac{S(t)}{N}\dfrac{I(t)+Y(t)}{N} - (\alpha_Y + \mu)\dfrac{Y(t)}{N} \\
\dfrac{d\dfrac{A(t)}{N}}{dt} = \alpha_I\dfrac{I(t)}{N} - (d+\mu)\dfrac{A(t)}{N} \\
\dfrac{d\dfrac{Z(t)}{N}}{dt} = \alpha_Y\dfrac{Y(t)}{N} - \mu\dfrac{Z(t)}{N} \\
\dfrac{I(t)+Y(t)}{N} + \dfrac{S(t)}{N} = 1
\end{cases}
\tag{7.3}
$$

比例$\dfrac{S(t)}{N}$、$\dfrac{I(t)}{N}$、$\dfrac{A(t)}{N}$、$\dfrac{Y(t)}{N}$、$\dfrac{Z(t)}{N}$分别表示 S、I、A、Y 和 Z 类居民的占比,即居民在总人口中所占的比例。若将 $S(t)$、$I(t)$、$A(t)$、$Y(t)$、$Z(t)$的含义由原来分别表示

S、I、A、Y、Z 类的居民数分别改为 S、I、A、Y、Z 类居民的占比，则式(7.3)可改写为：

$$\begin{cases}\dfrac{\mathrm{d}S(t)}{\mathrm{d}t} = C - \lambda\sigma S(t)(I(t) + Y(t)) - \mu S(t)\\ \dfrac{\mathrm{d}I(t)}{\mathrm{d}t} = \lambda p\sigma S(t)(I(t) + Y(t)) - (\alpha_{\mathrm{I}} + \mu)I(t)\\ \dfrac{\mathrm{d}Y(t)}{\mathrm{d}t} = \lambda(1 - p)\sigma S(t)(I(t) + Y(t)) - (\alpha_{\mathrm{Y}} + \mu)Y(t)\\ \dfrac{\mathrm{d}A(t)}{\mathrm{d}t} = \alpha_{\mathrm{I}}I(t) - (d + \mu)A(t)\\ \dfrac{\mathrm{d}Z(t)}{\mathrm{d}t} = \alpha_{\mathrm{Y}}Y(t) - \mu Z(t)\\ S(t) + I(t) + Y(t) = 1\end{cases} \tag{7.4}$$

式中，C 的含义变为居民的常数增长率；$\sigma[N]$变为与 N 无关的常数，可令 $\sigma=\sigma[N]$。

在时期 t，因任一个居民只能处于 S、I、A、Y 和 Z 类中的某一个类，故 $S(t)$、$I(t)$、$A(t)$、$Y(t)$和 $Z(t)$可视为一个居民属于 S、I、A、Y 和 Z 类的概率。因此，可将式(7.4)应用于城市 R 中的任何一个居民，即：

$$\begin{cases}\dfrac{\mathrm{d}S_i(t)}{\mathrm{d}t} = C - \lambda\sigma S_i(t)(I_i(t) + Y_i(t)) - \mu S_i(t)\\ \dfrac{\mathrm{d}I_i(t)}{\mathrm{d}t} = \lambda p\sigma S(t)(I_i(t) + Y_i(t)) - (\alpha_{\mathrm{I}} + \mu)I_i(t)\\ \dfrac{\mathrm{d}Y_i(t)}{\mathrm{d}t} = \lambda(1 - p)\sigma S_i(t)(I_i(t) + Y_i(t)) - (\alpha_{\mathrm{Y}} + \mu)Y_i(t)\\ \dfrac{\mathrm{d}A_i(t)}{\mathrm{d}t} = \alpha_{\mathrm{I}}I_i(t) - (d + \mu)A_i(t)\\ \dfrac{\mathrm{d}Z_i(t)}{\mathrm{d}t} = \alpha_{\mathrm{Y}}Y_i(t) - \mu Z_i(t)\\ S_i(t) + I_i(t) + Y_i(t) = 1\end{cases} \tag{7.5}$$

式中，$i=1\sim N$，为居民的编号；$S_i(t)$、$I_i(t)$、$A_i(t)$、$Y_i(t)$和 $Z_i(t)$分别表示时期 t 居民 i 处于 S、I、A、Y 和 Z 状态的概率，且 $S_i(t)\geqslant 0$、$I_i(t)\geqslant 0$、$A_i(t)\geqslant 0$、$Y_i(t)\geqslant 0$、$Z_i(t)\geqslant 0$。

式(7.5)用于计算时期 t 城市 R 中的每个居民处于 S、I、A、Y 和 Z 状态的概率。记时期 t 参数 d、μ、λ、σ、C、p、α_{Y} 和 α_{I} 的取值分别为 d^t、μ^t、λ^t、σ^t、C^t、p^t、α_{Y}^t、α_{I}^t；为计算方便，将式(7.6)改为离散递推形式：

$$\begin{cases} S_i(t+1) = S_i(t) + C^t - \lambda^t \sigma^t S_i(t)(I_i(t) + Y_i(t)) - \mu^t S_i(t) \\ I_i(t+1) = I_i(t) + \lambda^t p^t \sigma^t S(t)(I_i(t) + Y_i(t)) - (\alpha_{\mathrm{I}}^t + \mu^t) I_i(t) \\ Y_i(t+1) = Y_i(t) + \lambda^t (1 - p^t) \sigma^t S_i(t)(I_i(t) + Y_i(t)) - (\alpha_{\mathrm{Y}}^t + \mu^t) Y_i(t) \\ A_i(t+1) = A_i(t) + \alpha_{\mathrm{I}}^t I_i(t) - (d^t + \mu^t) A_i(t) \\ Z_i(t+1) = Z_i(t) + \alpha_{\mathrm{Y}}^t Y_i(t) - \mu^t Z_i(t) \\ S_i(t) + I_i(t) + Y_i(t) = 1 \end{cases} \tag{7.6}$$

式中，$i=1\sim N$；参数 d^t、μ^t、λ^t、σ^t、C^t、p^t、α_{Y}^t、α_{I}^t 的取值方法为 $d^t=Rand(0.01,0.03)$，$\mu^t=Rand(0.01,0.03)$，$\lambda^t=Rand(0.01,0.03)$，$\sigma^t=Rand(0.05,0.08)$，$C^t=Rand(0.4,0.6)$，$p^t=Rand(0.01,0.03)$，$\alpha_{\mathrm{Y}}^t=Rand(0.1,0.2)$，$\alpha_{\mathrm{I}}^t=Rand(0.8,0.9)$。

每个居民可能的状态转换总数有 5×5=25 个，但合法的状态转换只有 11 个，如表 7.1 所示。11 个合法状态转换可用 11 个算子描述，即 S-S、S-I、S-Y、I-I、I-A、A-A、A-S、Y-Y、Y-Z、Z-Z、Z-S。

表 7.1　HIV 传染病动力学模型的合法状态转换

时期 $t-1$	时期 t	状态转换	相关算子
S	S	S→S	S-S
	I	S→I	S-I
	Y	S→Y	S-Y
I	I	I→I	I-I
	A	I→A	I-A
A	A	A→A	A-A
	D(S)	A→S	A-S
Y	Y	Y→Y	Y-Y
	Z	Y→Z	Y-Z
Z	Z	Z→Z	Z-Z
	D(S)	Z→S	Z-S

特别注意，表 7.1 中的状态 D 表示死亡状态；为了确保城市 R 中总居民数保持为常数，不妨假定一个人死亡，立即就出生一个新人；于是，状态转移 A→D、Z→D 可以看成 A→S、Z→S；表 7.1 中 D(S)的含义是将状态 D 看成状态 S。

在任何时期，参数 d^t、μ^t、λ^t、σ^t、C^t、p^t、α_{Y}^t、α_{I}^t 都是随机变化的，因此居民的生长状态将在 S、I、Y、A、Z 这 5 个状态间随机转换。这种转换映射到式(7.1)的搜索空间，意味着每个试探解从一个空间位置转移到另一个空间位置，从而达到对 H 的随机搜索的目的。

在时期 t,采用式(7.7)计算居民 i 的 $S_i(t)$、$I_i(t)$、$A_i(t)$、$Y_i(t)$ 和 $Z_i(t)$。居民 i 在时期 t 处于 S、I、A、Y 和 Z 这 5 个状态中的哪一个状态,完全由概率分布 $S_i(t)$、$I_i(t)$、$A_i(t)$、$Y_i(t)$ 和 $Z_i(t)$ 决定,即 $S_i(t)$、$I_i(t)$、$A_i(t)$、$Y_i(t)$ 和 $Z_i(t)$ 中的哪个值越大,其所对应的状态被选中的概率也就越大。

7.2.3 特征集合生成方法

(1)优势居民集合 PS^s 的产生方法:从处于状态 s 的居民中随机挑出 L 个居民,这些居民的 HHI 指数比当前居民 i 高,形成优势居民集合 PS^s,$s \in \{S,I,Y,A,Z\}$;L 称为施加影响居民数。

(2)类别居民集合 CS^s 的产生方法:从处于状态 s 的居民中随机挑出 L 个居民,形成类别人群集合 CS^s,$s \in \{S,I,Y,A,Z\}$。

7.2.4 演化算子设计

(1)S-S 算子。该算子描述的是在时期 t 处于 S 状态的居民,在时期 t+1 仍处于 S 状态(未染上 HIV 病毒)的情形。将 PS^S 中 L 个居民的一个随机选择的特征 j 及其状态值经处理后传给当前居民 i 的对应特征 j,使居民 i 也受到集合 PS^S 中人群的影响,即在时期 t+1,对于处于状态 S 的居民 i,令 $p_a=Rand(0,1)$,则有:

$$v_{i,j}(t+1)=\begin{cases}\left.\begin{array}{ll}\sum\limits_{k\in PS^S}\alpha_k x_{k,j}(t), & p_a<0.5\\ \sum\limits_{k\in PS^S}\alpha_k x_{k,j}(t)-\sum\limits_{k\in PS^S}\beta_k x_{k,j}(t), & p_a\geqslant 0.5\end{array}\right\}, & |PS^S|>0\\ x_{i,j}(t), & |PS^S|=0\end{cases}\tag{7.7}$$

式中,$v_{i,j}(t+1)$ 和 $x_{k,j}(t)$ 分别为时期 t+1 和时期 t 居民 i 和居民 k 的特征 j 的状态值;β_k 和 α_k 为常数,$\beta_k=Rand(0.45,0.85)$,$\alpha_k=Rand(0.55,0.95)$。

(2)S-I 算子。该算子描述的是在时期 t 处于 S 状态的居民,通过与 I 类居民进行有效接触后染上 HIV 病毒的情形。因 HIV 病毒是人传人的,故将 CS^I 中 L 个居民的一个随机选择的特征 j 及其状态值经处理后传给易感居民 i 的特征 j,使其染上 HIV 病毒。即在时期 t+1,对处于 S 状态的居民 i,有:

$$v_{i,j}(t+1)=\begin{cases}\left.\begin{array}{ll}\sum\limits_{k\in CS^I}\alpha_k x_{k,j}(t), & p_a<0.5\\ \sum\limits_{k\in CS^I}\alpha_k x_{k,j}(t)-\sum\limits_{k\in CS^I}\beta_k x_{k,j}(t), & p_a\geqslant 0.5\end{array}\right\}, & |CS^I|>0\\ x_{i,j}(t), & |CS^I|=0\end{cases}\tag{7.8}$$

式中,$p_a=Rand(0,1)$。

(3)S-Y 算子。该算子描述的是在时期 t 处于 S 状态的居民,通过与 Y 类居民进行有效接触后染上 HIV 病毒的情形。因 HIV 病毒是人传人的,故将 CS^{Y} 中 L 个居民的一个随机选择的特征 j 及其状态值经处理后传给易感居民 i 的特征 j,使其染上 HIV 病毒。即在时期 $t+1$,对于处于状态 S 的居民 i,有:

$$v_{i,j}(t+1)=\begin{cases}\left.\begin{aligned}&\sum_{k\in CS^{Y}}\alpha_k x_{k,j}(t), && p_a<0.5\\&\sum_{k\in CS^{Y}}\alpha_k x_{k,j}(t)-\sum_{k\in CS^{Y}}\beta_k x_{k,j}(t), && p_a\geqslant 0.5\end{aligned}\right\}, & |CS^{Y}|>0\\ x_{i,j}(t), & |CS^{Y}|=0\end{cases} \tag{7.9}$$

(4)I-I 算子。该算子描述的是在时期 t 处于 I 状态的居民,因 HIV 病毒的潜伏期还未到,在其体内还未发作的情形。将 PS^{I} 中 L 个居民的一个随机选择的特征 j 及其状态值经处理后传给处于 I 状态的当前居民 i 的特征 j,使其体质增强。即在时期 $t+1$,对于处于 I 状态的居民 i,有:

$$v_{i,j}(t+1)=\begin{cases}\left.\begin{aligned}&\sum_{k\in PS^{I}}\alpha_k x_{k,j}(t), && p_a<0.5\\&\sum_{k\in PS^{I}}\alpha_k x_{k,j}(t)-\sum_{k\in PS^{I}}\beta_k x_{k,j}(t), && p_a\geqslant 0.5\end{aligned}\right\}, & |PS^{I}|>0\\ x_{i,j}(t), & |PS^{I}|=0\end{cases} \tag{7.10}$$

(5)I-A 算子。该算子描述的是在时期 t 处于 I 状态的居民,因 HIV 病毒的潜伏期已到,在其体内开始发作的情形,此后,该居民成为 AIDS 患者。将 CS^{A} 中 L 个居民的一个随机选择的特征 j 及其状态值经处理后传给处于 I 状态的当前居民 i 的特征 j,使其变为 AIDS 患者,即在时期 $t+1$,对于处于 I 状态的当前居民 i,有:

$$v_{i,j}(t+1)=\begin{cases}\left.\begin{aligned}&\sum_{k\in CS^{A}}\alpha_k x_{k,j}(t), && p_a<0.5\\&\sum_{k\in CS^{A}}\alpha_k x_{k,j}(t)-\sum_{k\in CS^{A}}\beta_k x_{k,j}(t), && p_a\geqslant 0.5\end{aligned}\right\}, & |CS^{A}|>0\\ x_{i,j}(t), & |CS^{A}|=0\end{cases} \tag{7.11}$$

(6)A-A 算子。该算子描述的是在时期 t 处于 A 状态的居民,在时期 $t+1$ 仍处于 A 状态的情形。将 PS^{A} 中 L 个居民的一个随机选择的特征 j 及其状态值经处理后传给已处于 A 状态的当前居民 i 的特征 j,使其体质增强。即在时期 $t+1$,对于处于 A 状态的当前居民 i,有:

$$v_{i,j}(t+1)=\begin{cases}\left.\begin{aligned}&\sum_{k\in PS^{A}}\alpha_k x_{k,j}(t), && p_a<0.5\\&\sum_{k\in PS^{A}}\alpha_k x_{k,j}(t)-\sum_{k\in PS^{A}}\beta_k x_{k,j}(t), && p_a\geqslant 0.5\end{aligned}\right\}, & |PS^{A}|>0\\ x_{i,j}(t), & |PS^{A}|=0\end{cases} \tag{7.12}$$

(7)A-S 算子。该算子描述的是在时期 t 处于 A 状态的居民,在时期 $t+1$ 因 HIV 病毒发作无法治愈而死亡,但该居民死亡后,该城市马上又出生一个新居民的情形,相当于该居民获得重生。将 CS^{S} 中 L 个居民的一个随机选择的特征 j 及其状态值经处理后传给已处于 A 状态的当前居民 i 的特征 j,使其获得重生。即在时期 $t+1$,对于处于 A 状态的当前居民 i,有:

$$v_{i,j}(t+1)=\begin{cases}\left.\begin{array}{ll}\sum_{k\in CS^{S}}\alpha_k x_{k,j}(t), & p_a<0.5\\ \sum_{k\in CS^{S}}\alpha_k x_{k,j}(t)-\sum_{k\in CS^{S}}\beta_k x_{k,j}(t), & p_a\geqslant 0.5\end{array}\right\}, & |CS^{S}|>0\\ x_{i,j}(t), & |CS^{S}|=0\end{cases}\tag{7.13}$$

(8) Y-Y 算子。该算子描述的是在时期 t 处于 Y 状态的居民,在时期 $t+1$ 仍处于 Y 状态的情形。让 PS^{Y} 中 L 个居民的一个随机选择的特征 j 及其状态值经加权处理后传给已处于 Y 状态的当前居民 i 的特征 j,使其体质增强。即在时期 $t+1$,对于处于 Y 状态的当前居民 i,有:

$$v_{i,j}(t+1)=\begin{cases}\left.\begin{array}{ll}\sum_{k\in PS^{Y}}\alpha_k x_{k,j}(t), & p_a<0.5\\ \sum_{k\in PS^{Y}}\alpha_k x_{k,j}(t)-\sum_{k\in PS^{Y}}\beta_k x_{k,j}(t), & p_a\geqslant 0.5\end{array}\right\}, & |PS^{Y}|>0\\ x_{i,j}(t), & |PS^{Y}|=0\end{cases}\tag{7.14}$$

(9) Y-Z 算子。该算子描述的是在时期 t 处于 Y 状态的居民,在时期 $t+1$ 因丧失性交往能力而不能传播 HIV 病毒的情形。让 CS^{Z} 中 L 个居民的一个随机选择的特征 j 及其状态值经加权处理后传给已处于 Y 状态的当前居民 i 的特征 j,使其转为 Z 状态。即在时期 $t+1$,对于处于已处于 Y 状态的当前居民 i,有

$$v_{i,j}(t+1)=\begin{cases}\left.\begin{array}{ll}\sum_{k\in CS^{Z}}\alpha_k x_{k,j}(t), & p_a<0.5\\ \sum_{k\in CS^{Z}}\alpha_k x_{k,j}(t)-\sum_{k\in CS^{Z}}\beta_k x_{k,j}(t), & p_a\geqslant 0.5\end{array}\right\}, & |CS^{Z}|>0\\ x_{i,j}(t), & |CS^{Z}|=0\end{cases}\tag{7.15}$$

(10) Z-Z 算子。该算子描述的是在时期 t 处于 Z 状态的居民,在时期 $t+1$ 仍处于 Z 状态的情形。让 PS^{Z} 中 L 个居民的一个随机选择的特征 j 及其状态值经加权处理后传给已处于 Z 状态的当前居民 i 的特征 j,使其体质增强。即在时期 $t+1$,对于处于 Z 状态的当前居民 i,有:

$$v_{i,j}(t+1)=\begin{cases}\left.\begin{array}{ll}\sum_{k\in PS^{Z}}\alpha_k x_{k,j}(t), & p_a<0.5\\ \sum_{k\in PS^{Z}}\alpha_k x_{k,j}(t)-\sum_{k\in PS^{Z}}\beta_k x_{k,j}(t), & p_a\geqslant 0.5\end{array}\right\}, & |PS^{Z}|>0\\ x_{i,j}(t), & |PS^{Z}|=0\end{cases}\tag{7.16}$$

(11) Z-S 算子。该算子描述的是在时期 t 处于 Z 状态的居民自然死亡,但该

居民死亡后，该城市中马上又出生一个新居民的情形，相当于该居民获得重生。让 CS^S 中 L 个居民的一个随机选择的特征 j 及其状态值经加权处理后传给已处于 Z 状态的当前居民 i 的特征 j，使其获得重生。即在时期 $t+1$，对于处于状态 Z 的当前居民 i，有：

$$v_{i,j}(t+1)=\begin{cases}\left.\begin{array}{ll}\sum\limits_{k\in CS^S}\alpha_k x_{k,j}(t), & p_a<0.5\\ \sum\limits_{k\in CS^S}\alpha_k x_{k,j}(t)-\sum\limits_{k\in CS^S}\beta_k x_{k,j}(t), & p_a\geqslant 0.5\end{array}\right\}, & |CS^S|>0\\ x_{i,j}(t), & |CS^S|=0\end{cases} \tag{7.17}$$

(12) 生长算子。该算子描述的是居民的生长，即

$$\boldsymbol{X}_i(t+1)=\begin{cases}\boldsymbol{V}_i(t+1), & \text{若 } HHI(V_i(t+1))>HHI(\boldsymbol{X}_i(t))\\ \boldsymbol{X}_i(t), & \text{其他}\end{cases} \tag{7.18}$$

式中，$i=1\sim N$；$\boldsymbol{X}_i(t)=(x_{i,1}(t),x_{i,2}(t),\cdots,x_{i,n}(t))$；$\boldsymbol{V}_i(t+1)=(v_{i,1}(t+1),v_{i,2}(t+1),\cdots,v_{i,n}(t+1))$。

7.2.5　HIV 算法的构造

(1) 初始化：1) 令 $t=0$；演化时期数 $G=8000\sim60000$，误差要求 $\varepsilon=10^{-5}\sim10^{-10}$，$N=50\sim500$，居民受影响的最大概率 $E_0=0.008\sim0.08$，特征集合中的居民数 $L=3\sim6$；2) 在搜索空间 H 随机选择 N 个居民所对应的试探解 $\{\boldsymbol{X}_1(0),\boldsymbol{X}_2(0),\cdots,\boldsymbol{X}_N(0)\}$。

(2) 计算：$a_k^i=Rand(0,1)$，$k=1,2,3$；计算 $S_0=\left(\sum\limits_{k=1}^{3}a_k^i\right)$，$S_i(0)=\dfrac{a_1^i}{S_0}$，$I_i(0)=\dfrac{a_2^i}{S_0}$，$Y_i(0)=\dfrac{a_3^i}{S_0}$，$Z_i(0)=Rand(0,1)$，$A_i(0)=Rand(0,1)$，$i=1\sim N$。

(3) 计算居民 i 的 HIV 状态，$HIV_i(0)=HIV(S_i(0),I_i(0),Y_i(0))$，$i=1\sim N$；//$HIV_i(t)$ 表示居民 i 在时期 t 所处的状态；函数 $HIV()$ 用于确定居民 i 将处于哪种状态。

$t=0$ TO G

$d^t=Rand(0.01,0.03)$，$\mu^t=Rand(0.01,0.03)$，$\lambda^t=Rand(0.01,0.03)$，$\sigma^t=Rand(0.05,0.08)$，$C^t=Rand(0.4,0.6)$，$p^t=Rand(0.01,0.03)$，$\alpha_Y^t=Rand(0.1,0.2)$，$\alpha_I^t=Rand(0.8,0.9)$；

对于所有 $s\in\{S,I,Y,A,Z\}$，生成特征集合 PS^s 和 CS^s；

FOR $i=1$ TO N

按式(7.6)计算 $S_i(t+1)$，$I_i(t+1)$，$Y_i(t+1)$，$A_i(t+1)$ 和 $Z_i(t+1)$；

FOR $j=1$ TO n

$p_0=Rand(0,1)$；//p_0 为居民 i 的特征被 HIV 病毒攻击而受到影响的概率

IF $p_0\leqslant E_0$ THEN

IF $HIV_i(t)=$ S THEN

```
    IF HIV_i(t+1) = S THEN
      按式(7.7)执行 S-S 算子,得到 v_{i,j}(t+1);
    ELSE IF HIV_i(t+1) = I THEN
      按式(7.8)执行 S-I 算子,得到 v_{i,j}(t+1);
    ELSE IF HIV_i(t+1) = Y THEN
      按式(7.9)执行 S-Y 算子,得到 v_{i,j}(t+1);
    ELSE
      v_{i,j}(t+1) = x_{i,j}(t), HIV_i(t+1) = HIV_i(t);
    END IF
  ELSE IF HIV_i(t) = I THEN
    IF HIV_i(t+1) = I THEN
      按式(7.10)执行 I-I 算子,得到 v_{i,j}(t+1);
    ELSE IF HIV_i(t+1) = A THEN
      按式(7.11)执行 I-A 算子,得到 v_{i,j}(t+1);
    ELSE
      v_{i,j}(t+1) = x_{i,j}(t), HIV_i(t+1) = HIV_i(t);
    END IF
  ELSE IF HIV_i(t) = Y THEN
    IF HIV_i(t+1) = Y THEN
      按式(7.12)执行 Y-Y 算子,得到 v_{i,j}(t+1);
    ELSE IF HIV_i(t+1) = Z TNEN
      按式(7.13)执行 Y-Z 算子,得到 v_{i,j}(t+1);
    ELSE
      v_{i,j}(t+1) = x_{i,j}(t), HIV_i(t+1) = HIV_i(t);
    END IF
  ELSE IF 若 HIV_i(t) = A THEN
    IF HIV_i(t+1) = A THEN
      按式(7.14)执行 A-A 算子,得到 v_{i,j}(t+1);
    ELSE IF HIV_i(t+1) = S THEN
      按式(7.15)执行 A-S 算子,得到 v_{i,j}(t+1);
    ELSE
      v_{i,j}(t+1) = x_{i,j}(t), HIV_i(t+1) = HIV_i(t);
    END IF
  ELSE IF HIV_i(t) = Z THEN
    IF HIV_i(t+1) = Z THEN
      按式(7.16)执行 Z-Z 算子,得到 v_{i,j}(t+1);
    ELSE IF HIV_i(t+1) = S THEN
      按式(7.17)执行 Z-S 算子,得到 v_{i,j}(t+1);
    ELSE
```

```
            v_{i,j}(t+1)=x_{i,j}(t),HIV_i(t+1)=HIV_i(t);
          END IF
      ELSE
        v_{i,j}(t+1)=x_{i,j}(t),HIV_i(t+1)=HIV_i(t);
      END IF
    END FOR
    执行生长算子式(7.18),得到 X_i(t+1);
  END FOR
  IF |X^{*t+1}-Y^*|<ε,THEN
    保存新得到的全局最优解 X^{*t+1};
    转(4);
  END IF
  Y^* =X^{*t+1};
END FOR
```

（4）结束。

函数 HIV（p_S，p_I，p_Y）的定义为：

```
FUNCTION HIV(p_S,p_I,p_Y)//p_S、p_I、p_Y 分别为状态 S、I、Y 出现的概率
  w=Rand(0,1);
  IF w≤p_S THEN RETURN S;
  ELSE IF p_S<w≤p_S+p_I THEN RETURN I;
  ELSE IF p_S+p_I<w≤p_S+p_I+p_Y THEN RETURN Y;
END FUNCTION
```

7.2.6　算法特征分析

（1）时间复杂度。HIV 算法的时间复杂度计算过程见表 7.2。

表 7.2　HIV 算法的时间复杂度计算过程

操　作	时间复杂度	最多循环次数
初始化	$O(4n+3nN+n(4+5N)+2N(2n^2+4n+7))$	1
算子：S-S、S-I、S-Y、I-I、I-A、A-A、A-S、Y-Y、Y-Z、Z-Z、Z-S	$O((N+5L+8)nE_0/15)$	$(N+4)(G+3)$
状态保持	$4+3n$	$(N+4)(G+3)$
目标函数计算	$O(n^2)$	$(N+4)(G+3)$
生长算子	$O(3n)$	$(N+4)(G+3)$
结果输出	$O(n)$	1

（2）Markov 特性。从各算子式（7.8）~式（7.18）的定义可知，时期 $t+1$ 的任意新试探解 $\boldsymbol{X}(t+1)$ 的计算生成只与其在时期 t 的状态 $\boldsymbol{X}(t)$ 有关，而与其以前是如何演变到当前状态的历程无关，表明 HIV 算法的演进过程具有 Markov 特性。

（3）“步步不差”特性。从生长算子的定义式（7.19）知，时期 $t+1$ 任一居民的 HHI 指数永远不会低于其在时期 t 时的 HHI 指数，表明 HIV 算法的演进过程具有“步步不差”特性。

（4）HIV 算法全局收敛性。利用 HIV 算法的 Markov 特性和“步步不差”特性，可以证明 HIV 算法的全局收敛性，其证明过程可参见文献［16］。

7.3 HIV 算法的最佳参数确定

HIV 算法只有两个关键参数，即 L 和 E_0，下面以著名的 BUMP 优化问题和 Michalewicz 优化问题为例确定 HIV 算法的 L 和 E_0。表 7.3 描述了当 $n=50$，$E_0=0.01$，$N=200$，$G=100000$ 时，参数 L 与平均最优目标函数值和平均 CPU 时间之间的关系。它表明，当 L 增加，平均 CPU 时间和平均最优目标函数的精度均不产生明显的变化。因此，$L=3\sim6$ 比较合适。

表 7.3 参数 L 与平均最优目标函数值和平均 CPU 时间之间的关系

L	BUMP 优化问题		Michalewicz 优化问题	
	平均最优目标函数值	平均 CPU 时间/s	平均最优目标函数值	平均 CPU 时间/s
1	−0.783842245097890	1987	−49.6185836246301	85
2	−0.808178021257771	1908	−49.6227683161410	1004
3	−0.823243760029943	3766	−49.6228212529016	904
4	−0.827508177784466	2696	−49.6228212529016	891
5	−0.828014419512458	2473	−49.6228212488234	373
6	−0.826635939083462	2411	−49.6228212529016	523
7	−0.820155091799728	2072	−49.6228212529016	426
8	−0.822966268886962	2121	−49.6227699441189	409
9	−0.821575257610582	2119	−49.5997486069316	414
10	−0.820390498235935	2184	−49.5890999236117	420

表 7.4 描述了当 $n=50$，$L=3$，$N=200$，$G=100000$ 时，参数 E_0 与平均最优目标函数值和平均 CPU 时间之间的关系。结果表明，对于 BUMP 函数，当 $E_0=0.008\sim0.08$，精度比较高，但 CPU 时间增加适度；当 $E_0>0.08$，CPU 时间相差

很大，但精度也大大降低；尤其是当 $E_0 = 1$ 时，无法获得最优解；对于 Michalewicz 优化问题，当 $E_0 = 0.006 \sim 0.08$ 时，精度比较高，但 CPU 时间相差很大；当 $E_0 > 0.08$ 时，CPU 时间相差很大，但精度也大大降低；尤其是当 $E_0 = 1$ 时，无法获得最优解。因此，当 $E_0 = 0.008 \sim 0.08$ 时，HIV 算法性能最好，此时意味着最多只有 0.008~0.08 变量参与运算，HIV 算法消耗的 CPU 时间低于 E_0 取其他值时，HIV 算法仍然可以获得较高精度的最优解。

表 7.4　参数 E_0 与平均最优目标函数值和平均 CPU 时间之间的关系

E_0	BUMP 优化问题		Michalewicz 优化问题	
	平均最优目标函数值	平均 CPU 时间/s	平均最优目标函数值	平均 CPU 时间/s
0.001	-0.738502286253133	4070	-49.6185836246301	1873
0.002	-0.748884300783099	1995	-49.622768316141	1504
0.004	-0.786168491791843	2171	-49.6228212529016	680
0.006	-0.806191358777908	2061	-49.6228212529016	586
0.008	-0.830118310581695	2020	-49.6227826688234	361
0.01	-0.831410518087108	1975	-49.6228212529016	374
0.02	-0.832143007489556	2008	-49.6228212529016	232
0.04	-0.833008768982424	2294	-49.6227699441189	571
0.06	-0.834841301408412	2333	-49.5997486069316	280
0.08	-0.834953898664652	2449	-49.5890999236117	315
0.1	-0.830608085533405	2545	-49.5448694795051	411
0.2	-0.830780590215253	2351	-49.2220729910898	318
0.4	-0.79580599957167	4551	-47.1032644264086	423
0.6	-0.792389408168839	5240	-45.0714075859829	171
0.8	-0.693436931773631	6821	-43.7749572903559	361
1	-0.759121694172519	3167	-46.1476428344849	124

7.4　与其他群智能算法的比较

本章选用测试包 CEC2013[17] 中提供的 10 个基准优化问题测试 HIV 算法的性能，见表 7.5。该测试包是国际上通用的智能优化算法测案例，其中包括了 28 个经过精心设计的基准优化问题。

表 7.5 10 个基准优化问题

特征	代号	基准优化问题名称	理论全局最优解	全局最优目标函数值
单峰问题	F2	Rotated High Conditioned Elliptic Function	***O***	-1300
	F3	Rotated Bent Cigar Function	***O***	-1200
多峰问题	F10	Rotated Griewank's Function	***O***	-500
	F12	Rotated Rastrigin's Function	***O***	-300
	F15	Rotated Schwefel's Function	未知	未知
	F17	Lunacek bi-Ratrigin Function	***O***	300
组合问题	F22	Composition Function 2	未知	未知
	F23	Composition Function 3	未知	未知
	F26	Composition Function 6	未知	未知
	F28	Composition Function 8	未知	未知

表中 ***O*** 是理论全局最优解，***O*** 可以任意设定，其维数为 n。F15、F22、F23、F26、F28 的理论全局最优解目前尚未发现，表 7.5 中给出的值是 HIV 算法发现的最好目标函数值。本章用 HIV 算法求解表 7.5 中的 10 个函数优化问题，其参数是 $N=200$，$n=50$，$G=10^7$，$\varepsilon=10^{-7}$，$E_0=0.01$，$L=3$。与 HIV 算法进行比较的 7 个智能优化算法见表 7.6，这些算法均选自国际著名期刊近期刊登的算法。这 7 个算法的终止运行条件与 HIV 算法相同。

针对表 7.5 中列出的 10 个优化问题，用 HIV 算法和表 7.6 所列的 7 个算法进行求解，每个算法均独立求解 51 次，表 7.6 给出了求解结果。

表 7.6 中总排名 1 是这 8 个算法基于平均最优目标函数值进行的排名，总排名 2 是这 8 个算法基于平均最优目标函数值和适应度评价次数进行的排名；最终总排名 1 和最终总排名 2 是分别基于总排名 1 和总排名 2 所进行的排名。

非参数 Friedman 检验[18,19]是基于 HIV 算法所得的结果与 7 个被比较算法所获得的结果之间进行的非参数检验。Friedman 检验的结果见表 7.7，其中“显著性=1”表示 HIV 算法的性能与被比较算法具有 99%的统计学差异，“显著性=0”表示没有显著差异。在表 7.7 中，“显著性=1”的案例数和“显著性=0”的案例数分别表示 HIV 算法与 7 种被比较算法显著不同和没有显著差异地求解基准优化问题的数目。

表 7.6　求解结果

基准优化问题		HIV	RCGA	DASA	NP-PSO	MpBBO	MDE-LiGO	SLADE	ABC
F2	平均值	-1300. 0000	8322420. 4849	2824117. 0085	310234402. 2462	10861040. 0656	-1293. 6066	-1299. 4606	301860667. 2890
	中值	-1300. 0000	8322446. 8854	2824159. 6319	310234410. 0263	10861107. 9999	-1293. 6064	-1299. 4612	301860662. 6896
	标准差	3. 5578E-06	3. 0859E+02	3. 4934E+02	3. 2924E+02	3. 4633E+02	2. 7273E-03	3. 2850E-03	3. 2723E+02
	适应度评价次数	31748743	101389925	2801115	4473498	9863178	73447922	43886023	481496
	CPU 时间/s	6071	12216	823	2042	1653	9572	5763	52
	排名 1	1	6	5	9	7	4	3	8
	排名 2	1	6	5	9	7	4	3	8
F3	平均值	-1200. 0000	-1176. 1325	-1199. 4338	16893728. 0743	-1199. 6491	-1200. 0000	-1200. 0000	23643. 7350
	中值	-1200. 0000	-1176. 1324	-1199. 4335	16893753. 0163	-1199. 6495	-1200. 0000	-1200. 0000	23613. 6645
	标准差	4. 6086E-06	2. 9624E-03	2. 8778E-03	2. 9103E+02	3. 0754E-03	4. 4777E-06	5. 1195E-06	3. 3478E+02
	适应度评价次数	1832925	135972689	2063027	105976	5335742	298356	249886	7906854
	CPU 时间/s	447	20863	653	59	1072	53	41	1132
	排名 1	1	7	6	9	5	1	1	8
	排名 2	4	7	6	9	5	2	1	8
F10	平均值	-500. 0000	-500. 0000	-499. 9977	-500. 0000	-499. 9977	-499. 9973	-500. 0000	-499. 9978
	中值	-500. 0000	-500. 0000	-499. 9978	-500. 0000	-499. 9983	-499. 9975	-500. 0000	-499. 9982
	标准差	4. 8131E-06	5. 1697E-06	1. 5555E-03	4. 9090E-06	1. 7137E-03	1. 8207E-03	4. 7161E-06	1. 8714E-03
	适应度评价次数	817554	2895	521	11175	16923	144654	421987	240015

续表 7.6

基准优化问题		HIV	RCGA	DASA	NP-PSO	MpBBO	MDE-LiGO	SLADE	ABC
F10	CPU 时间/s	632	3	0	25	12	102	267	142
	排名 1	1	1	1	1	1	9	1	8
	排名 2	8	2	1	4	3	5	7	9
F12	平均值	-300.0000	-300.0000	-299.9976	-299.9980	-299.9979	-299.9976	-299.9976	-299.9975
	中值	-300.0000	-300.0000	-299.9977	-299.9988	-299.9982	-299.9980	-299.9977	-299.9978
	标准差	4.6060E-06	4.3543E-06	1.6924E-03	1.8858E-03	1.6518E-03	1.7647E-03	1.8262E-03	1.7999E-03
	适应度评价次数	456412	7041	408	19587	104978	1664816	446486	194170
	CPU 时间/s	428	5	0	52	91	1416	355	148
	排名 1	1	1	1	1	1	1	9	1
	排名 2	6	2	1	3	4	8	9	5
F15	平均值	-3521.4764	-3521.4529	-3521.4566	-3521.4517	-3521.4380	-3521.4515	-3521.4609	-3521.4402
	中值	-3521.4759	-3521.4561	-3521.4601	-3521.4545	-3521.4351	-3521.4562	-3521.4671	-3521.4351
	标准差	2.0029E-02	1.8523E-02	1.6388E-02	1.7455E-02	1.8610E-02	2.0687E-02	1.6793E-02	1.5817E-02
	适应度评价次数	473952	13732	481874	202956	173798	639774	785069	154578
	CPU 时间/s	378	9	328	449	124	448	508	97
	排名 1	1	5	4	6	9	7	3	8
	排名 2	2	1	4	6	9	7	3	8
F17	平均值	300.0000	300.0047	300.0040	300.0031	302.0244	300.0432	300.0095	300.0000

续表 7. 6

基准优化问题		HIV	RCGA	DASA	NP-PSO	MpBBO	MDE-LiGO	SLADE	ABC
F17	中值	300. 0000	300. 0048	300. 0037	300. 0029	302. 0247	300. 0432	300. 0097	300. 0000
	标准差	4. 5407E-06	2. 5564E-03	2. 1655E-03	2. 4248E-03	2. 9894E-03	3. 0503E-03	2. 9888E-03	4. 5015E-06
	适应度评价次数	2073	11715	849605	245885	710294	337489	955669	300
	CPU 时间/s	7	11	659	557	492	243	629	0
	排名 1	1	6	5	4	9	8	7	1
	排名 2	3	6	5	4	9	8	7	1
F22	平均值	-2080. 1252	296699. 7323	-2080. 1254	-602. 8270	-151. 4049	3946. 0839	-1808. 4191	-1429. 7570
	中值	-2080. 1254	296691. 2360	-2080. 1257	-602. 8273	-151. 4044	3946. 0827	-1808. 4189	-1429. 7567
	标准差	1. 6765E-03	3. 4383E+02	1. 7817E-03	2. 5977E-03	3. 0682E-03	2. 6749E-02	3. 2980E-03	3. 2249E-03
	适应度评价次数	636797	136524	798779	312108	1381478	161579	1409373	879374
	CPU 时间/s	1192	256	1576	1939	2617	336	4002	1584
	排名 1	1	9	2	6	7	8	4	5
	排名 2	1	9	2	6	7	8	4	5
F23	平均值	-2719. 0084	-742. 2604	-2521. 1696	-2707. 1703	-2516. 5566	-2355. 7562	-2508. 0307	-2657. 8334
	中值	-2719. 0079	-742. 2604	-2521. 1696	-2707. 1694	-2516. 5569	-2355. 7561	-2508. 0309	-2657. 8332
	标准差	3. 0466E-03	3. 3953E-03	3. 3152E-03	3. 5619E-03	3. 0166E-03	2. 5728E-03	2. 8742E-03	2. 7526E-03
	适应度评价次数	1657427	1075513	1337614	190979	3506611	315107	1128583	1037812
	CPU 时间/s	585	2008	2668	1154	6809	662	2218	2728
	排名 1	1	9	5	2	6	8	7	3

续表 7.6

基准优化问题		HIV	RCGA	DASA	NP-PSO	MpBBO	MDE-LiGO	SLADE	ABC
F23	排名 2	1	9	5	2	6	8	7	3
F26	平均值	294.1100	294.9488	1500.0753	294.6392	377.6818	295.0042	295.4798	294.6486
	中值	294.1101	294.9485	1500.0736	294.6388	377.6818	295.0045	295.4800	294.6484
	标准差	3.5018E-03	2.9913E-03	3.2696E-02	3.5331E-03	2.9952E-03	3.3208E-03	2.9801E-03	3.4120E-03
	适应度评价次数	302437	247399	2923	334800	362200	441100	244200	793798
	CPU 时间/s	1156	581	7	2623	888	1136	588	1805
	排名 1	1	5	9	4	8	6	7	2
	排名 2	1	5	9	4	8	6	7	2
F28	平均值	-4748.1520	7844.5751	3979.4414	-2492.7556	4028.4779	3067.3496	3033.3236	4122.7992
	中值	-4748.1579	7844.5738	3979.4387	-2492.7555	4028.4752	3067.3473	3033.3251	4122.7975
	标准差	1.6237E-02	3.3082E-02	2.2375E-02	2.8104E-03	3.1782E-02	2.6573E-02	2.7158E-02	2.8086E-02
	适应度评价次数	19505618	3151995	1440806	27232698	1279648	2020121	1546956	917795
	CPU 时间/s	110617	5915	2571	15127	2087	3173	4766	1445
	排名 1	1	9	6	3	7	5	4	8
	排名 2	1	9	6	3	7	5	4	8
总排名 1		10	58	44	45	60	57	46	52
总排名 2		28	56	44	50	65	61	52	57
最终总排名 1		1	7	2	3	8	6	4	5
最终总排名 2		1	5	2	3	8	7	4	6

表 7.7　HIV 算法与 7 个被比较算法所得结果的 Friedman 检验结果比较（$\alpha=0.01$）

基准优化问题		HIV 算法 vs.						
		RCGA	DASA	NP-PSO	MpBBO	MDE-LiGO	SLADE	ABC
F2	(Asymp. Sig.)	0	0	0	0	0	0	0
	显著性	1	1	1	1	1	1	1
F3	(Asymp. Sig.)	0	0	0	0	1	1	0
	显著性	1	1	1	1	0	0	1
F10	(Asymp. Sig.)	1	0	1	0	0	1	0
	显著性	0	1	0	1	1	0	1
F12	(Asymp. Sig.)	1	0	0	0	0	0	0
	显著性	0	1	1	1	1	1	1
F15	(Asymp. Sig.)	0. 889	0	0	0	0	0. 208	0
	显著性	0	1	1	1	1	0	1
F17	(Asymp. Sig.)	0	0	0	0	0	0	1
	显著性	1	1	1	1	1	1	0
F22	(Asymp. Sig.)	0	1	0	0	0	0	0
	显著性	1	0	1	1	1	1	1
F23	(Asymp. Sig.)	0	0	0	0	0	0	0
	显著性	1	1	1	1	1	1	1
F26	(Asymp. Sig.)	0	0	0	0	0	0	0
	显著性	1	1	1	1	1	1	1
F28	(Asymp. Sig.)	0	0	0	0	0	0	0
	显著性	1	1	1	1	1	1	1
显著性案例数=1（总数：60）		7	9	9	10	9	7	9
显著性案例数=0（总数：10）		3	1	1	0	1	3	1

从表 7.6 可以看出，8 个算法按平均最优目标函数值的精度进行排序所得的结果如下：

HIV>DASA>NP-PSO>SLADE>ABC>MDE-LiGO>RCGA>MpBBO

按平均最优目标函数值和适应度评价次数进行排序所得的结果如下：

HIV>DASA>NP-PSO>SLADE>RCGA>ABC>MDE-LiGO>MpBBO

从表 7.7 可知，HIV 算法求解 10 个基准优化问题的显著性案例总数为 60，明显大于不显著性案例总数 10，表明 HIV 算法的性能明显优于 7 个被比较算法。

图 7.2(a)～(g) 给出了各个算法求解时的样本收敛曲线，其中的水平和垂直轴采用对数刻度。

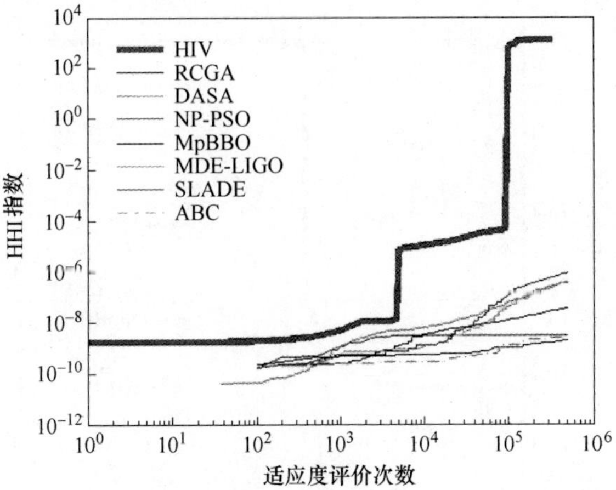
HIV
RCGA
DASA
NP-PSO
MpBBO
MDE-LIGO
SLADE
ABC
HHI指数
适应度评价次数

(a)

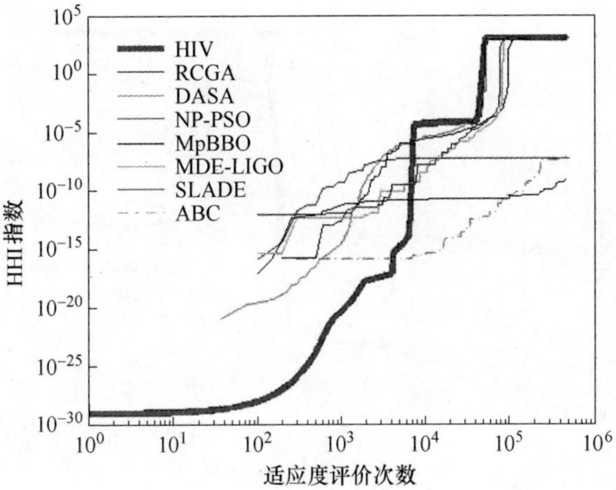
HIV
RCGA
DASA
NP-PSO
MpBBO
MDE-LIGO
SLADE
ABC
HHI指数
适应度评价次数

(b)

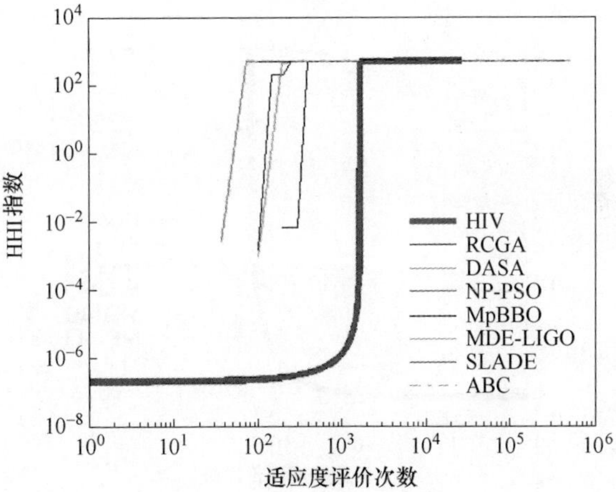
HIV
RCGA
DASA
NP-PSO
MpBBO
MDE-LIGO
SLADE
ABC
HHI指数
适应度评价次数

(c)

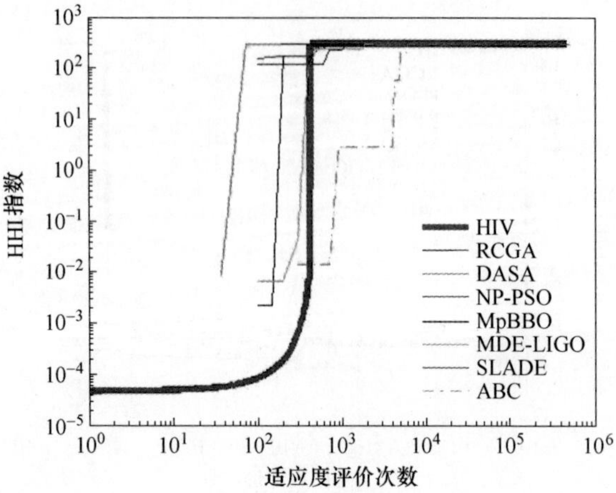
HHI指数
适应度评价次数
HIV
RCGA
DASA
NP-PSO
MpBBO
MDE-LIGO
SLADE
ABC

(d)

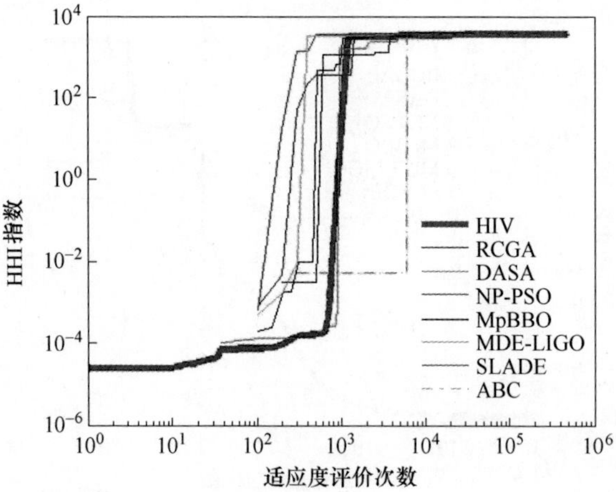
HHI指数
适应度评价次数
HIV
RCGA
DASA
NP-PSO
MpBBO
MDE-LIGO
SLADE
ABC

(e)

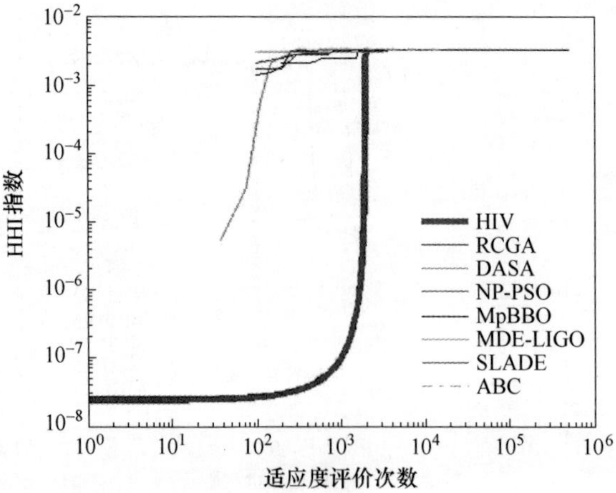
HHI指数
适应度评价次数
HIV
RCGA
DASA
NP-PSO
MpBBO
MDE-LIGO
SLADE
ABC

(f)

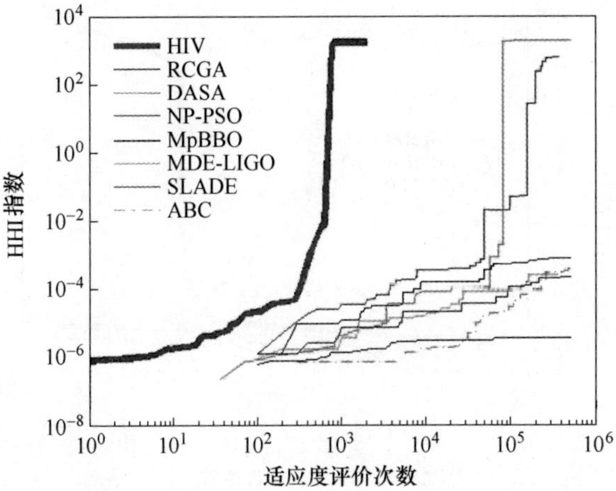
HHI指数
适应度评价次数
HIV
RCGA
DASA
NP-PSO
MpBBO
MDE-LIGO
SLADE
ABC
(g)

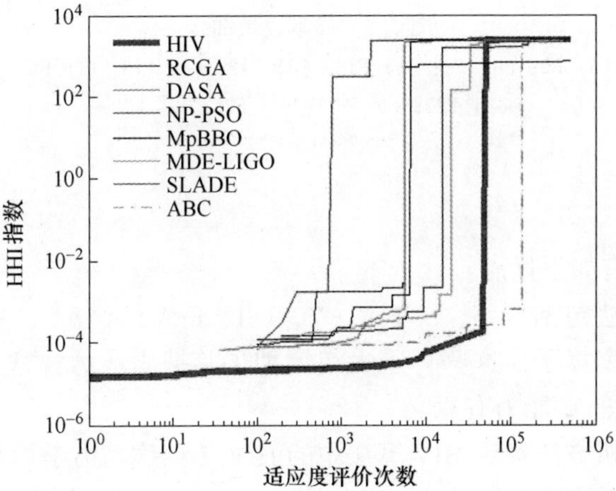
HHI指数
适应度评价次数
HIV
RCGA
DASA
NP-PSO
MpBBO
MDE-LIGO
SLADE
ABC
(h)

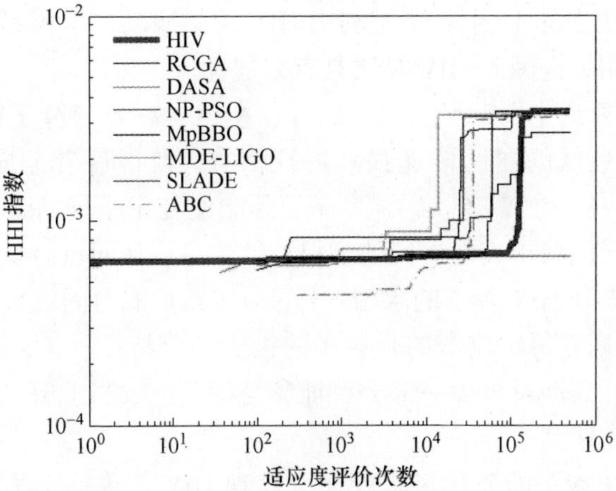
HHI指数
适应度评价次数
HIV
RCGA
DASA
NP-PSO
MpBBO
MDE-LIGO
SLADE
ABC
(i)

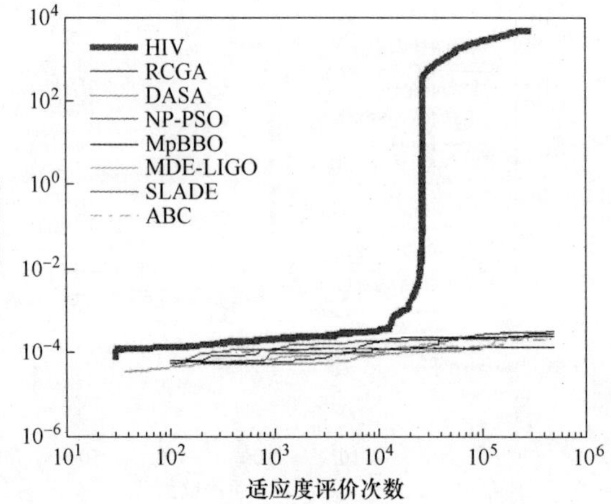

(j)

图 7.2　样本收敛曲线

(a) F2; (b) F3; (c) F10; (d) F12; (e) F15; (f) F17;
(g) F22; (h) F23; (i) F26; (j) F28

7.5　本章小结

HIV 算法具有如下优点：

(1) HIV 算法包括 S-S、S-I、S-Y、I-I、I-A、A-A、A-S、Y-Y、Y-Z、Z-Z、Z-S 等 11 个算子，这些算子大幅增加了其搜索能力，这对提高 HIV 算法的探索（exploration）能力有意义。

(2) 采用随机方法确定 HIV 算法中的 HIV 传染病动力学模型和 11 个 S 算子中的相关参数，既使模型更能表达实际情况，又可大幅减少输入参数的个数。

(3) HIV 算法中的 11 个算子是利用 HIV 传染病动力学模型构造的，不需要与实际优化问题相关，因此 HIV 算法具有普适性。

(4) 在 HIV 算法中，S-S、I-I、Y-Y、A-A、Z-Z 等算子能使 HHI 指数高的居民向 HHI 指数低的居民传递强壮特征信息，使得后者能向好的方向发展；S-I、S-Y、I-A、A-S、Y-Z、Z-S 等算子既能使处于不同状态的居民间充分交换信息，又能使居民获得其他居民的加权特征信息，从而可降低居民陷入局部陷阱的几率，达到提升 HIV 算子的求精（exploitation）能力的效果。

(5) 因 HIV 病毒每次攻击的是居民的极少部分特征（0.8%~8%），当居民交换特征信息时，只涉及极少一部分特征参与运算，故当求解维数较高的优化问题时，可提高收敛速度。

(6) HIV 算法涉及的演化过程能充分体现 HIV 传染病动力学的特征，演化过程具有 Markov 特性和“步步不差”特性，从而确保 HIV 算法具有全局收敛性。

HIV 算法未来的改进方向如下：

（1）利用 HIV 传染病动力学模型优化 HIV 算法的相关参数，使得这些参数设置更合理。

（2）深入研究 S-S、S-I、S-Y、I-I、I-A、A-A、A-S、Y-Y、Y-Z、Z-Z、Z-S 等算子的动态特征。

（3）深入研究 HIV 算法求解过程中居民们的动态特征。

参 考 文 献

[1] 林诗洁，董晨，陈明志，张凡，陈景辉．新型群智能优化算法综述［J］．计算机工程与应用，2018，54（12）：1~9.

[2] Wolpert D H，Macready W G. No Free Lunch Theorems for Optimization［J］. IEEE Transactions on Evolutionary Computation，1997，1：67.

[3] Chuang Y C，Chen C T，Hwang C. A simple and efficient real-coded genetic algorithm for constrained optimization［J］. Applied Soft Computing，2016，38：87~105.

[4] Peter Korošec，Jurij Šilc，Bogdan Filipic. The differential ant-stigmergy algorithm［J］. Information Sciences，2012，192：82~97.

[5] Zahra Beheshti，Siti Mariyam Shamsuddin. Non-parametric particle swarm optimization for global optimization［J］. Applied Soft Computing，2015，28：345~359.

[6] Al-Roomi A R，El-Hawary M E. Metropolis biogeography-based optimization［J］. Information Sciences，2016，360：73~95.

[7] Mukherjee R，Debchoudhury S，Das S. Modified differential evolution with locality induced genetic operators for dynamic optimization［J］. European Journal of Operational Research，2016，253：337~355.

[8] Zhao Z W，Yang J M，Hu Z Y，et al. A differential evolution algorithm with self-adaptive strategy and control parameters based on symmetric Latin hypercube design for unconstrained optimization problems［J］. European Journal of Operational Research，2016，250（1）：30~45.

[9] Marjan Mernik，Liu S H，Dervis Karaboga，et al. On clarifying misconceptions when comparing variants of the Artificial Bee Colony Algorithm by offering a new implementation［J］. Information Sciences，2015，291：115~127.

[10] 李桂花，张彩霞．一类具有免疫反应和抗逆转录病毒治疗的 HIV 病毒传染病模型的动力学性态分析［J］．中北大学学报（自然科学版），2017，38（3）：255~259，263.

[11] 徐勇，张磊，凌莉．应用传染病动力学模型估计我国吸毒人群 HIV 年发病率［J］．中华疾病控制杂志，2016，20（3）：215~219.

[12] 唐丹丹，王凯，李冬梅，等．新疆 HIV 传播的动力学分析与模拟［J］．北华大学学报（自然科学版），2015，16（2）：150~154.

[13] 崔周进，陈桂东．抗病毒药物治疗人类免疫缺陷病毒 1 型（HIV-1）的分数阶模型研究

[J]. 杭州师范大学学报（自然科学版），2014，13（4）：406~409.
[14] 张玲，夏米西努尔・阿布都热合曼．一类具有分布时滞的非自治 HIV/AIDS 传染病模型的持久和灭绝［J］. 北华大学学报（自然科学版），2013，14（6）：638~643.
[15] 王文娟，杨俊元，张凤琴．一类 HIV/AIDS 流行病模型［J］. 数学的实践与认识，2010，40（10）：174~179.
[16] Huang Guangqiu. SIS epidemic model-based optimization [J]. Journal of Computational Science (1877-7503), 2014, 5: 32~50.
[17] Liang J J, Qu B Y, Suganthan P N, et al. Problem Definitions and Evaluation Criteria for the CEC 2013 Special Session on Real-Parameter Optimization [R]. Nanyang Technological University, Tech. Rep., 2013, Available in http://www. ntu. edu. sg/home/epnsugan/ index_files/cec-2013/Definitions of CEC 13 benchmark suite 0117. pdf.
[18] Matej Črepinšek, Liu S H, Marjan Mernik. Replication and comparison of computational experiments in applied evolutionary computing: Common pitfalls and guidelines to avoid them [J]. Applied Soft Computing, 2014, 19: 161~170.
[19] Joaquín Derrac, Salvador García, Daniel Molina, et al. A practical tutorial on the use of nonparametric statistical tests as a methodology for comparing evolutionary and swarm intelligence algorithms [J]. Swarm and Evolutionary Computation, 2011, 1: 3~18.

8 人感禽流感优化算法

8.1 引言

群智能算法[1]用于求解具有大量局部最优解的高度非浅性优化问题[2]。迄今为止，绝大多数群智能优化算法[3~8]均源于大自然中的一些特殊生物进化场景带给我们的启示。若将优化问题的每个试探解比喻成大自然中具有生物特征的个体，则可将生物个体之间的相互作用关系用于开发群智能算法的算子与逻辑结构。如果一个生物进化场景具有特殊性质，那么该场景会给群智能优化算法的设计和分析带来很大方便。能够跨物种传播的禽流感病毒攻击禽类和人类的过程，就是这样一个场景。

人感禽流感是由禽流感病毒引起的人类疾病[9]。由于禽流感病毒的血凝素结构等特点，一般仅感染禽类，但当病毒在复制过程中发生基因重配，致使结构发生改变时，应会获得感染人的能力，可能造成人感禽流感疾病的发生[10]。至今发现的能直接感染人的禽流感病毒亚型有 H5N1、H7N1、H7N2、H7N3、H7N7、H9N2 和 H7N9。其中，高致病性 H5N1 亚型和 H7N9 亚型尤为引人关注，不仅可造成人类的伤亡，同时可重创家禽养殖业[11]。

依据 Kermack-Mckendrick 仓室建模方法[12,13]构建的人感禽流感传染病动力学模型是描述人类在禽流感传染病毒作用下其动态行为在易感、感染、死亡等状态之间进行随机转换的一种非线性数学模型，该模型不是从病理知识的角度考虑传染病，而是按照一般传染病传播机理通过数量关系描述传染病的传播过程，分析感染个体数的变化规律，揭示传染病的发展性态。

禽流感传染病毒在不同物种及其个体之间的传播，充分体现了不同物种及其个体之间的相互作用关系，其生物学含义明确；禽流感传染病毒攻击的是禽类和人类个体的少部分器官，将该现象映射到对优化问题的求解，就是每次处理的变量个数只是全部变量的极少部分。因此，算法中变量处理策略的生物学含义相当明确。

本章以禽流感传染病毒攻击禽类和人类这一场景为依托，提出了一种新的群智能优化算法，称其为 H7N9 算法，该算法既能利用禽流感病毒传播体现个体之间明确的相互作用关系，又能确保每次只处理优化问题的极少部分变量，从而大幅提升算法的计算速度，且整个算法又具有良好的数学模型基础，从而为算法的性能分析提供方便。本章着重解决如下 5 个问题：

（1）如何将 H7N9 传染病动力学模型转化为能求解复杂优化问题的群智能优化算法。

（2）如何使得 H7N9 算法中的算子能充分反映不同物种个体之间的相互作用关系，以便体现 H7N9 传染病动力学模型的思想。

（3）如何证明 H7N9 算法的全局收敛性。

（4）如何确定 H7N9 算法的最佳参数设置。

（5）如何进行 H7N9 算法的动态行为分析。

8.2 H7N9 传染病优化算法设计原理

8.2.1 算法场景设计

在某小镇有一个小型鸡禽养殖场和一个电器制造厂。养殖场养殖了 N_1 只鸡，其编号是 1，2，…，N_1。这些鸡专门供电器制造厂的工人食用，工人的编号是 1，2，…，N_2。每只鸡或每个工人均由 n 个特征（器官）来表征。令 u 表示个体类型，$u=1$ 表示鸡类，$u=2$ 表示工人类，即对类型为 u 的个体 i 来说，其表征特征为$(x_{i,1}^u,\ x_{i,2}^u,\ \cdots,\ x_{i,N_u}^u)$，$u\in\{1,\ 2\}$。

该小镇有一种称为 H7N9 的传染病在鸡群中流行。H7N9 具有很强的传染能力，既能够在同物种类内传播，又能够跨物种传播。H7N9 首先在鸡群中传播，鸡染上 H7N9 后，一部分能够治愈并复原，另一部分则死亡。当工人食用已染病的鸡后，就会传染上 H7N9。当 H7N9 由鸡传染给工人之后，还能够在工人之中继续传播；工人染上 H7N9 后，一部分能够治愈并复原，另一部分则死亡。H7N9 攻击的是鸡和工人的部分特征（器官）。

将上述场景映射到对优化问题式（1.1）全局最优解的搜索过程中，含义如下所述。

优化问题式（1.1）的搜索空间与小镇相对应，该小镇中一只鸡和一名工人分别对应于优化问题式（1.1）的一个试探解，即 N_1 只鸡对应的试探解集就是$\{\boldsymbol{X}_1^1,\ \boldsymbol{X}_2^1,\ \cdots,\ \boldsymbol{X}_{N_1}^1\}$，$N_2$ 名工人对应的试探解集就是$\{\boldsymbol{X}_1^2,\ \boldsymbol{X}_2^2,\ \cdots,\ \boldsymbol{X}_{N_2}^2\}$，且类型为 u 的个体 i 的特征 j 与试探解 $\boldsymbol{X}_{N_u}^u$ 的变量 $x_{i,j}^u$ 相对应。对于优化问题式（1.1），类型为 u 的个体 i 的适应度 Fit 按下式计算：

$$Fit(\boldsymbol{X}_i^u)=\begin{cases}\dfrac{1}{1+F(\boldsymbol{X}_i^u)}, & \text{若 } F(\boldsymbol{X}_i^u)\geqslant 0\\ 1+|F(\boldsymbol{X}_i^u)|, & \text{若 } F(\boldsymbol{X}_i^u)<0\end{cases} \tag{8.1}$$

8.2.2 可跨物种传播的传染病动力学模型

该小镇中共有六类群体：易感（未染病）的鸡，其在时期 t 的占比为 $S^1(t)$，

此类种群用 S^1 表示；已染病的鸡，其在时期 t 的占比为 $I^1(t)$，此类种群用 I^1 表示；已死亡的鸡，其在时期 t 的占比为 $D^1(t)$，此类种群用 D^1 表示；易感（未染病）的工人，其在时期 t 的占比为 $S^2(t)$，此类种群用 S^2 表示；已染病的工人，其在时期 t 的占比为 $I^2(t)$，此类种群用 I^2 表示；已死亡的工人，其在时期 t 的占比为 $D^2(t)$，此类种群用 D^2 表示。上述场景可采用传染病传播仓室模型[14]来描述，如图 8.1 所示。根据图 8.1，可以写出其相应的动力学方程组如下：

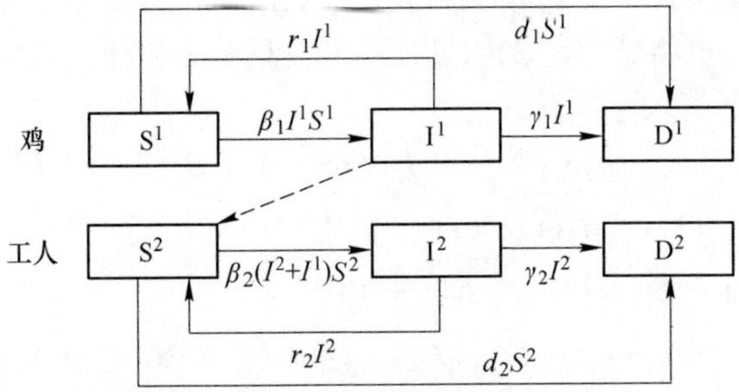

图 8.1 H7N9 传染病传播流程图

$$\begin{cases}\dfrac{dS^1}{dt}=-d_1S^1-\beta_1I^1S^1+D^1+r_1I^1\\ \dfrac{dI^1}{dt}=\beta_1I^1S^1-\gamma_1I^1-r_1I^1\\ \dfrac{dD^1}{dt}=d_1S^1+\gamma_1I^1-D^1\\ \dfrac{dS^2}{dt}=-d_2S^2-\beta_2(I^2+I^1)S^2+D^2+r_2I^2\\ \dfrac{dI^2}{dt}=\beta_2(I^2+I^1)S^2-\gamma_2I^2-r_2I^2\\ \dfrac{dD^2}{dt}=d_2S^2+\gamma_2I^2-D^2\end{cases} \tag{8.2}$$

式中，t 表示时期；β_1 表示 H7N9 在鸡群中的传染率，$0<\beta_1<1$；d_1 表示鸡的自然死亡率，$0<d_1<1$；r_1 表示鸡染病后的治愈率，$0<r_1<1$；γ_1 表示鸡因染上 H7N9 而死亡的死亡率，$0<\gamma_1<1$；β_2 表示 H7N9 由鸡向工人传播的传播率，$0<\beta_2<1$；d_2 表示工人的自然死亡率，$0<d_2<1$；r_2 表示工人染病后的治愈率，$0<r_2<1$；γ_2 表示因染上 H7N9 而死亡的死亡率，$0<\gamma_2<1$。

为了简单起见，对上述场景进行一些简化：当一只鸡或一名工人自然死亡或因染上 H7N9 而死亡后，立即就有一只新鸡或一名新工人被分别添加到养殖场或电器制造厂，从而确保鸡的总数 N_1 和工人总数 N_2 为常数。

$S^1(t)$、$I^1(t)$、$D^1(t)$、$S^2(t)$、$I^2(t)$、$D^2(t)$ 的重要含义是：对于任意一只

鸡来说，$S^1(t)$、$I^1(t)$、$D^1(t)$ 分别表示该鸡属于 S^1 类、I^1 类、D^1 类的概率，或者说该鸡分别处于 S^1 状态、I^1 状态、D^1 状态的概率；类似地，对于任意一名工人来说，$S^2(t)$、$I^2(t)$、$D^2(t)$ 分别表示该工人属于 S^2 类、I^2 类、D^2 类的概率，或者说该工人分别处于 S^2 状态、I^2 状态、D^2 状态的概率。

必须指出，在同一时间点，一只鸡只能处在 S^1 状态、I^1 状态、D^1 状态中的某一个；同理，一名工人也只能处在 S^2 状态、I^2 状态、D^2 状态中的某一个。

通常情况下模型式（8.2）中的参数 d_1、β_1、γ_1、r_1、d_2、β_2、γ_2、r_2 的取值是随时间变化的，可将式（8.2）应用到任一只鸡 i 和任一名工人 i 上，并将式（8.2）改写成如下离散递推形式：

$$\begin{cases} S_i^1(t+1) = S_i^1(t) - d_1 S_i^1(t) - \beta_1 I_i^1(t) S_i^1(t) + D_i^1(t) + r_1 I_i^1(t) \\ I_i^1(t+1) = I_i^1(t) + \beta_1 I_i^1(t) S_i^1(t) - \gamma_1 I_i^1(t) - r_1 I_i^1(t) \\ D_i^1(t+1) = 1 - S_i^1(t+1) - I_i^1(t+1) \\ S_i^2(t+1) = S_i^2(t) - d_2 S_i^2(t) - \beta_2 (I_i^2(t) + I_i^1(t)) S_i^2(t) + D_i^2(t) + r_2 I_i^2(t) \\ I_i^2(t+1) = I_i^2(t) + \beta_2 (I_i^2(t) + I_i^1(t)) S_i^2(t) - \gamma_2 I_i^2(t) - r_2 I_i^2(t) \\ D_i^2(t+1) = 1 - S_i^2(t+1) - I_i^2(t+1) \end{cases} \tag{8.3}$$

8.2.3　个体演化状态识别

在时期 t，采用模型式（8.3）计算鸡 i 的易感概率 $S_i^1(t)$、染病概率 $I_i^1(t)$ 和死亡概率 $D_i^1(t)$，以及工人 i 的易感概率 $S_i^2(t)$、染病概率 $I_i^2(t)$ 和死亡概率 $D_i^2(t)$。鸡 i 在时期 t 处于 S^1 状态、I^1 状态和 D^1 状态中的哪个状态，由 $S_i^1(t)$、$I_i^1(t)$、$D_i^1(t)$ 中的最大者确定。同理，工人 i 在时期 t 处于 S^2 状态、I^2 状态和 D^2 状态中的哪个状态，由 $S_i^2(t)$、$I_i^2(t)$、$D_i^2(t)$ 中的最大者确定。依据图 8.1，可以识别出所有合法的状态转移类型，如图 8.2 所示，图 8.2 中所描述的状态转移类型的含义及其所对应的算子见表 8.1。

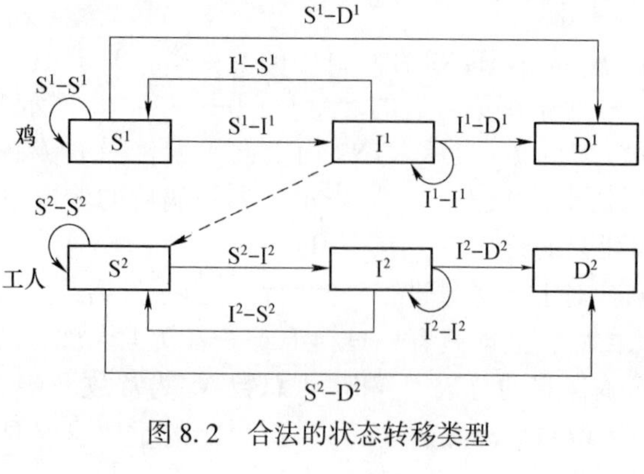

图 8.2　合法的状态转移类型

表 8.1 合法状态转换

个体类型	在时期 t 的状态	在时期 $t+1$ 的状态	状态转换	算子
鸡	S^1	S^1	$S^1 \to S^1$	S^1-S^1
	S^1	I^1	$S^1 \to I^1$	S^1-I^1
	S^1	D^1	$S^1 \to D^1$	S^1-D^1
	I^1	I^1	$I^1 \to I^1$	I^1-I^1
	I^1	S^1	$I^1 \to S^1$	I^1-S^1
	I^1	D^1	$I^1 \to D^1$	I^1-D^1
工人	S^2	S^2	$S^2 \to S^2$	S^2-S^2
	S^2	I^2	$S^2 \to I^2$	S^2-I^2
	S^2	D^2	$S^2 \to D^2$	S^2-D^2
	I^2	I^2	$I^2 \to I^2$	I^2-I^2
	I^2	S^2	$I^2 \to S^2$	I^2-S^2
	I^2	D^2	$I^2 \to D^2$	I^2-D^2

特别注意，表 8.1 中的状态转移 $S^1 \to D^1$ 和 $I^1 \to D^1$ 以及 $S^2 \to D^2$ 和 $I^2 \to D^2$ 分别表示鸡和工人自然死亡和因染上 H7N9 而死亡。

从表 8.1 可知，H7N9 算法共有 12 个算子，如此众多的算法，对本算法的性能是否有益？下面给出定理 8.1 来回答此问题。

定理 8.1 一个群智能优化算法拥有的算子越多，且各算子被随机独立调度执行，则该算法的性能越优良。

证明：假设一个群智能优化算法有 n 个算子，当该算法求解优化问题 X 时，这 n 个算子求解优化问题 X 成功的概率分别为 p_1，p_2，…，p_n。因每个算子在求解优化问题 X 时均是被随机独立调度执行的，故该算法在其 n 个算子的联合作用下求解优化问题 X 成功的概率 q 为：

$$q = 1 - \prod_{i=1}^{n}(1 - p_i)$$

因 $0<p_i<1$，故 $0<1-p_i<1$，$i=1\sim n$；当 n 越大时，$\prod_{i=1}^{n}(1 - p_i)$ 越小，而 q 越大。此结论表明，若一个群智能优化算法的算子越多，则该算法求解一个优化问题时成功的概率越大。因此，算子越多，算法性能越优良。

H7N9 算法拥有 12 个算子，只要确保每个算子均是被随机调度执行的，就能确保 H7N9 算法满足定理 8.1 的条件，从而使其具有优良的性能。此结论为 H7N9 算法的架构设计指明了方向。

8.2.4 演化算子设计

8.2.4.1 特征集合生成方法

设当前个体类型 $u\in\{1, 2\}$，个体编号为 i，个体状态 $s\in\{S^u, I^u\}$，则：

(1) 强壮个体集合 PS_s^u 的产生方法：从类型为 u 且处于状态 s 的个体中随机挑出 L 个个体，这些个体的适应度是类型为 u 的个体中最高的，形成强壮个体集合 PS_s^u；L 称为施加影响的个体数。

(2) 普通个体集合 CS_s^u 的产生方法：从类型为 u 且处于状态 s 的个体中随机挑出 L 个个体，形成普通个体集合 CS_s^u。

(3) 虚弱个体集合 WS_s^u 的产生方法：从类型为 u 且处于状态 s 的个体中随机挑出 L 个个体，这些个体的适应度是类型为 u 的个体中最小的，形成虚弱个体集合 WS_s^u。

8.2.4.2 状态转移算子设计方法

设当前个体类型 $u\in\{1, 2\}$，个体编号为 i，个体状态 $s\in\{S^u, I^u, D^u\}$，则：

(1) S^u-S^u 算子。该算子描述的是在时期 t 类型为 u 且处于状态 S^u 的易感个体，在时期 $t+1$ 仍处于 S^u 状态（易感状态）的情形。依据达尔文进化论，生物个体在生存竞争过程中总是尽量使自身强壮，以便更好地生存发展。为达到此目的，可将强壮个体集合 $PS_{S^u}^u$ 中的 L 个易感个体的特征 j 及其状态值经加工处理后传给易感个体 i 的对应特征 j，使其具有与 $PS_{S^u}^u$ 中强壮个体的特征。即在时期 $t+1$，对处于 S^u 状态的易感个体 i，有：

$$v_{i,j}^u(t+1)=\sum_{k\in PS_{S^u}^u}\left[\alpha_k x_{k,j}^u(t)+\beta_k x_{k,j}^u(t)\right] \tag{8.4}$$

式中，α_k 和 β_k 为常数，$\alpha_k=Rand\ (0.7, 0.9)$，$\beta_k=Rand\ (-0.5, 0.5)$；对于集合 PS_s^u，$|PS_{S^u}^u|$ 表示取集合 $PS_{S^u}^u$ 中元素的个数；$Rand\ (a, b)$ 表示在区间 $[a, b]$ 内产生均匀分布随机数。

(2) I^u-I^u 算子。该算子的特征与 S^u-S^u 算子类似，其差别在于个体所处的状态均是 I^u，即：

$$v_{i,j}^u(t+1)=\sum_{k\in PS_{I^u}^u}\left[\alpha_k x_{k,j}^u(t)+\beta_k x_{k,j}^u(t)\right] \tag{8.5}$$

(3) S^1-I^1 算子。该算子描述的是在时期 t 处于 S^1 状态的易感鸡，通过与已染病的其他 I^1 类鸡接触后染上 H7N9 的情形。因 H7N9 可以在鸡群之中传播，故将 $CS_{I^1}^1$ 中 L 只已染病鸡的特征 j 及其状态值经加工处理后传给易感鸡 i 的对应特征 j，使其染上 H7N9。即在时期 $t+1$，对处于 S^1 状态的易感鸡 i，有：

$$v_{i,j}^{1}(t+1)=\begin{cases}x_{i_1,j}^{1}(t)+x_{i_2,j}^{1}(t)-x_{i_3,j}^{1}(t), & 若 L\geqslant 3\\ 0.5(x_{i_1,j}^{1}(t)+x_{i_2,j}^{1}(t)), & 若 L=2\\ x_{i_1,j}^{1}(t), & 若 L=1\\ x_{i,j}^{1}(t), & 若 L=0\end{cases} \tag{8.6}$$

式中，i_1，i_2 和 i_3 分别从集合 $CS_{I^1}^{1}$ 中随机选择，且 $i_1\neq i_2\neq i_3$。

（4）S^2-I^2 算子。该算子描述的是在时期 t 处于 S^2 状态的易感工人，通过食用已染病的 I^1 类鸡或接触已染病的 I^2 类工人而染上 H7N9 的情形。将 $CS_{I^1}^{1}$ 中 L 个已染病鸡和 $CS_{I^2}^{2}$ 中 L 个已染病的工人的特征 j 及其状态值经加工处理后传给易感工人 i 的对应特征 j，使其染上 H7N9。即在时期 $t+1$，对处于 S^2 状态的易感工人 i，有：

$$v_{i,j}^{2}(t+1)=\sum_{k\in CS_{I^1}^{1}}\alpha_k x_{k,j}^{1}(t)+\sum_{k\in CS_{I^2}^{2}}\beta_k x_{k,j}^{2}(t) \tag{8.7}$$

（5）I^u-S^u 算子。该算子描述的是在时期 t 类型为 u 且处于 I^u 状态的已染病个体，通过治疗而治愈后重新转变为易感的 S^u 状态的情形。将 $CS_{S^u}^{u}$ 中 L 个易感个体的特征 j 及其状态值经加工处理后传给已染病的个体 i 的对应特征 j，使其具有易感特征的个体。即在时期 $t+1$，对处于 I^u 状态的已染病个体 i，有：

$$v_{i,j}^{u}(t+1)=\begin{cases}x_{i_1,j}^{u}(t)+0.5(x_{i_2,j}^{u}(t)-x_{i_3,j}^{u}(t)), & \\ Rand(0,1)<0.9 \text{ 或 } Rand(1,n)=j & \\ x_{i_1,j}^{u}(t), & 其他\end{cases} \tag{8.8}$$

式中，i_1，i_2 和 i_3 分别从集合 $CS_{S^u}^{u}$ 中随机选择，且 $i_1\neq i_2\neq i_3$。

（6）S^u-D^u 算子。该算子描述的是在时期 t 类型为 u 且处于 S^u 状态的易感个体，因自然死亡后而重新产生一个新个体这一情形。在 $WS_{S^u}^{u}$ 中任选一个体 z，令该个体死亡，也即将该个体的信息删除掉，然后将该个体 z 替换成一个从易感的强壮个体集合 $PS_{S^u}^{u}$ 中任意挑选出来的易感个体 w。即在时期 $t+1$，对处于 S^u 状态的易感个体 z，有：

$$\boldsymbol{X}_z^{u}(t+1)=\boldsymbol{X}_w^{u}(t),\ z\in WS_{S^u}^{u},\ w\in PS_{S^u}^{u} \tag{8.9}$$

（7）I^u-D^u 算子。该算子描述的是在时期 t 类型为 u 且处于 I^u 状态的已染病个体，因染病死亡后而重新产生一个新个体的情形。在 $WS_{I^u}^{u}$ 中任选一个体 z，令该个体死亡，也即将该个体的信息删除掉，然后将该个体 z 替换成一个从已染病的强壮个体集合 $PS_{I^u}^{u}$ 中任意挑选出来的染病个体 w。即在时期 $t+1$，对处于 I^u 状态的已染病个体 z，有：

$$\boldsymbol{X}_z^{u}(t+1)=\boldsymbol{X}_w^{u}(t),\ z\in WS_{I^u}^{u},\ w\in PS_{I^u}^{u} \tag{8.10}$$

（8）生长算子。对于优化问题式（1.1），其生长算子可以描述为：

$$X_i^u(t+1)=\begin{cases}V_i^u(t+1), & \text{若 } Fit(V_i^u(t+1)) > Fit(X_i^u(t))\\ X_i^u(t), & \text{其他}\end{cases} \tag{8.11}$$

式中，$i=1 \sim N$；$X_i^u(t+1)=(x_{i,1}^u(t+1), x_{i,2}^u(t+1), \cdots, x_{i,N_u}^u(t+1))$，$V_i^u(t+1)=(v_{i,1}^u(t+1), v_{i,2}^u(t+1), \cdots, v_{i,N_u}^u(t+1))$；函数 $Fit(V_i^u(t+1))$ 和 $Fit(X_i^u(t))$ 按式(8.1) 计算。

8.2.5　H7N9 算法构造方法

(1) 初始化：1) 令时期 $t=0$，按第 8.3 节介绍的方法设置本算法中的参数：演化时期数 G，全局最优解误差 ε，个体特征被 H7N9 攻击的最大概率 E_0，L，N_1、N_2；2) 分别初始化 N_1 只鸡和 N_2 名工人：$\{X_1^u(0), X_2^u(0), \cdots, X_{N_u}^u(0)\}$，$u \in \{1, 2\}$；

(2) 产生 6 个随机数：$a_j^i = Rand(0, 1)$，$b_j^i = Rand(0, 1)$，$j=1 \sim 3$；计算 $S_i^1(0)=\dfrac{a_1^i}{\sum_{j=1}^{3} a_j^i}$，$S_i^2(0)=\dfrac{b_1^i}{\sum_{j=1}^{3} b_j^i}$，$I_i^1(0)=\dfrac{a_2^i}{\sum_{j=1}^{3} a_j^i}$，$I_i^2(0)=\dfrac{b_2^i}{\sum_{j=1}^{3} b_j^i}$，$D_i^u(0)=1-S_i^u(0)-I_i^u(0)$，$i=1 \sim N$，$u \in \{1, 2\}$。

(3) 计算类型为 u 的个体 i 的 S^u、I^u、D^u 状态，$SID_i^u(0)=GetSID\{S_i^u(0), I_i^u(0), D_i^u(0)\}$，$i=1 \sim N$；函数 $GetSID(\,)$ 用于确定类型为 u 的个体 i 将处于 S^u、I^u 和 D^u 状态中的哪一个状态。

(4) 执行下列操作：

```
FOR t=1 TO G
  按第 8.3 节介绍的方法确定 d1、d2、β1、β2、γ1、γ2、r1、r2；
  FOR u=1 TO 2
    FOR i=1 TO N_u
      利用式(8.3)计算 S_i^u(t)、I_i^u(t)、D_i^u(t)；
      计算 SID_i^u(t)=GetSID(S_i^u(t),I_i^u(t),D_i^u(t))；
      FOR j=1 TO n
        令 p=Rand(0,1)；//p 为个体的特征被 H7N9 攻击的实际概率。
        IF p≤E_0 THEN
          IF SID_i^u(t-1)=S^u THEN
            IF SID_i^u(t)=S^u THEN
              利用式(8.4)计算 v_{i,j}^u(t)；
              SID_i^u(t)=S^u；
            ELSE IF SID_i^u(t)=I^u THEN
              利用式(8.6)或式(8.7)计算 v_{i,j}^u(t)；
              SID_i^u(t)=I^u；
```

```
            ELSE IF SID_i^u(t) = D^u THEN
              利用式(8.9)产生新个体 z;
              SID_z^u(t) = S^u;
            ELSE
              v_{i,j}^u(t) = x_{i,j}^u(t-1);
              SID_i^u(t) = SID_i^u(t-1);
            END IF
          ELSE IF SID_i^u(t-1) = I^u THEN
            IF SID_i^u(t) = I^u THEN
              利用式(8.5)计算 v_{i,j}^u(t);
              SID_i^u(t) = I^u;
            ELSE IF SID_i^u(t) = S^u THEN
              利用式(8.8)计算 v_{i,j}^u(t);
              SID_i^u(t) = S^u;
            ELSE IF SID_i^u(t) = D^u THEN
              利用式(8.10)产生新个体 z;
              SID_z^u(t) = I^u;
            ELSE
              v_{i,j}^u(t) = x_{i,j}^u(t-1);
              SID_i^u(t) = SID_i^u(t-1);
            END IF
          END IF
        ELSE
          v_{i,j}^u(t) = x_{i,j}^u(t-1), SID_i^u(t) = SID_i^u(t-1);
        END IF
      END FOR
      按式(8.11)计算生长算子;
    END FOR
  END FOR
  X(t) = min(X^1(t), X^2(t)); //X^1(t)、X^2(t)分别为鸡和工人个体的当前全局最优解
  IF |X(t)-X^*(t)| ≤ ε THEN //X^*(t)为优化问题的当前全局最优解
    转步骤(5);
  END IF
  X^*(t) = X(t);
END FOR
```

（5）结束。

函数 $GetSID$（p_S，p_I，p_D）的定义如下：

```
FUNCTION GetSID(p_S, p_I, p_D) //p_S、p_I、p_D 分别表示状态易感状态、染病状态、死亡状态的概率
```

```
    p=Rand(0,1);
    IF p≤p_S THEN
      RETURN S;//返回易感状态 S;
    ELSE IF p_S<p≤p_S+p_I THEN
      RETURN I;//返回已染病状态 I;
    ELSE
      RETURN D;//返回死亡状态 D;
    END IF
END FUNCTION
```

8.2.6　H7N9 算法的特性与全局收敛性证明

（1）优良性能。从 8.2.5 节描述算法结构可知，H7N9 算法的每个算子均是被随机独立调度执行的，满足定理 8.1 的条件，因而 H7N9 算法具有优良的性能。

（2）Markov 特性。从 S^u-S^u、I^u-I^u、S^u-I^u、I^u-S^u、S^u-D^u、I^u-D^u 的定义可知，新一代试探解的产生只与该试探解的当前状态有关，而与该试探解以前是如何演变到当前状态的历程无关，因而 H7N9 算法演化过程具有 Markov 特性。

（3）"步步不差"特性。从生长算子的定义可知，新一代试探解的适应度不会劣于其老一代试探解的适应度。

定理 8.2　H7N9 算法具有全局收敛性。

证明　利用 H7N9 算法的 Markov 特性和"步步不差"特性，可以证明 H7N9 算法的全局收敛性，其证明过程可参见文献［15］。

8.2.7　时间复杂度

令 $N=N_1+N_2$，H7N9 算法的时间复杂度计算过程见表 8.2。

表 8.2　时间复杂度计算过程

操　作	时间复杂度	循环次数
初始化	$O(3n+7(n+1)N+n^2N)$	1
计算 $S_i^u(t)$、$I_i^u(t)$、$D_i^u(t)$、$SID_i^u(t)$	$O(7)$	$(G+N+6)N$
S^u-S^u、I^u-I^u、S^u-I^u、I^u-S^u、S^u-D^u、I^u-D^u	$O((N+4L+6)nE_0/20)$	$(G+N+6)(N+7)$
状态保持	$O((1-7E_0/10)n)$	$(G+N+6)(N+7)$
目标函数计算	$O(n)\sim O(n^2)$	$(G+N+6)(N+7)$
生长算子	$O(3n)$	$(G+N+6)(N+7)$
结果输出	$O(n)$	1

8.3 H7N9 算法的参数选择

H7N9 算法参数包括两部分，一部分是 H7N9 传染病动力学模型参数，该部分参数为算法内置参数，无需用户再进行设置；另一部分是算法运行控制参数，此类参数需要用户根据情况进行设置。

（1）H7N9 传染病动力学模型参数确定方法。H7N9 传染病动力学模型参数的选择依据是确保 $S_i^1(t)$、$I_i^1(t)$、$D_i^1(t)$、$S_i^2(t)$、$I_i^2(t)$、$D_i^2(t)$ 具有足够的随机性。依据文献［14］介绍的参数取值方法并经随机化后，可得 $d_1 = Rand(0.2, 0.4)$，$\beta_1 = Rand(0.4, 0.9)$，$\gamma_1 = Rand(0.1, 0.2)$，$r_1 = Rand(0.3, 0.5)$，$d_2 = Rand(0.2, 0.4)$，$\beta_2 = Rand(0.1, 0.2)$，$\gamma_2 = Rand(0.2, 0.4)$，$r_2 = Rand(0.3, 0.5)$。应用此取值策略，任取 $I_i^2(t)$ 测试情况如图 8.3 所示。从图 8.3 可知，$I_i^2(t)$ 具有极好的随机性。参数 d_1、β_1、γ_1、r_1、d_2、β_2、γ_2、r_2 的取值方法可作为算法内置参数进行设置，无须用户干预。

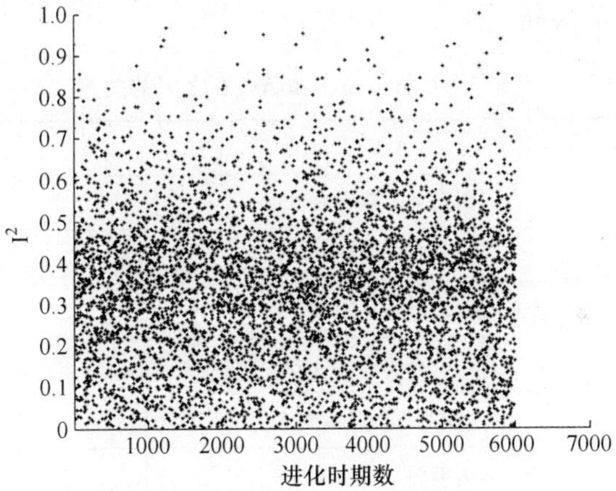

图 8.3 状态 I^2 出现的随机性

（2）算法运行控制参数设置方法。H7N9 算法的运行控制参数有演化时期数 G、全局最优解计算误差 ε、个体特征被传染病攻击的最大概率 E_0、施加影响的个体数 L、鸡数 N_1、工人数 N_2。G 和 ε 是两个互补参数，只要满足一个即可。ε 由所求解的工程问题决定，通常可取 $\varepsilon = 10^{-5} \sim 10^{-8}$，$G$ 由计算设备性能决定，G 可取充分大，不妨设 $G = 10^8 \sim 10^{10}$。H7N9 算法关键参数只有 E_0、L、N_1 和 N_2，可令 $N = N_1 = N_2$。下面主要讨论关键参数 E_0、L、N 的取值方法。由于 BUMP 优化问题极难求解，故下面以 BUMP 优化问题为例来探明 E_0、L、N 的取值方法。BUMP 优化问题如下：

$$\begin{cases} \min Y_0(x) = -\dfrac{\left|\sum\limits_{i=1}^{n}\cos^4(x_i) - 2\prod\limits_{i=1}^{n}\cos^2(x_i)\right|}{\sqrt{\sum\limits_{i=1}^{n} i x_i^2}} \\ \text{s. t.} \quad \prod\limits_{i=1}^{n} x_i \geqslant 0.75 \\ \qquad \sum\limits_{i=1}^{n} x_i \leqslant 7.5n \\ \qquad 0 < x_i \leqslant 10 \end{cases}$$

当 L 取不同值时，采用 H7N9 算法求解 BUMP 优化问题，令 $n=50$，$E_0=0.01$，$N=200$，$G=10^8$，运行 50 次，表 8.3 描述了 L 与平均最优目标函数值（AvgO）和平均 CPU 时间（AvgT）之间的关系。结果表明，当 $L=3\sim6$ 时，平均最优目标函数值的精度达到最高，而平均 CPU 时间增加较低。由此可见，$L=3\sim6$为 L 的最佳取值区间。

表 8.3　L 与 AvgO 和 AvgT 之间的关系

L	AvgO	AvgT/s
1	−0.794865425379465	1914
2	−0.817165234565718	1923
3	−0.828543760029943	2176
4	−0.828508177784466	2753
5	−0.828417653467965	2476
6	−0.828476954236965	2771
7	−0.820176342579564	3275
8	−0.822968795346798	3827
9	−0.821578076534786	4219
10	−0.823397653697658	5524

令 $n=50$，$N=200$，$L=3$，$G=10^8$，H7N9 算法运行 50 次。表 8.4 描述了参数 E_0 与 AvgO 和 AvgT 之间的关系。结果表明，当 $E_0=0.008\sim0.2$ 时，AvgO 的精度相对较高，且 AvgT 较少；当 $E_0>0.2$ 时，AvgT 增加很大，且 AvgO 精度也大大降低；特别是当 $E_0=1$ 时，无法获得最佳解。由此可见，$E_0=0.008\sim0.2$ 为 E_0 的最佳取值区间。

表 8.4 参数 E_0 与 AvgO 和 AvgT 之间的关系

E_0	AvgO	AvgT/s
0.001	−0.738746537653485	4221
0.002	−0.748885324875453	3378
0.004	−0.786168905347567	2756
0.006	−0.806198954687665	2084
0.008	−0.833787534785634	2010
0.01	−0.833990865347065	1932
0.02	−0.833948734676534	1902
0.04	−0.834298476335786	2022
0.06	−0.834848753467865	2123
0.08	−0.834998657485876	2257
0.1	−0.834608745378546	2325
0.2	−0.834788753467859	2367
0.4	−0.795878876556856	4714
0.6	−0.792388765847654	5238
0.8	−0.693437849397643	6879
1	−0.759189034659765	9113

令 $N=200$，$L=3$，$G=10^8$，H7N9 算法运行 50 次。表 8.5 描述了 AvgO、n，N 和 AvgT 之间的关系。从表 8.5 可以看到：

表 8.5 E_0、AvgO、n、N 和 AvgT 之间的关系

n	N	E_0	AvgO	AvgT/s
30	100	0.01	−0.810987465764554	772
	200	0.01	−0.809897845845334	3102
	300	0.01	−0.811998457863478	2087
	400	0.01	−0.814283254785345	5679
60	100	0.01	−0.828489795475346	1152
	200	0.01	−0.826690849457846	3079
	300	0.01	−0.825983457845364	3085
	400	0.01	−0.82630892484198	4297
100	100	0.01	−0.834887458746643	2017
	200	0.01	−0.83652600663228	2497
	300	0.01	−0.835589745784535	5198

续表 8.5

n	N	E_0	AvgO	AvgT/s
300	50	0.01	−0.842589795478463	2679
	100	0.01	−0.835145907846556	4645
	200	0.01	−0.847490854874656	9435
500	50	0.01	−0.828490845897453	4129
	100	0.01	−0.836280745978425	7621
	200	0.01	−0.827090845704263	13715
800	50	0.001	−0.735690853487426	8107
		0.01	−0.792288745378534	6279
	100	0.001	−0.735676253497263	14692
		0.01	−0.806487053474656	14713
	200	0.001	−0.783817374574546	37542
		0.01	−0.825587457865464	28734

（1）当 n 增加时，消耗的 AvgT 大大增加。

（2）对于给定的 n，如果 N 增加，消耗的 AvgT 也大大增加，但 AvgO 的精度有增有减，因此，增加 N 不一定会提升 AvgO 的精度。

（3）对于给定的 n 和 N，如果 E_0 增加，AvgO 的精度也会增加，但消耗的 AvgT 可能增加或减少。

因此，如果 $n \geqslant 500$，$N = 100 \sim 200$ 就足够了；如果 $n < 500$，$N = 200$ 就足够了。

8.4　H7N9 算法与其他算法的比较

本章使用 CEC2013[16] 提供的国际上通用的基准函数测试 H7N9 的性能。CEC2013 包含有 28 个经过精心设计的基准测试函数，这 28 个基准测试函数共分 3 类，第一类是由 F1 ~ F5 等 5 个单峰函数组成，这些单峰函数是由一些著名的极难求解函数经改造而得，它们包含有极高的条件数，主要用于测试算法的求精能力；第二类是由 F6 ~ F20 等 15 个多峰函数组成，这些多峰函数也是由一些著名的极难求解函数经旋转平移后形成，主要用于测试算法的探索能力；第三类是由 F21 ~ F28 等 8 个复合函数组成，这些复合函数是由若干个第一类和第二类函数经复杂组合形成，其函数表达式异常复杂，主要用于同时测试算法的综合能力，即求精能力和探索能力的协调性。本章选择了 6 个基准函数，每类选 2 个，见表 8.6。

表 8.6 基准函数优化问题

基准函数		每个变量的范围	理论全局最优解	理论全局最优目标函数值
单峰函数类	F2	[-100, 100]	***O***	-1300
	F3	[-100, 100]	***O***	-1200
多峰函数类	F15	[-100, 100]	未知	未知
	F19	[-100, 100]	***O***	500
复合函数类	F22	[-100, 100]	未知	未知
	F28	[-100, 100]	未知	未知

在表 8.6 中，优化问题的维数为 n；***O*** 是一个 n 维决策向量，***O*** 的值随机产生。这些基准函数的形式可参见文献 [16]。

用 H7N9 算法去求解表 8.6 所示的基准函数，H7N9 的参数是 $n=50$，$\varepsilon=10^{-10}$，$N=200$，$L=3$，$E_0=200$，$G=10^{10}$。选择 7 种优化算法与 H7N9 算法进行比较，这些算法包括 RC-GA[3]、DASA[17]、NP-PSO[18]、BBO[5]、DE[6]、SaDE[20] 和 ABC[19]。计算时，7 种优化算法的参数按表 8.7 进行初始化。

用这些算法独立求解每个基准函数 51 次，表 8.8 列出了平均最优目标函数值（AvgO）、中位数（Median）、标准偏差（STD）、最优目标函数值的最小值（Min）和最大值（Max）、平均适应度计算次数（FE），并对每种算法进行排序。表 8.7 的 Rank1 是按"AvgO 的精度"进行的排名，Rank2 是按"AvgO 的精度+FE 的多少"进行的排名。

表 8.7 7 种优化算法的参数

优化算法	参 数
RC-GA	染色体数目 $N=100$，变异率=0.01，父个体数量=0.5N，$G=1.0\text{E}+10$
DASA	蚂蚁的数量 $m=37$，离散基数 $b=10$，信息素衰减率 $\rho=0.2$，全局规模增长因素 $s_+=0.02$，全局规模递减因素 $s_-=0.01$，变量的最大精度 $\varepsilon=1.0\text{E}-15$，$G=1.0\text{E}+10$
NP-PSO	$N=100$，$G=1.0\text{E}+10$
BBO	生境修正概率=1，基因转移概率=[0, 1]，概率的数值积分步长=1，每个岛屿的最大迁移和迁移率=1，变异率=0.02，$N=100$，精英=2，$G=1.0\text{E}+10$
DE	权重因子 $F=0.5$，交叉常数 $CR=0.9$，$N=100$，$G=1.0\text{E}+10$
SaDE	加权因子区间=[0.45, 0.55]；交叉常数区间=[0.85, 0.95]，$N=100$，$G=1.0\text{E}+10$
ABC	工蜂或侦察蜂=100，测试次数=100n，$G=1.0\text{E}+10$

表 8.8　各算法求解基准函数时所得的最优解

基准函数		H7N9	RC-GA	DASA	NP-PSO	BBO	DE	SaDE	ABC
F2	AvgO	-1. 3000E+03	8. 3225E+06	2. 8240E+06	3. 1023E+08	1. 0861E+07	-1. 2936E+03	-1. 2995E+03	3. 0186E+08
	Median	-1. 3000E+03	8. 3225E+06	2. 8240E+06	3. 1023E+08	1. 0861E+07	-1. 2936E+03	-1. 2995E+03	3. 0186E+08
	STD	0. 0000E+00	3. 3587E+02	3. 4709E+02	3. 3633E+02	3. 6235E+02	3. 0082E-03	2. 6358E-03	3. 1750E+02
	Min	-1. 3000E+03	8. 3217E+06	2. 8233E+06	3. 1023E+08	1. 0860E+07	-1. 2936E+03	-1. 2995E+03	3. 0186E+08
	Max	-1. 3000E+03	8. 3232E+06	2. 8247E+06	3. 1024E+08	1. 0862E+07	-1. 2936E+03	-1. 2995E+03	3. 0186E+08
	FE	5. 0292E+07	1. 0139E+08	2. 7997E+06	4. 4721E+06	9. 8624E+06	7. 3458E+07	4. 3885E+07	4. 8080E+05
	Rank1	1	5	4	8	6	3	2	7
	Rank2	1	5	4	8	6	3	2	7
F3	AvgO	-1. 2000E+03	-1. 1761E+03	-1. 1994E+03	1. 6894E+07	-1. 1996E+03	-1. 2000E+03	-1. 2000E+03	2. 3600E+04
	Median	-1. 2000E+03	-1. 1761E+03	-1. 1994E+03	1. 6894E+07	-1. 1996E+03	-1. 2000E+03	-1. 2000E+03	2. 3600E+04
	STD	0. 0000E+00	2. 9029E-03	3. 6623E-03	3. 0649E+02	3. 4493E-03	0. 0000E+00	0. 0000E+00	3. 1894E+02
	Min	-1. 2000E+03	-1. 1761E+03	-1. 1994E+03	1. 6893E+07	-1. 1997E+03	-1. 2000E+03	-1. 2000E+03	2. 2857E+04
	Max	-1. 2000E+03	-1. 1761E+03	-1. 1994E+03	1. 6894E+07	-1. 1996E+03	-1. 2000E+03	-1. 2000E+03	2. 4123E+04
	FE	2. 4861E+05	1. 3597E+08	2. 0624E+06	1. 0646E+05	5. 3366E+06	2. 4995E+05	2. 9842E+05	7. 9065E+06
	Rank1	1	6	5	8	4	1	1	7
	Rank2	1	6	5	8	4	2	3	7
F15	AvgO	-3. 5215E+03	-3. 5215E+03	-3. 5215E+03	-3. 5215E+03	-3. 5215E+03	-3. 5215E+03	-3. 5215E+03	-3. 5215E+03
	Median	-3. 5215E+03	-3. 5215E+03	-3. 5215E+03	-3. 5215E+03	-3. 5215E+03	-3. 5215E+03	-3. 5215E+03	-3. 5215E+03
	STD	7. 0568E-06	7. 2331E-06	3. 0026E-06	2. 9515E-06	3. 0860E-06	2. 8049E-06	8. 1101E-06	3. 1148E-06
	Min	-3. 5215E+03	-3. 5215E+03	-3. 5215E+03	-3. 5215E+03	-3. 5215E+03	-3. 5215E+03	-3. 5215E+03	-3. 5215E+03
	Max	-3. 5215E+03	-3. 5215E+03	-3. 5215E+03	-3. 5215E+03	-3. 5215E+03	-3. 5215E+03	-3. 5215E+03	-3. 5215E+03
	FE	1. 7195E+04	1. 3721E+04	4. 8194E+05	2. 0287E+05	1. 7373E+05	6. 3975E+05	7. 8498E+05	1. 5443E+05
	Rank1	1	2	4	7	8	5	3	6
	Rank2	1	2	4	7	8	5	3	6
F19	AvgO	5. 0000E+02	9. 1841E+02	5. 5308E+02	1. 1316E+04	5. 3854E+02	5. 0215E+02	5. 0208E+02	5. 2823E+02
	Median	5. 0000E+02	9. 1841E+02	5. 5308E+02	1. 1319E+04	5. 3854E+02	5. 0215E+02	5. 0208E+02	5. 2823E+02

续表 8.8

基准函数		H7N9	RC-GA	DASA	NP-PSO	BBO	DE	SaDE	ABC
F19	STD	0.0000E+00	3.3819E-03	3.1507E-03	2.8562E+02	2.8454E-03	2.9603E-03	3.2766E-03	3.1410E-03
	Min	5.0000E+02	9.1840E+02	5.5308E+02	1.0667E+04	5.3854E+02	5.0215E+02	5.0208E+02	5.2823E+02
	Max	5.0000E+02	9.1841E+02	5.5309E+02	1.1898E+04	5.3855E+02	5.0216E+02	5.0209E+02	5.2824E+02
	FE	6.8026E+07	8.2627E+07	1.1259E+07	2.1342E+07	1.4366E+07	1.4229E+06	1.0181E+07	6.7003E+06
	Rank1	1	7	6	8	5	3	2	4
	Rank2	1	7	6	8	5	3	2	4
F22	AvgO	-2.5901E+03	2.9671E+05	-2.0801E+03	-6.0283E+02	-1.5140E+02	3.9461E+03	-1.8084E+03	-1.4298E+03
	Median	-2.5901E+03	2.9668E+05	-2.0801E+03	-6.0283E+02	-1.5140E+02	3.9461E+03	-1.8084E+03	-1.4298E+03
	STD	3.1205E-05	3.3871E+02	2.9534E-05	3.1132E-05	2.9329E-05	3.3495E-02	2.6385E-05	2.9111E-05
	Min	-2.5901E+03	2.9609E+05	-2.0801E+03	-6.0283E+02	-1.5140E+02	3.9460E+03	-1.8084E+03	-1.4298E+03
	Max	-2.5901E+03	2.9745E+05	-2.0801E+03	-6.0283E+02	-1.5140E+02	3.9461E+03	-1.8084E+03	-1.4298E+03
	FE	2.0639E+07	1.3635E+05	7.9869E+05	3.1195E+05	1.3814E+06	1.6162E+05	1.4094E+06	8.7924E+05
	Rank1	1	8	2	5	6	7	3	4
	Rank2	1	8	2	5	6	7	3	4
F28	AvgO	-4.7566E+03	7.8446E+03	3.9794E+03	-2.4928E+03	4.0285E+03	3.0674E+03	3.0333E+03	4.1228E+03
	Median	-4.7566E+03	7.8446E+03	3.9794E+03	-2.4928E+03	4.0285E+03	3.0674E+03	3.0333E+03	4.1228E+03
	STD	2.8710E-02	3.2140E-02	3.2510E-02	3.0692E-05	2.6139E-02	3.0157E-02	3.4298E-02	3.1398E-02
	Min	-4.7567E+03	7.8445E+03	3.9794E+03	-2.4928E+03	4.0284E+03	3.0673E+03	3.0333E+03	4.1227E+03
	Max	-4.7566E+03	7.8446E+03	3.9795E+03	-2.4928E+03	4.0285E+03	3.0674E+03	3.0334E+03	4.1229E+03
	FE	3.9892E+06	3.1518E+06	1.4406E+06	2.7234E+06	1.2795E+06	2.0201E+06	1.5469E+06	9.1752E+05
	Rank1	1	8	5	2	6	4	3	7
	Rank2	1	8	5	2	6	4	3	7
Rank1 总分		6	36	26	38	35	23	14	35
Rank2 总分		6	36	26	38	35	24	16	35
Rank1 最终排名		1	7	4	8	5	3	2	5
Rank2 最终排名		1	7	4	8	5	3	2	5

从表 8.8 可以看出这 8 个算法的 Rank1 和 Rank2 排名均为：

H7N9>SaDE>DE>DASA>BBO>ABC>RC-GA>NP-PSO

图 8.4(a)～(f) 所示为各算法求解 6 个基准函数时的样本收敛曲线，这些曲线的水平和垂直轴均采用对数刻度，以便突出这些曲线的变化细节。

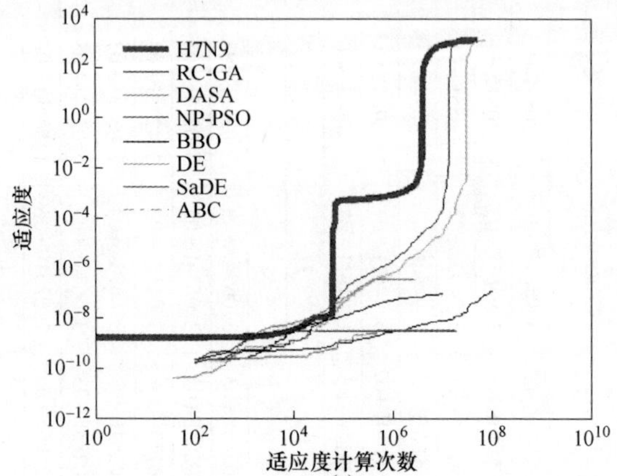

(a)

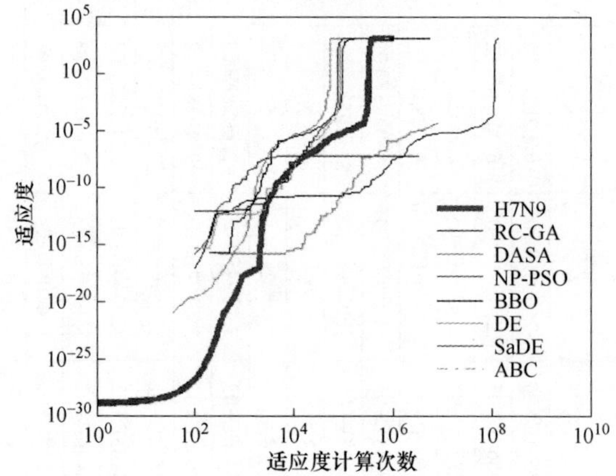

(b)

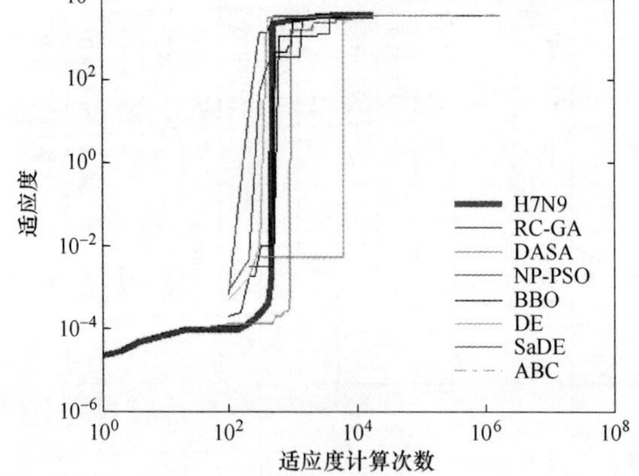

(c)

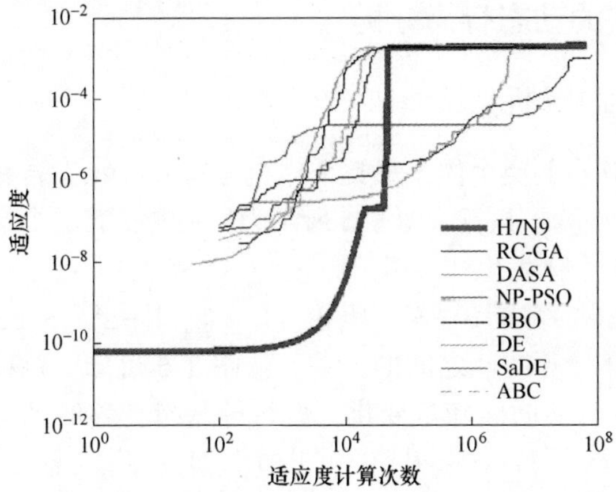

(d)

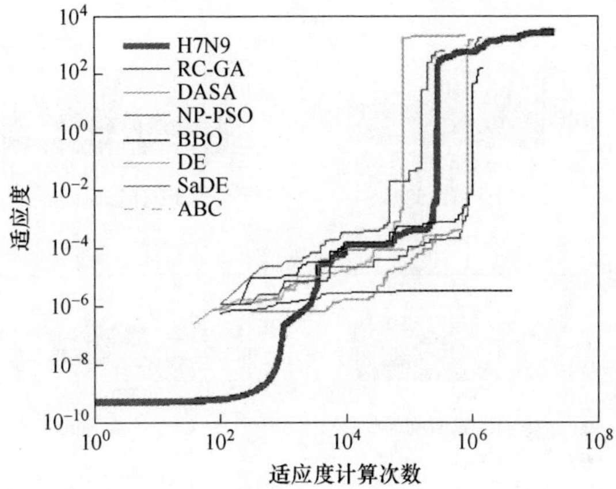

(e)

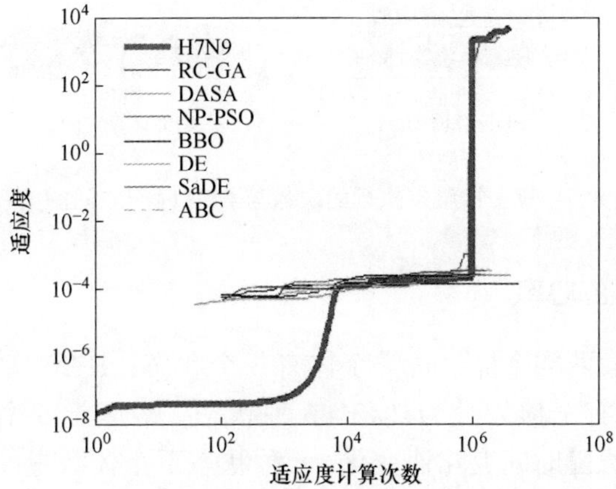

(f)

图 8.4 样本收敛曲线

(a)F2; (b)F3; (c)F15; (d)F19; (e)F22; (f)F28

8.5　H7N9 算法的动态行为分析

8.5.1　算子动态行为分析

H7N9 算法包含有两类个体，每类个体包含有 6 种状态转移。每个个体的一次状态转移对应一次算子执行。图 8.5 所示为当 H7N9 算法求解基准函数 F3 时，其编号为 18 的鸡类个体发生 $S^1 \to S^1$、$I^1 \to I^1$、$S^1 \to I^1$、$I^1 \to S^1$、$S^1 \to D^1$、$I^1 \to D^1$ 等状态转移时，其对应的算子 S^1-S^1、I^1-I^1、S^1-I^1、I^1-S^1、S^1-D^1、I^1-D^1 被触发执行的次数与 CPU 计算时间之间的关系。从图 8.5 可知，每种状态转移被触发执行的次数随 CPU 计算时间随机变化，但每种状态转移的平均触发执行次数接近于水平，因此，算子 $S^1 \to S^1$、$I^1 \to I^1$、$S^1 \to I^1$、$I^1 \to S^1$、$S^1 \to D^1$、$I^1 \to D^1$ 被均匀触发执行。

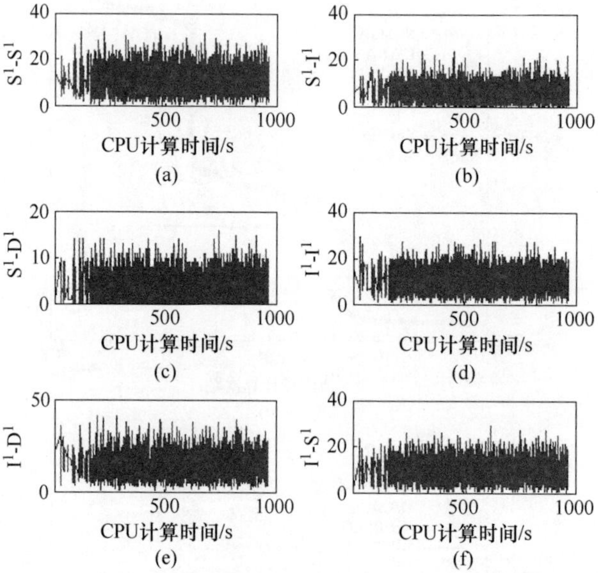

图 8.5　算子被触发执行的次数与 CPU 时间之间的关系

8.5.2　H7N9 算法的心率

H7N9 算法拥有两类个体，每类个体有 3 个状态；H7N9 算法在执行过程中动态和自动地将所有个体划分为 2×3 = 6 种状态，对应于 6 个子类。每种状态（或子类）的个体数随时间变化而变化。6 种状态下个体数量的变化可以认为是 H7N9 算法的心跳，或者称为 H7N9 算法的心律。图 8.6 所示为当采用 H7N9 算法求解基准函数 F3 时，鸡类个体处于 I^1 状态下的个体数与 CPU 时间之间的关系。从图 8.6 可知，鸡类个体处于状态的个体数随时间随机变化，但处于 I^1 状态的平均个体数是稳定的，且接近于水平。

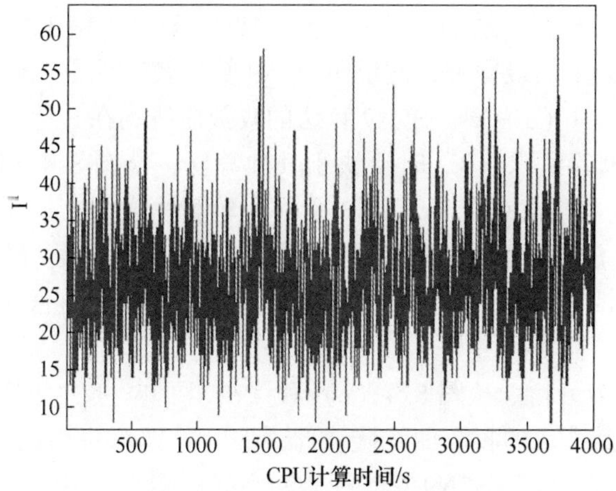

图 8.6　H7N9 算法的心率

8.5.3　个体的动态行为分析

在 H7N9 算法中，每个个体都有让自己变得更强壮的本能，这是 H7N9 算法求解优化问题时可以收敛的基础。为了说明个体的动态行为，当使用 H7N9 算法求解表基准函数 F3 时，随机选择一个个体，如编号为 18 的工人类个体。图 8.7 所示为工人类个体 18 在搜索空间进行搜索时的运动轨迹。从图 8.7 可以看出，工人类个体 18 并没有朝着更坏的方向移动，因为该个体对应的适应度值一直在增加。

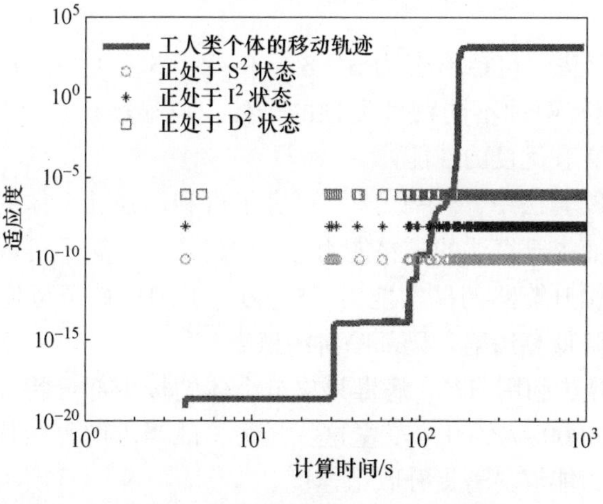

图 8.7　18 号工人类个体的移动轨迹及其状态转换

8.5.4　求精和探索能力及其协调性分析

（1）求精能力分析。从照表 8.8 可知，H7N9 算法求解 F2、F3 时，H7N9 算法均能获得其理论全局最优解，此说明 H7N9 算法较其他被比较算法具有更好的求精能力。从图 8.4（a）知，H7N9 算法的收敛曲线均在其他 7 个被比较算法的左侧，说明 H7N9 算法求解 F2 时要快于其他算法；从图 8.4（b）知，H7N9 算法求解 F3 时，其收敛曲线介于其他 7 个被比较算法之间，说明 H7N9 算法求解 F3 时要比一些算法慢，比另外一些算法快；但对照表 8.8，虽然 DE、SaDE 与 H7N9 算法具有相同的求精能力，但 H7N9 算法的平均速度快于 DE 和 SaDE 算法。

（2）探索能力分析。从图 8.4（c）和（d）可知，H7N9 算法的收敛曲线在很多时间段内较其算法的收敛曲线陡，此说明与其他算法相比，H7N9 算法提升适应度的耗时很短，说明 H7N9 算法探索新空间的能力更强。

（3）求精和探索能力的协调性分析。从图 8.4（e）和（f）可知，与其他被比较算法相比，H7N9 算法求解 F22、F28 时，其收敛曲线的缓（求精能力）和陡（探索能力）交替出现，且缓和陡的持续时间均较长，此表明 H7N9 算法的求精和探索能力的协调性均优于其他被比较算法。

8.6　本章小结

本章采用跨物种传播的人感禽流感传染病动力学模型提出了人感禽流感优化算法，该算法拥有 12 个算子，每次计算仅涉及极少变量，既能够大幅提升算法求解复杂问题的能力，又能够适合求解一些维数较高的优化问题。测试案例表明，该算法可快速求解一类复杂非线性优化问题。与其他算法相比，H7N9 算法具有如下优点：

（1）H7N9 算法中包括形态为 S^u-S^u、I^u-I^u、S^u-I^u、I^u-S^u、S^u-D^u、I^u-D^u 的 12 个算子，拥有两种不同物种类型的个体，可显著地提升算法的搜索能力，从而确保该算法具有优良的性能。

（2）在 H7N9 算法中，S^u-S^u、I^u-I^u 算子可利用强壮个体的特征来改善虚弱个体的特征，从而提升算法的求精能力；S^u-I^u、I^u-S^u 算子可改良个体的适应度分布特征，从而提升算法的探索能力；S^u-D^u、I^u-D^u 算子可使极虚弱个体得到有效清除，从而降低算法陷入局部陷阱的概率。

（3）H7N9 算法利用 H7N9 病毒只攻击个体的极少部分特征这一优势获得每次只需要处理 $n/1000 \sim n/100$ 个变量这一能力，故当求解复杂优化问题，特别是高维优化问题时，能够显著提升收敛速度。

（4）H7N9 算法搜索过程具有 Markov 特性和“步步不差”特性，可确保

H7N9 算法具有全局收敛性。

该算法今后的改进方向：

（1）已经发现，某些传染病能够跨不低于 3 个物种，可以利用 H7N9 算法的设计思路，提出跨多物种的传染病优化算法。

（2）将 H7N9 算法的状态数从当前的 S（易感）、I（染病）、D（死亡）等 3 个状态扩展到 S（易感）、E（暴露）、I（发病）、V（免疫）、R（治愈）、D（死亡）等 6 个状态，从而使 H7N9 算法拥有更多的算子。

（3）深入分析 S^u-S^u、I^u-I^u、S^u-I^u、I^u-S^u、S^u-D^u、I^u-D^u 的性能。

（4）由于 H7N9 算法依赖于人感禽流感传染病的研究成果，因此，将其最新研究成果纳入 H7N9 算法的算子研究中，是本算法下一步的重点研究方向。

参 考 文 献

[1] Bazaraa M S, Sherali H D, Shetty C M. Nonlinear Programming—Theory and Algorithms [M]. New York: John Wiley & Sons, 1993.

[2] Holland. Adaptation in Natural and Artificial Systems [M]. Ann Arbor: University of Michigan Press, 1975; MIT Press, 1992.

[3] Chuang Y C, Chen C T, Hwang C A simple and efficient real-coded genetic algorithm for constrained optimization [J]. Applied Soft Computing (1568~4946), 2016, 38 (1): 87~105.

[4] Serani A, Leotardi C, Iemma U, et al. Parameter selection in synchronous and asynchronous deterministic particle swarm optimization for ship hydrodynamics problems [J]. Applied Soft Computing (1568~4946), 2016, 49 (2): 313~334.

[5] Al-Roomi A R, El-Hawary M E. Metropolis biogeography-based optimization [J]. Information Sciences (0020~0255), 2016, 360 (5): 73~95.

[6] Mukherjee R, Debchoudhury S, Das S. Modified differential evolution with locality induced genetic operators for dynamic optimization [J]. European Journal of Operational Research (0377~2217), 2016, 253 (1): 337~355.

[7] Souza S S F, Romero R, Pereira J, et al. Artificial immune algorithm applied to distribution system reconfiguration with variable demand [J]. International Journal of Electrical Power and Energy Systems (0142~0615), 2016, 82 (5): 561~568.

[8] Huang G Q, Liu J F, Yao Y X. Global convergence proof of artificial fish swarm algorithm [J]. Computer Engineering (1000~3428), 2012, 38 (2): 204~210.

[9] 刘影，吴兴元，李鹏，等. 基于禽流感发生风险的生态安全评价研究进展 [J]. 生态学报，2018，38（14）：5255~5269.

[10] 张斯钰，黄一伟，胡世雄，等. 湖南省 2005-2017 年人感禽流感流行病学特征分析 [J]. 中华疾病控制杂志，2018，22（10）：1037~1040.

[11] 董泽丰，夏瑜，王笛，等. 苏州市人感染 H7N9 禽流感聚集性疫情调查分析 [J]. 检验医学与临床，2018，15（21）：3254~3256.

[12] Kermack W O, Mckendrick A G. Contributions to the mathematical theory of epidemics [C] //Proceedings of the Royal Society of London, 1927, A115: 700~721.

[13] Kermack W O, Mckendrick A G. Contributions to the mathematical theory of epidemics [C] //Proceedings of the Royal Society of London, 1932, A138: 55~83.

[14] 杨伟. 传染病动力学的一些数学模型及其分析 [D]. 上海: 复旦大学, 2010.

[15] Huang Guang-qiu. SIS epidemic model-based optimization [J]. Journal of Computational Science (1877~7503), 2014, 5: 32~50.

[16] Liang J J, Qu B Y, Suganthan P N, et al. Problem Definitions and Evaluation Criteria for the CEC 2013 Special Session on Real-Parameter Optimization [R]. Nanyang Technological University, Tech. Rep., 2013, Available in http://www.ntu.edu.sg/home/epnsugan/index_files/ cec-2013/Definitions of CEC 13 benchmark suite 0117.pdf.

[17] Korošec P, Šilc J, Filipic B. The differential ant-stigmergy algorithm [J]. Information Sciences (0020~0255), 2012, 192 (5): 82~97.

[18] Beheshti Z, Shamsuddin S M. Non-parametric particle swarm optimization for global optimization [J]. Applied Soft Computing (1568~4946), 2015, 28 (5): 345~359.

[19] Li G H, Cui L Z, Fu X H, et al. Artificial bee colony algorithm with gene recombination for numerical function optimization [J]. Applied Soft Computing (1568~4946), 2017, 52 (7): 146~159.

[20] Zhao Z W, Yang J M, Hu Z Y, et al. A differential evolution algorithm with self-adaptive strategy and control parameters based on symmetric Latin hypercube design for unconstrained optimization problems [J]. European Journal of Operational Research (0377~2217), 2016, 250 (1): 30~45.

9 SIR-DNA 传染病动力学优化算法

9.1 引言

DNA 计算[1]是利用 DNA 双螺旋结构和碱基互补配对规律进行信息编码，将要运算的对象映射成 DNA 分子链，通过生物酶的作用，生成各种数据池，再按照一定的规则将原始问题的数据运算高度并行地映射成 DNA 分子链的可控的生化反应过程，然后利用分子生物技术，检测需要的运算结果[2]。

DNA 计算包括分子内 DNA 计算[3]、分子间 DNA 计算[1]和超分子 DNA 计算[2]。分子内 DNA 计算借助于分子内的形态转移操作，用单 DNA 分子构建可编程的状态机[3]；分子间 DNA 计算集中在不同 DNA 分子间的杂交反应，使其作为计算中的一个基本步骤[1]；而超分子 DNA 计算是利用不同序列的原始 DNA 分子的自装配过程进行的计算[4,5]。

DNA 计算利用 DNA 反应的强大并行计算能力，已成功地解决了许多 NP 难题。吴帆等[4]提出了一种基于 DNA 自组装模型求解 N 皇后问题的 DNA 计算方法，该算法降低了生化解的错误率。李肯立等[5]通过引入 DNA 自组装模型，提出了一种求解最大团问题的 DNA 计算算法，该算法给出了 DNA 分子的编码方案及结果检测的实验方法。姚庆安等人[6]提出一种基于 k-臂分子和粘贴计算求解最短路径问题的 DNA 计算模型。徐京雷等人[7]提出了一种基于改进的闭环模型求解 TSP 问题的 DNA 算法，该算法能在较低的时间复杂度内解决 TSP 问题。马莹等[8]将着色问题转化为求解最大独立集问题，然后通过质粒 DNA 分子生物实验得到最大独立集，证明了该质粒 DNA 算法有效并且是可行的。吴雪等[9]针对最大匹配问题，应用 DNA 粘贴计算模型寻求该问题最优解的生物操作过程，实例表明该算法是可行的。

目前，DNA 计算的大量研究还停留在纸面上，很多设想和方案没有条件付诸实验[2]，对维数较高的优化问题的求解还存在一些困难。为解决此问题，本章从一个新的角度提出了一种新的 DNA 算法，该算法依据一种传染病在一个生态系统中传播的场景构造而得，该生态系统中动物被感染后，传染病攻击该动物的某些 DNA 片断，从而导致该动物具有类似遗传病的缺陷。该算法不需依赖生物实验即可进行优化计算。

在现实世界，人群中经常爆发的很多传染病均可用 KM 仓室建模方法[10,11]描述。传染病在个体之间的传播，使得个体之间的相互作用关系体现得淋漓尽致；一种传染病攻击的是人类个体的少部分器官，将该现象映射到对优化问题的求解，就是每次处理的变量个数只是全部变量的极少部分。因此，该算法具有求解高维问题的天然优势。为简单起见，本章利用 SIR 疾病传播场景说明本章的思路，并将提出的优化算法称为 SIR-DNA 算法。

9.2　SIR-DNA 算法设计

把优化模型式（1.1）中约束条件形成的可行解空间设想成一个生态系统 ES。假设 ES 包含有 N 个动物，每个动物称为一个个体，这些个体的编号是 1，2，…，N。有一种传染病 Z 在该生态系统中传播。动物被感染后，传染病 Z 攻击该动物的某些 DNA 片断，从而导致该动物具有类似遗传病的缺陷。在现实世界，HIV、天花、SARS、寨卡等传染病毒就是这样的病毒。

9.2.1　动物个体 DNA 分子

动物的每条染色体携带一个 DNA 分子，DNA 是由分别带有 A、T、C、G 四种碱基的脱氧核苷酸链接组成的双螺旋长链分子。在这条双螺旋的长链中，共有约 30 亿个碱基对，而基因则是 DNA 长链中有遗传效应的一些片段。在组成 DNA 的数量浩瀚的碱基对中，一些特定位置的单个核苷酸经常发生变异引起 DNA 的多态性，我们称之为位点。染色体、基因和位点的结构关系如图 9.1 所示。在 DNA 长链中，位点个数约为碱基对个数的 1/1000。由于位点在 DNA 长链中出现频繁，多态性丰富，近年来成为人们研究 DNA 遗传信息的重要载体。大量研究表明，动物的许多表型性状差异以及对传染病毒的易感性等都可能与某些位点相关联，或和包含有多个位点的基因相关联。

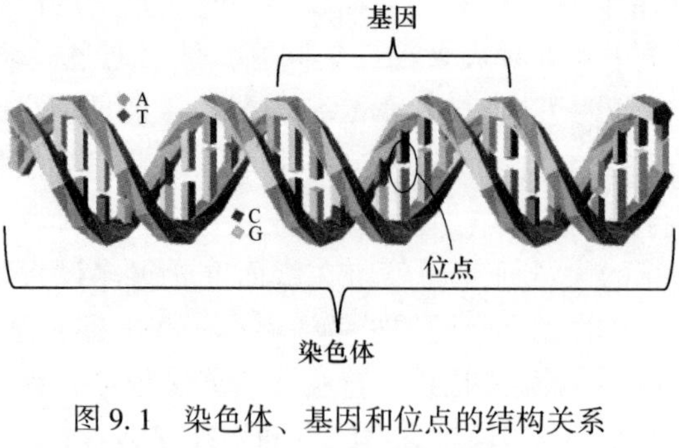

图 9.1　染色体、基因和位点的结构关系

ES 中的每个动物个体均采用 A、T、C、G 的编码方式获取每个位点的信息，因为染色体具有双螺旋结构，所以用两个碱基的组合表示一个位点的信息，见表 9.1。表 9.1 中，在位点 rs100015 位置，不同样本的编码都是 T 和 C 的组合，有

三种不同编码方式 TT、TC 和 CC。类似地其他的位点虽然碱基组合不同，但也只有三种不同编码。

表 9.1 DNA 片段位点名称和位点等位基因信息

个体编号	个体健康状况	位点			
		rs100015	rs56341	…	rs21132
1	1	TT	CA	…	GT
2	0	TT	CC	…	CC
3	1	TC	CC	…	GG
4	1	TC	CA	…	GG
5	0	CC	CC	…	GG
6	0	TT	CC	…	GG

注：位点名称通常以 rs 开头；1：感染者，0：健康者。

在 ES 中，传染病 Z 攻击的是动物个体 W 个特殊基因中的某些位点，这些特殊基因称为致病基因，这 W 个致病基因均由 R 个位点组成，其编号为 1，2，…，R；每个位点均由 3 个碱基对组成。对于不同的动物个体，传染病 Z 攻击的是 W 个致病基因中的哪些基因完全是随机的；若某个致病基因被攻击，组成该基因的 R 个位点中的哪些位点受到攻击也完全是随机的。染病个体治愈后会获得短期免疫力，与免疫相关的特殊基因也有 W 个，这些特殊基因称为免疫基因，每个免疫基因也包含 R 个位点；愈后个体在哪些免疫基因中的哪些位点获得免疫，也是完全随机的；虽然个体在不同免疫基因的不同位点上获得免疫力，但是免疫效果都是一样。为计算处理方便，本章将 A、T、C、G 采用二进制编码分别表示为 00、01、10、11。

9.2.2 SIR 模型转换成个体类别转换方程

将 ES 中的动物群分成易感者类（S）、染病者类（I）和治愈者类（R）。易感个体一旦与染病者接触，就会因感染而变成染病者；染病者经过治疗后会成为治愈者；治愈者能够获得暂时的免疫，但免疫丧失后又会变成易感者。假设该传染病不是恶性的，故在一个时间段内，该传染病不会造成动物死亡；此外，不考虑该时间段内个体的出生、死亡、迁入和迁出，故可假设该 ES 中的动物个体数 N 为常数。若传染病的发生率是饱和接触率，则基于 KM 经典的假设[10,11]，该生态系统可用 SIR 传染病模型描述[12]，如图 9.2 所示，其数学模型为式（9.1）。

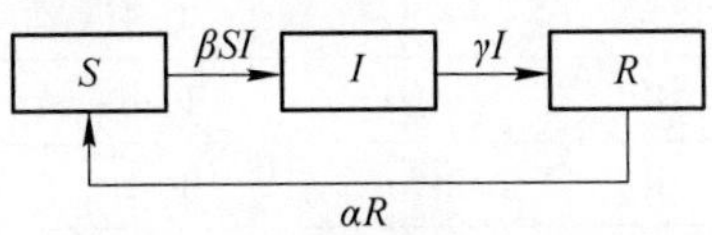

图 9.2 SIR 传染病仓室结构

$$\begin{cases}\dfrac{dS(t)}{dt}=-\beta S(t)I(t)+\alpha R(t)\\ \dfrac{dI(t)}{dt}=\beta S(t)I(t)-\gamma I(t)\\ \dfrac{dR(t)}{dt}=\gamma I(t)-\alpha R(t)\\ S(t)+I(t)+R(t)=1\end{cases}\tag{9.1}$$

式中，β 为动物种群饱和接触传染率；γ 为治愈系数；α 为免疫丧失率；$S(t)$、$I(t)$、$R(t)$ 分别为时期 t 易感者、染病者和治愈者的占比。

因 $S(t)+I(t)+R(t)=1$，$S(t)$、$I(t)$ 和 $R(t)$ 实际上描述了一个概率分布，故对任意一个个体来说，$S(t)$、$I(t)$、$R(t)$ 相当于该个体属于易感者类、染病者类和治愈者类概率，不妨将其分别称为易感概率、染病概率和治愈概率。因此，式（9.1）实际上是计算任意一个个体在时期 t 的属于易感者类、染病者类和治愈者类概率的方程。为快速计算起见，将式（9.1）写成递推形式，并注意到式（9.1）中有一个方程是多余的，可以去掉，故对于个体 i 来说，有：

$$\begin{cases}S_i(t)=S_i(t-1)-\beta_0 S_i(t)I_i(t-1)+\alpha R_i(t-1)\\ I_i(t)=I_i(t-1)+\beta_0 S_i(t-1)I_i(t-1)-\gamma I_i(t-1)\\ R_i(t)=1-S_i(t)-I_i(t)\end{cases}\tag{9.2}$$

在时期 t，采用式（9.2）可计算出个体 i 的 $S_i(t)$、$I_i(t)$ 和 $R_i(t)$。显然，在某个时期，任何一个个体只能处于 S 类、I 类和 R 类中的某一个类。于是，个体 i 在时期 t 处于 S 类、I 类和 R 类等三个类别中的哪个类，可由 $S_i(t)$、$I_i(t)$ 和 $R_i(t)$ 决定的概率分布确定。表 9.2 中所列情况符合图 9.2 描述的 SIR 模型的类别转换情形。

既然优化问题式（1.1）的可行解空间与 ES 相对应，那么该 ES 中一个个体对应于优化问题式（1.1）的一个可行解，N 个个体所对应的可行解集就是：

$$X=\{\boldsymbol{X}_1,\ \boldsymbol{X}_2,\ \cdots,\ \boldsymbol{X}_N\}$$

式中，$\boldsymbol{X}_i=(Q_{i1},\ Q_{i2},\ \cdots,\ Q_{in};\ x_{i(1+n)},\ x_{i(2+n)},\ \cdots,\ x_{i(K+n)})=(x_{i1},\ x_{i2},\ \cdots,\ x_{in},\ x_{i(1+n)},\ \cdots,\ x_{i(K+n)})$，$n=|H|$，$K=|D|$，$i=1,\ 2,\ \cdots,\ N$。

表 9.2　SIR 传染病模型的合法类别转换

在时期（t-1）的类别	在时期 t 的类别	类别转换	算子
S	S	S→S	S-S
S	I	S→I	S-I
I	I	I→I	I-I
I	R	I→R	I-R
R	R	R→R	R-R
R	S	R→S	R-S

个体 i 的特征 j 对应于可行解 $\boldsymbol{X}_i$ 中的一个变量 x_{ij}，$j=1, 2, \cdots, K+n$。因此，个体 i 与可行解 $\boldsymbol{X}_i$ 是等价概念。个体的体质强弱用体质指数 IPI 来表示，IPI 指数对应于优化问题式（1.1）的目标函数值。好的可行解对应具有较高 IPI 值的个体，即体质强壮的个体，差的可行解对应具有较低 IPI 值的个体，即体质虚弱的个体。个体 i 的 IPI 指数计算方法为：

$$IPI(\boldsymbol{X}_i) = \begin{cases} \dfrac{1}{1+f(\boldsymbol{X}_i)}, & 若 f(\boldsymbol{X}_i) \geq 0 \\ 1+|f(\boldsymbol{X}_i)|, & 若 f(\boldsymbol{X}_i) < 0 \end{cases} \tag{9.3}$$

9.2.3 基因表达设计

在 ES 中，因动物个体的种类相同，故对于不同的个体，传染病毒 Z 攻击的 W 个特殊基因是相似的（图 9.3(a)），但不会相同，该特殊基因组称为致病基因组；这 W 个致病基因被攻击后发生改变，就会使动物患病。类似地，对于同种动物个体，能够对传染病毒 Z 免疫的 W 个免疫基因是类似的，但不会相同，该基因组称为免疫基因组，如图 9.3(b) 所示；对于同种动物中的不同个体，传染病被治愈后，这 W 个免疫基因会发生变化，会使动物获得免疫。免疫基因组和致病基因组是不同序列的基因组。

因动物个体之间存在差异，故传染病毒攻击致病基因组中的哪些致病基因，以及若一个致病基因被攻击，则该致病基因中的哪些位点发生改变，则完全因人而异。同理，当动物个体染病后被治愈并获得短期免疫力，但该个体在免疫基因组中的哪些免疫基因，以及若一个免疫基因获得免疫力，则该免疫基因中的哪些位点发生改变，也完全因人而异。

传染病毒 Z 攻击动物个体的致病基因组和免疫基因组序列分别为：

$$\mathrm{D}_1\mathrm{D}_2\mathrm{D}_3\mathrm{D}_4\mathrm{D}_5\cdots\mathrm{D}_{W-2}\mathrm{D}_{W-1}\mathrm{D}_W \tag{9.4}$$

$$\mathrm{V}_1\mathrm{V}_2\mathrm{V}_3\mathrm{V}_4\mathrm{V}_5\cdots\mathrm{V}_{W-2}\mathrm{V}_{W-1}\mathrm{V}_W \tag{9.5}$$

式（9.4）、式（9.5）中的基因 D_i、V_i（$i=1, 2, \cdots, W$），均由 R 个位点组成，即：

$$\mathrm{P}_1^i\mathrm{P}_2^i\mathrm{P}_3^i\mathrm{P}_4^i\mathrm{P}_5^i\mathrm{P}_6^i\cdots\mathrm{P}_{R-3}^i\mathrm{P}_{R-2}^i\mathrm{P}_{R-1}^i\mathrm{P}_R^i \tag{9.6}$$

因每个动物个体是不相同的，故组成每个基因的位点是不相同的。即对不同的动物个体来说，式（9.6）中 P_j^i 的取值是不相同的，每个位点的取值均是从 A、T、C、G 中任取两个进行组合。例如，假设 X 和 Y 是某个位点的碱基对，则可能的组合只有 3 个：XX、XY、YY。若用二进制表示，则每个基因的总长度是 $12R$ 个比特，而 W 个基因序列的总长度是 $12RW$ 个比特。

9.2.4 基因表达与变量的对应关系设计

模型式（1.1）中的未知数变量有 $n+K$ 个，其中 $n=|H|$ 为实数变量个数；

$K=|D|$ 为 0、1 整数变量个数。显然，取 $W=n+K$。于是，W 个基因被传染病毒 Z 攻击，等价于 $n+K$ 个未知数变量被处理。特别注意，传染病毒 Z 每次只选择几个基因实施攻击，此意味着每次只需处理 $n+K$ 个未知数变量中的几个变量，于是可达到天然降维的目的。

W 个致病基因被攻击后发生改变，在外显特征上，动物个体会表现出一些奇特的特征，如艾滋病人的免疫丧失、麻风病人脸上出天花、SARS 病人的呼吸窘迫，等等。然而，在 SIR-DNA 算法中，将动物个体的外显特征解释为个体性状，而一种个体性状对应着模型式（1.1）的一个可行解。由所有个体性状组成的表称为个体性状表，如图 9.3（a）所示。

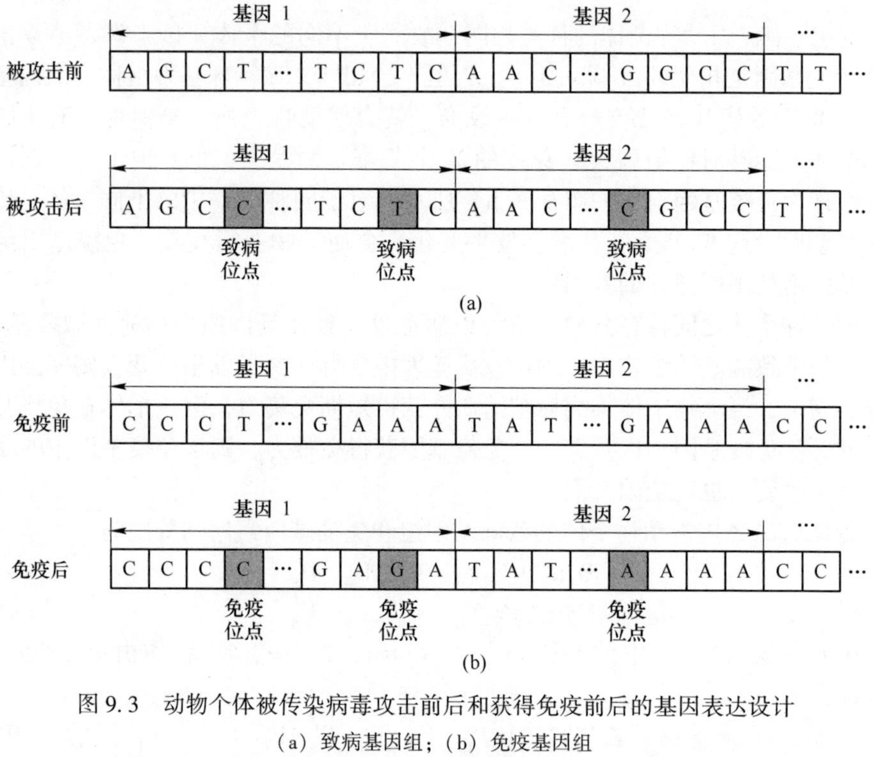

图 9.3　动物个体被传染病毒攻击前后和获得免疫前后的基因表达设计
（a）致病基因组；（b）免疫基因组

从外显特征看，若一个动物个体未染上传染病 Z，也未获得对传染病 Z 的免疫，则该个体属于 S 类；若一个动物个体染上传染病 Z，即其致病基因发生改变，则该个体属于 I 类；若一个动物个体染上传染病 Z 后被治愈，即其致病基因复原，其免疫基因发生改变，则该个体属于 R 类。

图 9.4 所示为 W 个致病基因（图 9.4(b)）、W 个免疫基因（图 9.4(c)）与 W 个变量的对应关系。图 9.4(a) 中，每个圆点代表一个位点；前 n 个为基因对应 n 个实数型变量；后 K 个为基因对应 K 个 0 和 1 整数型变量。每个基因上选择

一个圆点，并组成一种个体性状，它对应着动物个体的一种外显特征。在本算法中，一种个体性状对应着一个可行解。例如，图中的所有黑点组成一个可行解。于是，对模型式（1.1）的求解最终转化为在图 9.4(a) 所示的各种离散点组合中，找出使模型式（1.1）的目标函数值达到最小的可行解，此为要寻找的全局最优可行解。

当传染病毒 Z 发起对动物个体的攻击时，因为该传染病毒每次只选择几个基因实施破坏，例如，图 9.4 中传染病毒 Z 在一次攻击中只选择基因 1、基因 2 和基因 $n+1$ 实施破坏，故我们只需对基因 1、基因 2 和基因 $n+1$ 所对应的变量进行处理即可。

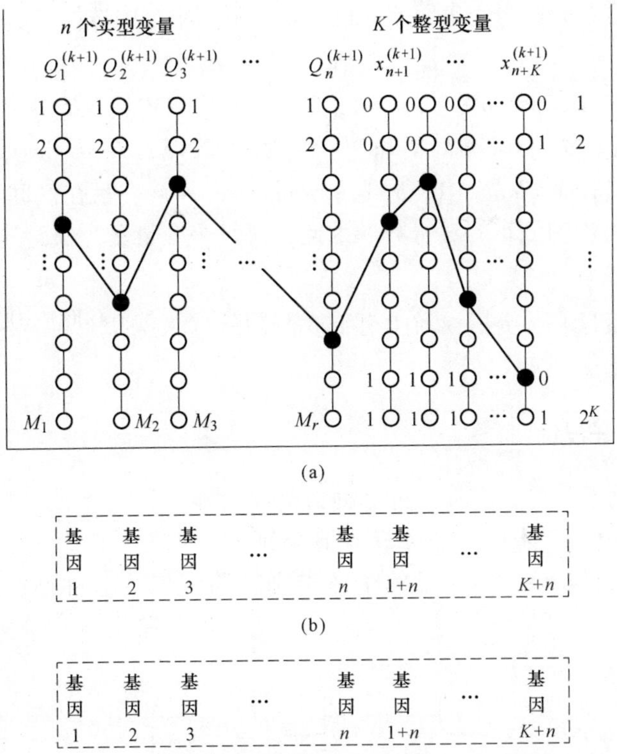

图 9.4 W 个致病基因和免疫基因与 W 个变量的对应关系

(a) 个体性状表；(b) 致病基因组；(c) 免疫基因组

在模型式（1.1）中，每个实数型变量的取值区间为［Q_r^L，Q_r^U］，$r \in R_C - H$。假设变量精度为 ε，则在满足精度 ε 条件下，连续实数型变量 r 可被离散成 M_r 个点，$M_r = \left(\frac{Q_r^U - Q_r^L}{\varepsilon}\right)$；将 K 个 0 和 1 整数变量看成一个整体，于是其取值区间为

$\underbrace{0000\cdots000}_{K}\sim\underbrace{1111\cdots111}_{K}$。

由于一个位点只有 12 比特宽，要想获得非常高精度的可行解，一个基因所包含的位点数为必须满足 $2^{12R}\geqslant M_r$，即 $R\geqslant(\log_2 M_r)/12$。一般情况下，当 $R=$ 1、2、3 时，可以获得 10^{-4}、10^{-7}、10^{-10}级别的精度。

模型式（1.1）中的变量既包含实数变量，又包含整数变量，其各值的编码方法如下。

（1）实变量编码方法。令 $Q_j^0(t)$ 为实变量 j 的当前值，$j=1, 2, \cdots, n$，在搜索全局最优可行解期间，其新值为 $Q_j(t)$，即：

$$Q_j(t) = Q_j^0(t) + \omega\delta_j$$

式中，ω 为权重；δ_j 称为变量偏差，该值是从下列集合中选择：

$$\Delta_j = \Delta_j^- \cup \{0\} \cup \Delta_j^+$$

式中，$\Delta_j^- = \{\delta_{j,k}^- \mid \delta_{j,k}^- = -b^{k+L_j-1},\ k=1, 2, \cdots, d_j\}$；$\Delta_j^+ = \{\delta_{j,k}^+ \mid \delta_{j,k}^+ = b^{k+L_j-1},\ k=1, 2, \cdots, d_j\}$；$d_j = U_j - L_j + 1$；$b$ 称为离散基；$L_j = \lfloor\log_b(\varepsilon)\rceil$，$U_j = \lfloor\log_b Q_j^U - \log_b Q_j^L\rceil$，$\omega = Rand(1, b-1)$；$Rand(x, y)$ 表示在区间 $[x, y]$ 中随机选择一个满足均匀分布的随机数。因此，对每个变量 $x_j(t)$，其偏差为 δ_j，显然 $b^{L_j}\leqslant\delta_j\leqslant b^{U_j}$。

（2）整数变量编码方法。K 个 0 和 1 整数变量，直接采用$\underbrace{0000\cdots000}_{K}\sim\underbrace{1111\cdots111}_{K}$的编码方法即可。

9.2.5　演化算子设计

对图 9.2 进行分解，存在下列 2 种情况：

1）在时期 t，个体从类别 A 转移到类别 C，如图 9.5（a）所示，其中 A、$C\in\{S, I, R\}$，但 $A\neq C$。大量的个体类别转移都属于这种情况。例如 S→I、I→R、R→S 等。

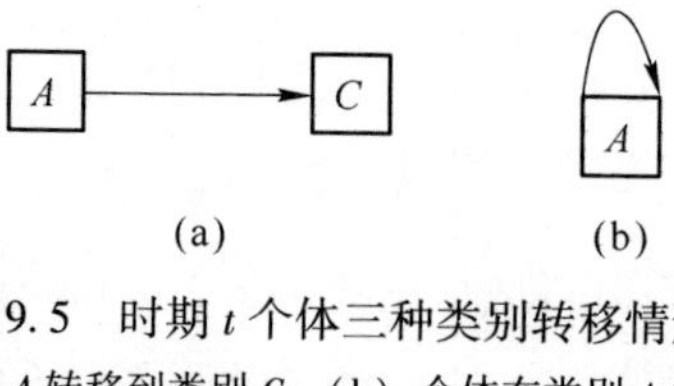

图 9.5　时期 t 个体三种类别转移情形

（a）个体从类别 A 转移到类别 C；（b）个体在类别 A 未发生类别转移

为了能使某个体从类别 A 转移到类别 C，我们将已处于类别 C 的若干其他个体的某些基因上的位点传给该个体的对应位点，也即使该个体的对应位点具有类别 C 的个体的基因上的位点。此举可实现该个体从类别 A 转移到类别 C。例如，对于 S→I 转移，将已处于 I 类的若干个体的某些基因上的位点传给处于 S 类的某个体，即可使其感染上传染病，即实现了 S→I 转移。

2）在时期 t，当个体处于某个类别 A 时，$A\in\{S, I, R\}$，并没有发生类别转移，即相当于 $A\to A$，如图 9.5（b）所示。图 9.2 中的每个节点隐含了图 9.5（b）所示的情形。例如，S→S、I→I 和 R→R。

当某个体处于类别 A 时，为了能使该个体向好的方向发展，但其类别又保持不变，我们将已处于同样类别 A、但其 IPI 指数要高于该个体 IPI 指数的若干个强壮个体的某些基因上的位点传给该个体的对应基因上的位点，也就是将 IPI 指数高的强壮个体向 IPI 指数低的虚弱个体传递强壮基因的信息，使得这些虚弱个体能向好的方向发展。

从易感、发病和治愈的个体中分别随机挑选出 L 个个体，$L\geqslant 1$，$u\in\{S, I, R\}$，这些个体的 IPI 指数要高于当前个体 i 的 IPI 指数，分别形成强壮易感者集合、染病者集合和治愈者集合 $C_{Pu}=\{\boldsymbol{X}_{j_1}(t), \boldsymbol{X}_{j_2}(t), \cdots, \boldsymbol{X}_{j_L}(t)\}$。

（1）S-I 算子设计。设当前易感个体 i 被感染，变为染病者，其类别从S→I，其操作步骤如下：

1）从 W 个致病基因中以概率 $p(p<E_0)$ 随机挑选出若干个致病基因，E_0 表示个体的致病基因被选中的最大概率，即基因被病毒攻击的最大概率。

2）若致病基因 j 被选中，则：

①从致病基因 j 的 R 个位点中随机选出一个位点 k 与 Y 进行异或运算，记录 $\mathrm{Inf}(i, 1)=j$，$\mathrm{Inf}(i, 2)=k$。其中，若 $j\leqslant n$，则 $Y=111111$；若 $n<j\leqslant n+K$，则 $Y=1$。此操作表示传染病 Z 攻击个体 i 的 DNA。此步骤称为基因位点操作。

②从强壮染病者集合 C_{PI} 中随机挑选出一个个体 s，将其对应性状表中的第 j 列的状态值传给个体 i。如图 9.6 所示。图中，个体 i 的第 j 个致病基因原来的状态值 v_i 转变为个体 s 的第 j 个致病基因原来的状态值 v_s。该步骤相当于染病者传播病毒信息给易感者。此步骤称为个体性状操作。

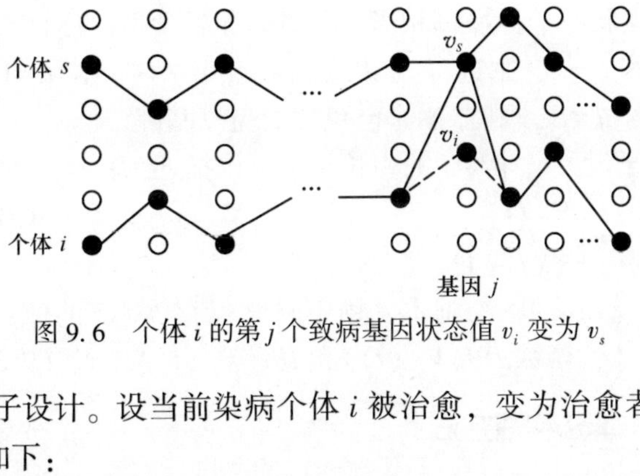

图 9.6 个体 i 的第 j 个致病基因状态值 v_i 变为 v_s

（2）I-R 算子设计。设当前染病个体 i 被治愈，变为治愈者，其类别从 I→R，其操作步骤如下：

1）将个体 i 的所有发生变异的致病基因位点进行复原，即查找个体 i 的 Inf

(i, 1) 和 Inf(i, 2)，找到个体 i 的发生变异的致病基因和位点，将其与 Y 再次进行易或运算，即可实现复原。

2) 从 W 个免疫基因中以概率 $p(p<F_0)$ 随机挑选出若干个免疫基因，其中 F_0 表示个体的免疫基因被选中的最大概率，$F_0=E_0$。若免疫基因 j 被选中，则

①从免疫基因 j 的 R 个位点中随机选出一个位点 k 与 Y 进行异或运算，记录 Rec(i, 1) $=j$，Rec(i, 2) $=k$。其中，若 $j\leqslant n$，则 $Y=111111$；若 $n<j\leqslant n+K$，则 $Y=1$。此操作表示治愈者获得免疫。

②从强壮染病者集合 C_{PR} 中随机挑选出一个个体 s，将其对应性状表中的第 j 列的状态值传给个体 i。如图 9.6 所示。该步骤相当于强壮治愈者将其免疫信息传给染病者，使其治愈并获得免疫。

(3) R-S 算子设计。设当前治愈者个体 i 失去免疫力，变为易感者，其类别从 R→S，操作步骤如下：

1) 将个体 i 的所有使其获得免疫力的免疫基因位点进行复原，即查找个体 i 的 Rec(i, 1) 和 Rec(i, 2)，找到个体 i 的使其获得免疫力的免疫基因和位点，将这些免疫基因位点与 Y 再次进行易或运算，即可实现复原，从而使其丧失免疫力。

2) 从 W 个免疫基因中以概率 $p(p<F_0)$ 随机挑选出若干个免疫基因，若免疫基因 j 被选中，则从强壮易感者集合 C_{PS} 中随机挑选出一个个体 s，将其对应性状表中的第 j 列的状态值传给个体 i。如图 9.6 所示。该步骤相当于强壮易感者将其易感信息传给治愈者，使其治愈病丧失免疫力。

(4) S-S 算子、I-I 算子、R-R 算子设计。因这 3 个算子不存在类别转换，故不进行基因位点操作，但要进行个体性状操作。这 3 个算子的设计方法类似，其设计方法为：设当前个体 i 的类别为 u，$u\in\{\mathrm{S},\ \mathrm{I},\ \mathrm{R}\}$，从个体 i 的 W 个基因中以概率 $p(p<E_0)$ 随机挑选出若干个基因，若基因 j 被选中，则从该类别的强壮者集合 $C_{\mathrm{P}u}$ 中随机挑选出一个个体 s，将其对应个体性状表中的第 j 列的性状值传给个体 i。如图 9.6 所示。该步骤相当于强壮者将其特有的信息传给当前个体 i，使该个体变得更强状态。此操作相当于弱者向强者学习，使自身变强壮。W 个基因选择方法是：若 $u=\mathrm{S}$，则选 W 个未染病的致病基因；若 $u=\mathrm{I}$，则选 W 个已染病的致病基因；若 $u=\mathrm{R}$，则选 W 个已免疫的免疫基因。

(5) 生长算子设计。个体 i 的生长算子可以描述为；

$$\boldsymbol{X}_i(t)=\begin{cases}\boldsymbol{V}_i(t), & \text{若 } IPI(\boldsymbol{V}_i(t)) > IPI(\boldsymbol{X}_i(t))\\ \boldsymbol{X}_i(t-1), & \text{其他}\end{cases}\tag{9.7}$$

式中，$\boldsymbol{V}_i(t)$ 是 $\boldsymbol{X}_i(t)$ 的一个副本，用于临时保存 $\boldsymbol{X}_i(t)$ 的值；$\boldsymbol{X}_i(t)=(x_{i1}(t),\ x_{i2}(t),\ \cdots,\ x_{in}(t))$；函数 $IPI(\boldsymbol{V}_i(t))$ 和 $IPI(\boldsymbol{X}_i(t))$ 按式 (9.3) 计算。

9.2.6　SIR-DNA 算法构造方法

(1) 初始化：1) 令时期 $t=0$，最大迭代次数 $G=10^8$，$N=100\sim200$，精度

$\varepsilon=10^{-8}$，$R=3\sim5$，$L=3\sim5$，$F_0=E_0=0.0001\sim0.01$；2）采用初始化 N 个正常个体：$\boldsymbol{X}_1$（0），$\boldsymbol{X}_2$（0），…，$\boldsymbol{X}_N$（0）；3）在 N 个正常个体中随机选择 30%的个体使其致病；4）在剩下的正常个体中随机选择 30%的个体使其获得免疫力。

（2）计算 $a_i=Rand(0,\ 1)$，$b_i=Rand(0,\ 1)$，$c_i=Rand(0,\ 1)$；$S_i(0)=a_i/(a_i+b_i+c_i)$，$I_i(0)=b_i/(a_i+b_i+c_i)$，$R_i(0)=1-S_i(0)-I_i(0)$，$i=1,\ 2,\ \cdots,\ N$。

（3）计算个体 i 的 SIR 类别：$SIR_i(0)=GetSIR(S_i(0),\ I_i(0),\ R_i(0))$，$i=1,\ 2,\ \cdots,\ N$；函数 $GetSIR$（）用于确定个体 i 将处于何种类别。

（4）执行下列操作：

```
FOR t=1 TO G
    β=Rand(0,1),α=Rand(0,1),γ=Rand(0,1);
    FOR i=1 TO N
        利用式(9.2)计算 S_i(t)、I_i(t)和 R_i(t);
        计算 SIR_i(t)=GetSIR(S_i(t),I_i(t),R_i(t));
        IF SIR_i(t-1)=S THEN
            IF SIR_i(t)=S THEN
                执行 S-S 算子更新个体 i 的性状表,获得 V_i(t);
            ELSE IF SIR_i(t)=I THEN
                执行 S-I 算子更新个体 i 的性状表,获得 V_i(t);
            ELSE
                V_i(t)=X_i(t-1),SIR_i(t)=SIR_i(t-1);
            END IF
        ELSE IF SIR_i(t-1)=I THEN
            IF SIR_i(t)=I THEN
                执行 I-I 算子更新个体 i 的性状表,获得 V_i(t);
            ELSE IF SIR_i(t)=R THEN
                执行 I-R 算子更新个体 i 的性状表,获得 V_i(t);
            ELSE
                V_i(t)=X_i(t-1),SIR_i(t)=SIR_i(t-1);
            END IF
        ELSE IF SIR_i(t-1)=R THEN
            IF SIR_i(t)=R THEN
                执行 R-R 算子更新个体 i 的性状表,获得 V_i(t);
            ELSE IF SIR_i(t)=S THEN
                执行 R-S 算子更新个体 i 的性状表,获得 V_i(t);
            ELSE
                V_i(t)=X_i(t-1),SIR_i(t)=SIR_i(t-1);
            END IF
        END IF
```

```
        按式(9.7)计算生长算子;
    END FOR
    IF 全局最优解的误差<ε THEN
        转步骤(5);
    END IF
    保存新得到的全局最优解;
END FOR
```

(5) 结束。

函数 *GetSIR*（p_S，p_I，p_R）的定义如下：

```
FUNCTION GetSIR(p_S,p_I,p_R)//p_S,p_I,p_R 分别表示类别 S、I、R 的概率。
        p=Rand(0,1);
    IF p≤p_S THEN
        RETURN S;//返回类别 S;
    ELSE IF p_S<p≤p_S+p_I THEN
        RETURN I;//返回类别 I;
    ELSE IF p_S+p_I<p≤1 THEN
        RETURN R;//返回类别 R;
    END IF
END FUNCTION
```

9.2.7 SIR-DNA 算法的降维特征的理论分析

将式（1.1）的目标函数展开成如下形式：

$$A = f(x_1,\ x_2,\ \cdots,\ x_n)$$

SIR-DNA 算法的求解过程最终归结为不断修改变量 x_1，x_2，…，x_n 的取值，使得目标函数值 A 不断向理论最优解靠近。在演化过程中，n 个变量中的每个变量的取值的修改过程是相互独立的；当一个变量的取值被修改后，只能使目标函数值 A 向三个方向变化：比当前值更好、比当前值更差、与当前值一样。不妨假定这三种情形出现的概率相同，均为 1/3。假设 SIR-DNA 算法每次进化有 m 个变量的取值同时改变，则能使目标函数值 A 向好的方向改变的概率 p 为 $p=1/3^m$。

显然，当 $m=n$ 时，即每次进化时 n 个变量的取值同时改变，此时能使目标函数值 A 向好的方向发展的概率最低，即 $p=3^{-n}$。因此，每次进化时同时对 n 个变量的取值进行更新是最不可取的策略，该策略既耗时，又使目标函数值 A 向好的方向发展的概率达到最低。

另一方面，当 $m=1$ 时，即每次进化时只修改 1 个变量的取值，此时能使目标函数值 A 向好的方向发展的概率最大，即 $p=1/3$。因此，每次进化时只对 1 个变量的取值进行更新是可取的策略，该策略能使 A 向好的方向发展的概率达到最大。

上面的分析给出了 SIR-DNA 算法在求解过程中每次处理变量数的一般规律，这是一个普适规律。然而，由于求解过程的复杂性，每次只修改 1 个变量的取值不一定性能最佳，但一般规律是：无论 n 多大，每次参与运算的变量数都不要超过 10 个，即 $1 \leqslant nE_0 < 10$。

上述分析表明，本算法具有天然降维特征。

9.2.8 SIR-DNA 算法时间复杂度

SIR-DNA 算法的时间复杂度见表 9.3。

表 9.3 SIR-DNA 算法的时间复杂度

操 作	时间复杂度	最多循环数
初始化	$O(4n+9(n+1)N+2n^2N)$	1
计算 $S_i(t)$、$I_i(t)$、$R_i(t)$、$SIR_i(t)$	$O(9)$	GN
S-S、I-I、R-R	$O((N+5L+7)nE_0/6)$	GN
S-I、I-R、R-S	$O((N+5L+7)nE_0/5)$	GN
目标函数计算	$O(n)\sim O(n^2)$	GN
生长算子	$O(4n)$	GN
结果输出	$O(2n)$	1

9.2.9 SIR-DNA 算法收敛性和稳定性分析

从 S-S、S-I、I-I、I-R、R-R、R-S 算子的定义可知，任何一个试探解的新一代的生成只与该试探解的当前状态有关，而与该试探解以前是如何演变到当前状态的历程无关，因而 SIR-DNA 算法的演化过程具有 Markov 特性。因老的试探解无需保留，故可以使本算法的空间复杂度降到最低。

从生长算子的定义可知，若从当前位置出发，下一步搜索方向只有两个，即要么向比当前位置更好的方向搜索，要么留在当前位置不动。因此，SIR-DNA 算法具有“步步不差”的搜索特征。

由于 SIR-DNA 算法的演化过程具有 Markov 特性和“步步不差”特性，根据文献［22］可得如下定理：

定理 9.1 SIR-DNA 算法具有全局收敛性。

SIR-DNA 算法的稳定性依赖于 SIR 传染病动力学模型的解的稳定性，即微分方程组（9.2）的解的稳定性。文献［12］给出了该模型的解保持全局稳定性的条件，本章不再赘述。于是，SIR 传染病模型可以帮助 SIR-DNA 算法选择最合理的参数实现稳定收敛。

9.3　SIR-DNA 算法与其他算法比较

本章使用 CEC2013[14] 提供的国际上通用的基准函数测试 SIR-DNA 的性能，本章选择的 6 个基准函数见表 9.4。在表 9.4 中，$\boldsymbol{O}$ 是一个 n 维决策向量。在这里用 SIR-DNA 算法求解表 9.4 的基准函数，其参数是 $n=50$，$N=200$，$\boldsymbol{O}$ 的值随机产生。选择 7 种优化算法与 SIR-DNA 算法进行比较，这些算法见表 9.5。

表 9.4　基准函数优化问题

函数类型	编号	理论全局最优解	理论全局最优目标函数值
单峰函数	F2	$\boldsymbol{O}$	-1300
	F5	$\boldsymbol{O}$	-1000
基本多峰函数	F19	$\boldsymbol{O}$	500
	F20	$\boldsymbol{O}$	600
复合函数	F22	$\boldsymbol{O}$	-2080.1280
	F23	$\boldsymbol{O}$	-2721.4763
搜索范围 $[-100, 100]^n$			

表 9.5　7 种参与比较优化的算法的参数

优化算法	参　数
RC-GA[15]	参见表 5.6
DASA[16]	参见表 5.6
NP-PSO[17]	参见表 5.6
MpBBO[18]	参见表 5.6
MDE[19]	参见表 5.6 的 MDE-LiGO
SLADE[20]	参见表 5.6
GRABC[21]	参见表 5.6 的 ABC

用这些算法独立求解每个基准函数 51 次，计算结果见表 9.6。表 9.6 的排名 1 是按平均最佳目标函数值排序，排名 2 是按平均最佳目标函数值和 CPU 时间排序。表 9.7 是 8 种算法所得最优解的非参数 Wilcoxon 秩和检验。表中，h-value=1 表明 SIR-DNA 算法能够以 99%的概率优于其他算法，h-value=-1 表示 SIR-DNA 算法明显劣于其他算法，而 h-value=0 表示 SIR-DNA 算法与其他算法的结果差异不显著。

从表 9.6 可以看出，这 8 个算法按精度排序如下：

SIR-DNA>SLADE>DASA>MDE=MpBBO>NP-PSO=GRABC>RC-GA

按精度和 CPU 耗时的排序如下：

SIR-DNA>DASA>SLADE>MDE=MpBBO>NP-PSO=GRABC>RC-GA

表 9.6 SIR-DNA 算法和 7 种参与比较的算法求解表 9.4 所示优化问题时所得的最优解

基准函数		SIR-DNA	RC-GA	DASA	NP-PSO	MpBBO	MDE	SLADE	GRABC
F2	平均值	-1300	8322420.485	2824117.009	310234402.2	10861040.07	-1293.6066	-1299.4606	301860667.3
	中值	-1300	8322446.885	2824159.632	310234410	10861108	-1293.6064	-1299.4612	301860662.7
	标准差	3.56E-06	3.09E+02	3.49E+02	3.29E+02	3.46E+02	2.73E-03	3.29E-03	3.27E+02
	CPU 时间/s	5071	12216	823	2042	1653	9572	5763	52
	排名 1	1	5	4	8	6	3	2	7
	排名 2	1	5	4	8	6	3	3	7
F5	平均值	-1000	-460.7332	-999.6431	6586.3256	-999.849	-999.9977	-1000	7947.0481
	中值	-1000	-460.7333	-999.6428	6586.3223	-999.849	-999.9982	-1000	7947.0479
	标准差	5.28E-06	2.96E-03	3.53E-03	2.98E-02	3.73E-03	1.81E-03	5.27E-06	3.58E-02
	CPU 时间/s	1103	6219	1898	3605	785	1086	1107	91
	排名 1	1	6	5	7	4	3	1	8
	排名 2	1	6	5	7	4	3	2	8
F19	平均值	501.256	918.4072	553.0824	11300.0217	538.5393	502.1554	502.0826	528.2335
	中值	501.2556	918.407	553.083	11310.986	538.5394	502.1554	502.083	528.2333
	标准差	3.58E-03	3.27E-03	2.71E-03	3.32E+02	2.79E-03	3.27E-03	3.01E-03	3.12E-03
	CPU 时间/s	11691	10162	3134	10341	2374	202	1303	726
	排名 1	1	7	6	8	5	3	2	4
	排名 2	1	7	6	8	5	3	2	4
F20	平均值	600.0158	608.5814	603.6955	601.9028	605.1155	613.0276	513.9535	611.7398
	中值	600.016	608.5811	603.6956	601.9027	605.1158	613.0274	613.9534	611.7395

续表 9.6

基准函数		SIR-DNA	RC-GA	DASA	NP-PSO	MpBBO	MDE	SLADE	GRABC
F20	标准差	2. 85E-03	3. 07E-03	3. 19E-03	2. 91E-03	3. 54E-03	2. 87E-03	2. 63E-03	3. 43E-03
	CPU 时间/s	1829	3708	721	504	4551	405	103	559
	排名 1	1	5	3	2	4	7	8	6
	排名 2	1	5	3	2	4	7	8	6
F22	平均值	-2079. 9942	296699. 7323	-2080. 1252	-602. 827	-151. 4049	3946. 0839	-1808. 4191	-1429. 757
	中值	-2079. 9946	296691. 236	-2080. 1257	-602. 8273	-151. 4044	3946. 0827	-1808. 4189	-1429. 7567
	标准差	2. 98E-03	3. 44E+02	1. 78E-03	2. 60E-03	3. 07E-03	2. 67E-02	3. 30E-03	3. 22E-03
	CPU 时间/s	1392	256	1576	1939	2617	336	4002	1584
	排名 1	2	8	1	5	6	7	3	4
	排名 2	2	8	1	5	6	7	3	4
F23	平均值	-2721. 4763	-742. 2604	-2521. 1696	-2707. 1703	-2516. 5566	-2355. 7562	-2508. 0307	-2657. 8334
	中值	-2721. 4763	-742. 2604	-2521. 1696	-2707. 1694	-2516. 5569	-2355. 7561	-2508. 0309	-2657. 8332
	标准差	3. 05E-06	3. 40E-03	3. 32E-03	3. 56E-03	3. 02E-03	2. 57E-03	2. 87E-03	2. 75E-03
	CPU 时间/s	5185	2008	2668	1154	6809	662	2218	2728
	排名 1	1	8	4	2	5	7	6	3
	排名 2	1	8	4	2	5	7	6	3
总排名 1		7	39	23	32	30	30	22	32
总排名 2		7	39	23	32	30	30	24	32
最终总排名 1		1	8	3	6	4	4	2	6
最终总排名 2		1	8	2	6	4	4	3	6

表 9.7 SIR-DNA 算法与 7 个参与比较算法所得结果的 Wilcoxon 秩和检验结果比较（$\alpha=0.01$）

基准函数	Wilcoxon 秩和检验	SIR-DNA 算法 vs.						
		RC-GA	DASA	NP-PSO	MpBBO	MDE	LSADE	GRABC
F2	*z*-val	-6.215	-6.215	-6.215	-6.215	-6.215	-6.215	-6.215
	p-val	0.000	0.000	0.000	0.000	0.000	0.000	0.000
	h-val	1	1	1	1	1	1	1
F5	*z*-val	-6.215	-6.215	-6.215	-6.215	-6.215	-.660	-6.215
	p-val	0.000	0.000	0.000	0.000	0.000	0.509	0.000
	h-val	1	1	1	1	1	0	1
F19	*z*-val	-6.215	-6.215	-6.215	-6.215	-6.215	-6.215	-6.215
	p-val	0	0	0	0	0	0	0
	h-val	1	1	1	1	1	1	1
F20	*z*-val	-6.215	-6.215	-6.215	-6.215	-6.215	-6.215	-6.215
	p-val	0	0	0	0	0	0	0
	h-val	1	1	1	1	1	1	1
F22	*z*-val	-6.215	-6.215	-6.215	-6.215	-6.215	-6.215	-6.215
	p-val	0	0	0	0	0	0	0
	h-val	1	-1	1	1	1	1	1
F23	*z*-val	-6.215	-6.215	-6.215	-6.215	-6.215	-6.215	-6.215
	p-val	0	0	0	0	0	0	0
	h-val	1	1	1	1	1	1	1
1(好)		6	5	6	6	6	5	6
0(相同)		0	0	0	0	0	1	0
-1(差)		0	1	0	0	0	0	0

从表 9.7 可以知道，SIR-DNA 算法的性能明显优于 7 种被比较的算法。

图 9.7(a)～(c) 所示为 8 个算法求解 F2、F20 和 F22 时的样本收敛曲线，其中的水平和垂直轴采用对数刻度。从表 9.6 可以看出，当 SIR-DNA 算法求解 F2、F20 时，发现最优解所需时间要比被比较算法少；当 SIR-DNA 算法求解 F22 时，发现最优解的精度和所需时间稍逊于 DASA 算法，但比其他算法要好。综合看来，SIR-DNA 算法的综合性能要优于被比较算法，表明其计算速度快。从图 9.7(a)，(b) 可以看出，SIR-DNA 算法的收敛曲线大部分在被比较算法的左侧，表明其收敛速度很快；从图 9.7(c) 可以看出，SIR-DNA 算法的收敛曲线在被比较算法的右侧，表明其收敛速度慢于某些算法，但是只有 SIR-DNA 算法获得的最优解最好。

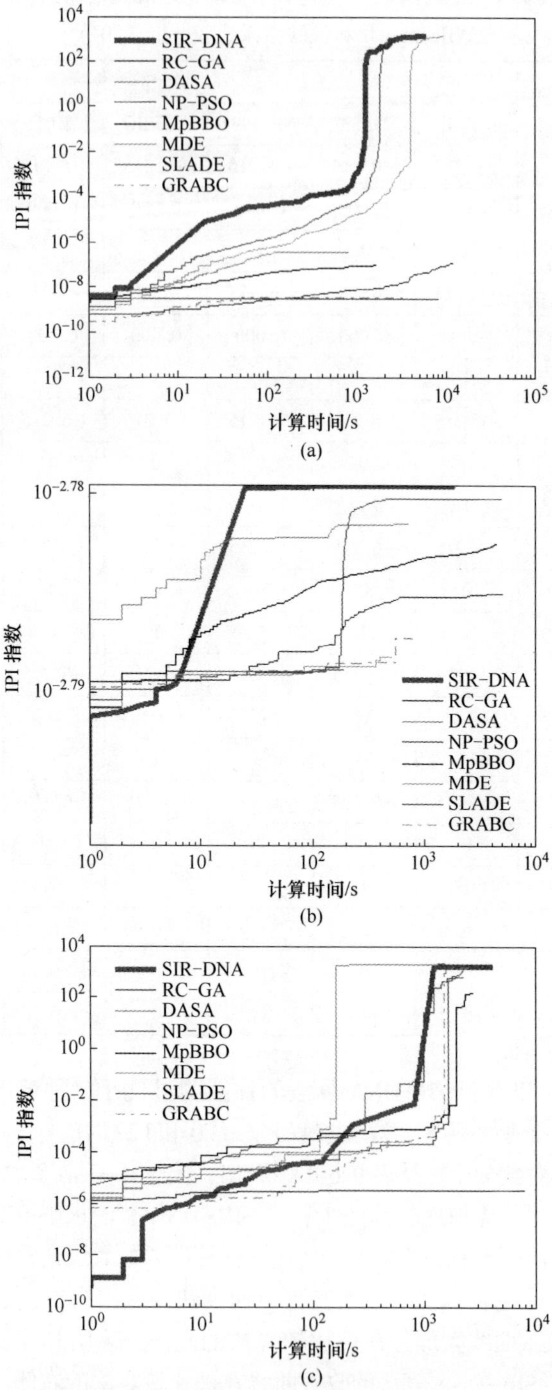

图 9.7　8 个算法求解 F2、F20、F22 时的收敛曲线

(a) F2；(b) F20；(c) F22

9.4 本章小结

本章采用 SIR 传染病动力学理论与 DNA 分子结构理论相结合的方法构建出 SIR-DNA 算法。在该算法中，SIR 传染病模型的优势和特性如下：

(1) S-S、S-I、I-I、I-R、R-R、R-S 算子不与优化问题相关，从而使 SIR-DNA 算法具有通用性。

(2) 利用传染病传播时诱发的 6 个状态转移从多种角度天然地实现个体之间信息的充分交换，降低了个体陷入局部最优的概率。

(3) 因病毒每次攻击的是个体的很少部分特征，每次运输只涉及很少一部分特征参与运算，从而实现天然降维。

(4) SIR-DNA 算法利用 SIR 传染病动力学理论，使搜索过程达到生态稳定时出现收敛，而 SIR 传染病模型可以帮助算法选择合理的参数实现收敛。

在 SIR-DNA 算法中，由于采用 SIR 传染病模型作为基础，从一个新的角度构造了能反映 DNA 特征的优化算法，其特征在于：

(1) SIR-DNA 算法不是直接与 DNA 算法进行结合，从而避免了 DNA 算法的缺陷，即 DNA 计算时需要借助生物实验，无法求解高维优化问题等。

(2) SIR-DNA 算法纳入 DNA 特征的方法如下：将 DNA 中的基因和点位进行编码，采用随机修改关键基因及其位点的方法模拟病毒对 DNA 的攻击或获得免疫力，从而无需生物实验即可进行计算。

迄今为止，已经发现了数以千计的传染病，本章提出的 SIR-DNA 算法为将这些传染病转化为能求解非常复杂的优化问题的群智能优化算法提供了参考。

参 考 文 献

[1] Adleman L M. Molecular Computation of Solution to Combinatorial Problems [J]. Science, 1994, 266 (11): 1021~1024.

[2] 张勋才，赵海兰，崔光照. DNA 计算的研究进展及展望 [J]. 计算机工程与应用，2007, 43 (10): 44~47.

[3] Takahashi K, Yaegashi S, Asanuma H, et al. Photo - and thermoregulation of DNA nanomachines [C] //11th Int Mtg on DNA Computing, 2005: 147~156.

[4] 吴帆，李肯立. 基于自组装的 N 皇后问题 DNA 计算算法 [J]. 电子学报，2013, 41 (11): 2174~2180.

[5] 李肯立，罗兴，吴帆，等. 基于自组装模型的最大团问题 DNA 计算算法 [J]. 计算机研究与发展，2013, 50 (3): 666~675.

[6] 姚庆安，郑虹，王红梅. 基于 k-臂分子求解最短路径的 DNA 计算模型 [J]. 吉林大学学报（信息科学版），2014, 32 (6): 653~656.

[7] 徐京雷，赵洪超，刘希玉．旅行商问题的闭环 DNA 算法［J］. 计算机工程与科学，2014，36（1）：111~114.

[8] 马莹，殷志祥．图顶点着色问题的质粒 DNA 计算［J］. 安徽理工大学学报（自然科学版），2015，35（2）：64~67.

[9] 吴雪，宋晨阳，张楠．最大匹配问题的粘贴 DNA 算法［J］. 计算机科学，2013，40（12）：127~132，140.

[10] Kermack W O，Mckendrick A G. Contributions to the mathematical theory of epidemics［C］//Proceedings of the Royal Society of London，1927，A115：700~721.

[11] Kermack W O，Mckendrick A G. Contributions to the mathematical theory of epidemics［C］//Proceedings of the Royal Society of London，1932，A138：55~83.

[12] 王茜，王婷婷．SIRS 传染病模型的稳定性分析［J］. 首都师范大学学报（自然科学版），2016，37（2）：5~11.

[14] Liang J J，Qu B Y，Suganthan P N，et al. Problem Definitions and Evaluation Criteria for the CEC 2013 Special Session on Real-Parameter Optimization［R］. Nanyang Technological University，Tech. Rep，2013.

[15] Chuang Y C，Chen C T，Hwang C. A simple and efficient real-coded genetic algorithm for constrained optimization［J］. Applied Soft Computing，2016，38：87~105.

[16] Korošec P，Šilc J，Filipic B. The differential ant-stigmergy algorithm［J］. Information Sciences，2012，192：82~97.

[17] Beheshti Z，Shamsuddin S M. Non-parametric particle swarm optimization for global optimization［J］. Applied Soft Computing，2015，28：345~359.

[18] Al-Roomi A R，El-Hawary M E. Metropolis biogeography-based optimization［J］. Information Sciences，2016，360：73~95.

[19] Mukherjee R，Debchoudhury S，Das S. Modified Differential Evolution with Locality induced Genetic Operators for dynamic optimization［J］. European Journal of Operational Research，2016，253：337~355.

[20] Zhao Z W，Yang J M，Hu Z Y，et al. A differential evolution algorithm with self-adaptive strategy and control parameters based on symmetric Latin hypercube design for unconstrained optimization problems［J］. European Journal of Operational Research，2016，250（1）：30~45.

[21] Li G H，Cui L Z，Fu X H，et al. Artificial bee colony algorithm with gene recombination for numerical function optimization［J］. Applied Soft Computing，2017，52：146~159.

[22] Huang G Q. SIS epidemic model-based Optimization［J］. Journal of Computation Science，2014，5：32~50.